I0132235

CUIDAR LAS INFANCIAS

CUIDAR LAS INFANCIAS

Buenas prácticas en salud mental infantil en los sistemas públicos de salud de Río Negro y Neuquén (2014-2016)

Marcela Alejandra Parra
(coordinadora)

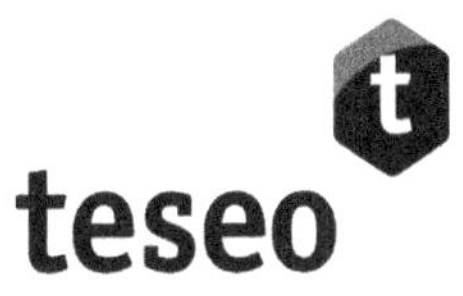

Cuidar las infancias: buenas prácticas en salud mental infantil en los sistemas públicos de salud de Río Negro y Neuquén (2014-2016) / Marcela Alejandra Parra... [et al.]. - 1a ed. - Ciudad Autónoma de Buenos Aires: Teseo, 2018. 370 p.; 20 x 13 cm.
ISBN 978-987-723-172-4
1. Infancia. 2. Salud Mental. 3. Salud Pública. I. Parra, Marcela Alejandra
CDD 362.22

Buenos Aires, Argentina
Editorial Teseo
Hecho el depósito que previene la ley 11.723
Para sugerencias o comentarios acerca del contenido de esta obra, escríbanos a: **info@editorialteseo.com**
www.editorialteseo.com

ISBN: 9789877231724

Compaginado desde TeseoPress (www.teseopress.com)

Índice

Nota preliminar

Se ha procurado evitar el lenguaje sexista. Sin embargo, a fin de facilitar la lectura, no se incluyeron recursos como la "@" y se trató de limitar el uso de barras "as/os". En aquellos casos en que no se ha podido evitar pluralizar el masculino dada la forma del idioma español para nombrar el plural, deseamos que se tenga en cuenta la intención no sexista del equipo de redacción.

Agradecimientos

A las autoridades del Sistema de Salud, de Salud Mental y los Comités de Ética de Investigación de ambas provincias que nos dieron su autorización para realizar el estudio.

A los profesionales y equipos de salud mental y psicosocial que participaron de la presente investigación contestando la encuesta y/o permitiéndonos conocer en profundidad su experiencia de trabajo.

A los protagonistas niños y adultos de los diferentes dispositivos que pudimos sistematizar y caracterizar en profundidad.

A nuestros hijos y familias que nos acompañaron de distintos modos regalando parte de su tiempo con ellos para que pudiéramos llevar adelante el trabajo de campo, las reuniones de equipo, los viajes, etc., que implicaron esta investigación.

A la Mg. Jacinta Burijovich por ser la directora de este proyecto y acompañarnos en la posibilidad formal de concretarlo.

A la Dra. Alejandra Barcala por ser la asesora de este trabajo y habernos acompañado tan amorosamente y desde su gran capacidad académica en cada paso de esta investigación.

A la Facultad de Ciencias de la Educación de la Universidad Nacional del Comahue, de quien depende el proyecto de investigación realizado bajo la denominación "Dispositivos de Atención en Salud Mental Orientados a Niños y Niñas, estudio descriptivo en los Sistemas Públicos de Salud de Río Negro y Neuquén 2014-2015", cuyos principales resultados se vuelcan en esta publicación.

A CENARESO, institución dependiente del Ministerio de Salud de la Nación, quien nos otorgó una beca como equipo de investigación que contribuyó para la realización de la presente investigación.

A la Comisión Nacional de Salud Investiga, dependiente del Ministerio de Salud de la Nación, quien nos becó para la realización del proyecto "Buenas Prácticas en Salud Mental Infantil. Estudio Cualitativo Multicéntrico de las Modalidades de Atención y Actividades desarrolladas en los Sistemas Públicos de Salud Mental de las Provincias de Río Negro y Neuquén. Período 2016-2017". Beca Salud Investiga "Dr. Abraam Sonis" 2017.

Prólogo

Pensar la niñez reconociendo a los niños como sujetos de derechos implica asumir una posición epistemológica y ética dispuesta a abordar la complejidad de este campo de estudio, lo que incluye escuchar sus voces, promover su decir y enfrentar las tensiones y el entramado de poder inherente a la asunción de pluralidad en todo vínculo humano.

En ese sentido, el presente libro consiste en una muestra genuina de reconocimiento de la palabra y la imaginación a la niñez sin restricciones, acompañando y dando espacio a que los niños inventen *nuevos caminos de vida* frente a las soledades y frustraciones, los miedos, desamparos y desauxilios que experimentan tanto ellos como sus familias.

Se trata del resultado de un riguroso y valioso estudio realizado por un colectivo de investigadoras que, coordinadas por Marcela Alejandra Parra, vienen trabajando de manera sostenida desde hace más de cinco años en el marco de la Universidad del Comahue, describiendo y analizando los sistemas y servicios de salud en el campo de la salud mental infantil en dos provincias del sur de nuestro país: Neuquén y Río Negro.

Estas investigadoras han reunido de forma sistemática diversas experiencias y prácticas en salud mental comunitaria orientadas a niños desarrolladas en el subsistema público. Proponen en este libro un trabajo arduo en el que se imbrican la frescura de lo creativo y el desafío de instrumentar, adaptar y combinar herramientas teórico-metodológicas en el marco de la complejidad del escenario en estudio, en el que actúan múltiples factores y de diversa índole que requieren ser contemplados. Ese esfuerzo exige conjugar dimensiones macro-contextuales y, a la vez, poner la mirada en niveles micro, en lo singular de cada situación.

Este libro tiene como valor principal el hecho de incluir esa mirada al abordar un tema que fue escasa y parcialmente estudiado: el cuidado de la salud mental infantil. Y lo hace desde una perspectiva que incorpora las tensiones y la interfase entre el trabajo clínico y comunitario, a la vez que incluye las diferencias culturales y sociales de cada territorio, las diversas formas de comprender e implementar los sistemas de atención y las prácticas que realizan los trabajadores de la salud, así como las circunstancias familiares, particulares y singulares en las que habitan los niños en las diferentes localidades de las provincias de Neuquén y Río Negro.

Se trata de un trabajo en el que se investigan procesos que están en consonancia con la Convención Internacional de Derechos del Niño y la Ley Nacional de Salud Mental (N° 26.657) y abonando a la perspectiva de la Protección Integral de Derechos de los niños y adolescentes, se desmarcan formalmente y desde la empiria concreta del paradigma tutelar. Su aporte, en ese sentido, es en dos planos: en tanto construcción de conocimientos, que constituyen insumos para el diseño de políticas públicas y para la evaluación de prácticas en nuestro país; y como una reflexión crítica y relevamiento de líneas de acción que aportan experiencias transformadoras y subjetivantes de los niños y sus familias.

A partir de la historización y reflexión sobre la relación entre Salud Mental y Atención Primaria de la Salud, las investigadoras contextualizan y analizan las políticas de salud mental en la niñez en dos provincias patagónicas. Muestran cómo en Neuquén los cuidados en salud mental se organizan en relación al Modelo de Atención Primaria de la Salud e incorporan prácticas de salud mental en los procesos de atención de niños a través de ciertas herramientas subjetivas: identidad, intimidad, intermediación por la palabra, humanización, límites y socialización. Por su parte, el Programa de Salud Mental rionegrino está organizado en función de procesos de desinstitucionalización psiquiátrica como objetivo prioritario de su política. Si bien se ha planteado la no creación de sub-especialidades en los equipos de salud mental desde los postulados de la salud mental comunitaria, las problemáticas relacionados con los niños son respondidas desde un modelo centrado en la perspectiva de derechos.

A partir de esta contextualización, el libro resulta un espacio en el que se condensa y cobra cuerpo la voz de las autoras, se sintetizan y relevan una importante cantidad de experiencias creativas y transformadoras que subrayan y suscriben a los principios de *interdisciplina, intersectorialidad, integralidad* y de *participación comunitaria*, a la vez que se desnaturalizan espacios ocupados por inercias y negatividades para tornarlos vívidos nuevamente.

La presencia constante del juego como estrategia privilegiada, así como también la construcción colectiva como eje de la práctica psicosocial, constituyen ejes significativos que atraviesan los diferentes relatos. Ambos ubicados en esa zona de transicionalidad o de ensoñación propia de los fenómenos con capacidad de creatividad y de fuerza potenciadora de ilusión, con lo que se constituyen en una de las fortalezas de este libro.

Las autoras destacan la idea de "lo itinerante" como dimensión central de la intersectorialidad, y remarcan la idea de circular de un sector en otro, enlazar programas, equipos, en un "ir y venir" hacia los niños, ir y venir entre las instituciones, las personas, los dispositivos; es decir, sin circunscribirse a la tradicional idea de salud sino construyendo espacios para convertirlos en otros espacios, producir facilitadores que permitan jugar entre los distintos ámbitos sin perder de vista "lo humanizante" como objetivo último de todas las acciones. Así es que se articulan centros de salud, hospitales, unidades académicas, organismos y programas regionales provinciales, municipales, juzgados, consejos de niños y niñas, organizaciones de la sociedad civil, jardines de infantes y equipos técnicos de diversas escuelas de las provincias de Neuquén y Río Negro.

Las experiencias relatadas construyen o recuperan espacios amigables y confiables con efecto multiplicador. Estas *praxis subjetivantes* han levantado el guante para afrontar fenómenos de violencias (doméstica, de género, urbana), consumo problemático de sustancias, y estigmatizaciones de niños y niñas de pueblos originarios; asimismo, a las profundas desigualdades consecuencia de políticas neoliberales que desafilian y descomponen el tejido social, con lo cual recrudecen la pobreza estructural crónica que produce efectos a corto y largo plazo. En este contexto, numerosos niños, niñas y sus familias se encuentran en situación de vulnerabilidad psicosocial con sufrimientos audibles o silenciosos que reclaman respuestas estatales.

Entre las experiencias locales que se comparten en este libro se encuentran: en Río Negro, el dispositivo de Interconsultas y Admisiones del servicio de salud mental del Hospital de Cipolletti; el Taller Niños Divertidos y el Consejo de Niños, ambos en General Roca; la Huerta Socioeducativa "Para Compartir" de Villa Regina; la experiencia de Fútbol Callejero, de El Bolsón. En la provincia de Neuquén: "La Casita Itinerante", en el Centro de Salud Parque Industrial; el Grupo de Apoyo a padres de bebés prematuros convocado desde el Servicio de Neonatología del Hospital Castro Rendón; la Murga Trapito de Colores emplazada en el barrio Confluencia; el "Taller de Crianza" convocado desde el Hospital Bouquet Roldán; el Grupo de Niños en el Hospital Heller; la Actividad de Sala de espera y el Taller de educación sexual y afectiva del Hospital Mariano Moreno.

En todos ellos se despliega un minucioso trabajo artesanal constructor de ciudadanía, que aunque no desdeña una planificación con objetivos y evaluaciones, enfatiza la idea de proceso, flexibilidad y reelaboración y reflexión permanente. Un trabajo riguroso que requiere de la formulación de diseños de investigación que conciban desde su origen la prioridad de pensar el contexto y responder a las necesidades de cada lugar. Es decir, no es la aplicación tecnocrática de procedimientos exploratorios estandarizados sino la lectura singular situada de las demandas de cada lugar, para luego poner en práctica líneas de acción democráticas y de creación de nuevos espacios institucionales y simbólicos de participación y respeto por la infancia, por la identidad, por la diversidad y por la libertad.

Todas las experiencias relatadas se engloban dentro de la conceptualización definida como *buenas prácticas,* un concepto generado en clave de sistematizar, dar visibilidad, transmitir y difundir praxis subjetivantes e innovadoras (en el sentido de lo creativo), concebidas desde un enfoque de derechos y propendiendo siempre a la multiplicación de lo innovador y a convocar cada vez más la sensibilidad del resto de la ciudadanía para incluirse o solidarizarse con estas experiencias. La conceptualización de buenas prácticas es revisitada por las autoras desde la experiencia territorial destacando otras cualidades: la creación de nuevos espacios institucionales y simbólicos enmarcados en la normativa sanitaria regional y nacional.

Las autoras remarcan también dos ideas que resumen el espíritu de las buenas prácticas, la *inclusión* y el objetivo de promover praxis que despatologicen la infancia –desarmando la ecuación "niño problema"– mediante el acercamiento de herramientas protectoras que tienen como destino principal a los niños pero también a esas familias desafiliadas de la red de buen trato.

Con la construcción colectiva, además de romper con el estereotipo de los dispositivos individuales que constituyen un sesgo en la formación profesional formal, generan espacios de intercambio verdadero. En ellos, la posibilidad de escucharse y de articular saberes tradicionalmente no legitimados generan prácticas democráticas que constituyen actos de emancipación y de interpelación de lo conocido, y de transformación del mundo y de sus propias historias.

Dado que las buenas prácticas jerarquizan en especial la transmisión y la visibilidad de las experiencias, a través de sistematizar un trabajo que se ha sostenido en el tiempo las autoras se han comprometido además con la tarea de plasmarlo en un registro escrito que pueda ser leído, analizado, reproducido, discutido y confrontado.

En este sentido, este libro constituye en un aporte significativo al campo de la salud mental en la niñez. Desde la Patagonia nos trasmiten una mirada potente y creativa que a partir de un proceso de investigación sostenido en el tiempo invita a reflexionar y recuperar las posibilidades de llevar adelante prácticas comunitarias que permitan la inclusión y la socialización, que eviten la discriminación, la desigualdad, el estigma, y que garanticen el derecho a la salud de todos los niños y niñas en la Argentina.

Flavia Torricelli y Alejandra Barcala
Grupo Niñez, Derechos Humanos y Salud Mental
Centro de Salud Mental Comunitaria
Mauricio Goldenberg
Universidad Nacional de Lanús

Introducción

Dentro de las Políticas Comunitarias de Salud Mental, pueden pensarse al menos dos posibilidades no excluyentes de articulación entre la Atención Primaria de La Salud (APS) y la Salud Mental: la incorporación de acciones de Salud Mental en las prácticas de APS y la aplicación de los principios de APS a los procesos de desinstitucionalización psiquiátrica. Mientras que el primer modo ha constituido el eje de la política de salud mental de la provincia de Neuquén, el segundo ha sido el eje de la política de salud mental de la provincia de Río Negro.

En el marco de esta realidad sanitaria, a través del Proyecto Dispositivos de Atención en Salud Mental orientados a niños y niñas. Estudio descriptivo en los Sistemas Públicos de Salud de Río Negro y Neuquén, período 2014-2015, cuyo desarrollo y resultados presentamos en este libro, nos propusimos caracterizar prácticas en salud mental orientadas a niños desarrolladas en los sistemas públicos de salud mencionados.

El marco teórico de esta investigación estuvo conformado por dos grandes ejes: 1. Conceptualizaciones acerca de la salud mental, la niñez y las prácticas en salud y 2. Articulaciones entre Salud Mental y Atención Primaria de la Salud.

Se trató de un estudio de tipo descriptivo transversal con un enfoque cualitativo que incluyó, además, datos de tipo cuantitativo. Los instrumentos de recolección de datos fueron: la revisión de la documentación sanitaria existente, la realización de encuestas y entrevistas, y la realización de observaciones con apoyatura de registro fotográfico y videos. El análisis de datos se basó en el concepto de triangulación metodológica y está inspirado en la teoría fundamentada y en el método de comparación constante.

En el presente apartado desarrollamos una introducción a la problemática, presentamos los antecedentes de investigación encontrados y contextualizamos los sistemas de salud mental de las provincias de Río Negro y Neuquén, donde se llevó a cabo la investigación.

Escenarios regionales

Durante el trabajo de recopilación de información para realizar el estado del arte del tema, encontramos un conjunto heterogéneo de antecedentes. En primer lugar, se encontraron artículos[1] referidos a investigaciones que se propusieron estudiar dispositivos clínicos de atención a niños desde una metodología cualitativa y/o cuantitativa. En general, se buscaba conocer los efectos en los niños, sus padres y/o adultos responsables de las intervenciones realizadas en el marco de dispositivos clínicos. Observamos que la información se obtuvo, en la mayoría de los casos, del registro de una muestra de sesiones. Si bien los objetivos propuestos eran los mencionados, notamos que los datos analizados y presentados como resultados tienden a plantearse en términos de adecuación o no del manual de códigos de intervenciones de investigaciones relacionadas previamente. Algunos de los estudios relevados dan cuenta de los efectos de la participación de los niños y adultos en los dispositivos estudiados y hacen recomendaciones para

1 Aguiriano, V. y otros (2009), "Las prácticas clínicas y la investigación en un servicio de atención a niños y adultos responsables"; Carusi, T. y Slapak, S. (2009), "Investigación sobre las intervenciones del psicoterapeuta en un grupo psicoterapéutico psicoanalítico de niños entre 6 y 8 años y en su respectivo grupo de orientación a padres o adultos responsables"; Luzzi, A. y otros (2009), "Estudio del juego de niños en el contexto de la psicoterapia psicoanalítico grupal" y "Estudio de la capacidad de contención emocional de padres o adultos responsables incluidos en grupos de orientación"; Ramos, L. y otros (2009), "Psicoanálisis de niños: estudio de procesos terapéuticos"; Leonardelli, E. (2009), "Desarrollo de un modelo para la observación sistemática de situaciones interactivas lúdicas madre-niño".

su mejora. Todos los estudios de este grupo consideran, además, la necesidad permanente de reflexionar desde la práctica clínica con auxilio de la investigación para evitar los caminos únicos y poder revisar dispositivos y conceptos de la clínica. Finalmente, cabe mencionar que todas las investigaciones agrupadas en este eje estudiaron espacios de atención vinculados al ámbito universitario, sin involucrar dispositivos dependientes del ámbito sanitario, donde la relación clínica-investigación podría ser diferente. Asimismo, las investigaciones encontradas limitan sus resultados a la observación de un único dispositivo.

En un segundo eje, agrupamos seis investigaciones[2] que describen y analizan programas de Salud Mental con niños y adolescentes y la actuación profesional de los efectores a cargo. Algunas de las investigaciones buscaban conocer, además, si los programas estudiados cumplían con los objetivos propuestos, con la finalidad de obtener información que les permitiera formular recomendaciones para redireccionarlos o mejorarlos. Observamos que en el marco teórico de estos estudios se combinan aportes del psicoanálisis, del campo de Salud Mental Comunitaria, de las investigaciones en sistemas y servicios de salud, de las reformas en sistemas de atención en Salud Mental y conceptos del campo sociológico. Allí se presentan desarrollados los concep-

2 Torricelli, F. y otros (2012), "Investigación sobre un programa comunitario que brinda cuidados a niños, niñas y adolescentes con trastorno mental severo y vulnerabilidad psicosocial"; Sirianni, M. (2011), "Descripción y análisis de un Programa de Integración Socio laboral para Adolescentes de la Ciudad Autónoma de Buenos Aires, basado en la implementación del dispositivo de Empresa Social como estrategia de Salud Mental Comunitaria. Estudio de caso"; Barcala y otros (2008), "Hubo un Programa de Atención Comunitaria"; Barcala y otros (2010), "Los Procesos de Atención en Salud Mental en la Niñez desde la Perspectiva de Derechos: un Estudio de las Jurisdicciones Ciudad de Buenos Aires, Provincia de Tierra del Fuego y Provincia de Misiones"; Barcala, A. (2013), "Sufrimiento Psicosocial En La Niñez: El Desafío de las Políticas en Salud Mental"; Stolkiner, A. y otros, "Articulaciones entre salud mental y atención primaria de la salud desde una perspectiva de derechos - Argentina - 2004 y 2014". Proyecto UBACyT Programación Científica 2011-2014.

tos de salud mental y de buenas prácticas. La metodología utilizada triangula información de datos obtenidos de fuentes secundarias y primarias, y predomina un abordaje de tipo cualitativo. Notamos que las investigaciones incluidas en este eje dan cuenta de la complejidad de los procesos y resultados de los programas de atención en Salud Mental. El estudio de Stolkiner (2011) plantea la articulación entre APS y Salud Mental, y en él cobran importancia para el estudio aquí propuesto las dimensiones de análisis seleccionadas: la dimensión teórico-contextual, la de definición de políticas y la dimensión subjetiva de las concepciones y prácticas de los actores. Por su parte, el estudio de Barcala (2013) investiga las políticas y prácticas de las instituciones sanitarias, y plantea la necesidad de revisar los discursos y concepciones de la niñez que subyacen a aquellas, en tanto impactan de forma positiva o negativa en los procesos de constitución subjetiva de los niños, niñas y adolescentes. Consideramos que los estudios de Barcala son similares al que aquí proponemos, aunque abarcan períodos temporales y espacios geográficos diferentes.

Por último, existen en la región dos investigaciones finalizadas[3] y una en curso[4] que abordan el tema que nos interesa. Las dos primeras investigaciones realizadas por Parra, M. A. (2012; 2013) describen dispositivos de atención a niños y sus familias que se desarrollan en Zona Sanitaria Metropolitana de la provincia de Neuquén. Se consideran relevantes para el presente proyecto los aportes conceptuales del marco teórico, especialmente la definición de buenas

---

3 Parra, M. (2012), "Características, alcances y límites del dispositivo Casa 'Arco Iris': programa de Salud Mental Comunitaria para niños/as de 0 a 6 años y sus familias en el primer nivel de atención"; Parra, M. (2013) "Dispositivos de Salud Mental para la atención de niños pequeños y sus familias: interfaces entre el trabajo clínico y la perspectiva comunitaria. Una evaluación de la experiencia Espacio 'Arco Iris' del Centro de Atención Primaria de la Salud Almafuerte de la Ciudad de Neuquén. Período 2011-2012".

4 Estévez, A. y otros (2011-2014), "Salud Mental Infantil y vulnerabilidad Psicosocial. Estudio epidemiológico en niños escolarizados de la ciudad de Cipolletti".

prácticas y de dispositivos de Salud Mental. Cabe destacar que en dichas investigaciones los dispositivos son definidos desde la perspectiva de una interfase entre trabajo clínico y comunitario. Metodológicamente y en sus objetivos, son antecedentes directos de nuestro proyecto, aunque el área de estudio es más restringida. La tercera investigación, dirigida por Estévez, A. (2011), se plantea como objetivo estudiar las problemáticas de Salud Mental en la infancia y los niveles de vulnerabilidad psicosocial en niños y niñas escolarizados de la ciudad de Cipolletti. Dicho estudio nos interesa porque aborda la temática de salud mental e infancia en el nivel regional y realiza aportes conceptuales en el marco teórico. Sin embargo, no se refiere a dispositivos clínicos de abordaje, lo cual consideramos una diferencia significativa respecto de la propuesta del presente proyecto.

Infancia y buenas prácticas en salud mental

Tanto la vida prenatal como la primera infancia son momentos fundamentales en la vida de los seres humanos, tiempos fundacionales en la constitución subjetiva, la construcción de la intersubjetividad y el desarrollo de los primeros vínculos, por lo cual se tornan períodos prioritarios para pensar intervenciones preventivas desde el ámbito de la salud mental (Fushimi y Giani, 2009; Pedraza y otros, 2006). Así, desde la perspectiva de la salud mental, las prácticas en el trabajo con niños que abordan estas etapas vitales claves en la estructuración psíquica del ser humano, adquieren relevancia por su potencial preventivo y de promoción de la salud.

Asimismo, las buenas prácticas de salud mental en la atención de niños y niñas adquieren sentido ya que implican desafiar los actuales discursos hegemónicos que, según Barcala (2013), naturalizan la psicopatologización/medicalización/desatención de la niñez y cierran las posibilidades de llevar adelante acciones creativas y prácticas comunitarias que inviten a la inclusión y a la socialización y que garanticen el derecho a la salud. Esta psicopatologización/medicalización/desatención de la niñez da cuenta de la falta de políticas públicas en el área de la salud mental infantil[5] y de la consecuente inmersión de la lógica del mercado en dicho campo.

Desde la perspectiva de la salud mental, se entiende que todo ser humano es, desde su concepción, un sujeto entramado en una red vincular y social compleja. Sujeto desde, entre, con y para otros. Sujeto entramado en una red intersubjetiva, en lazo social. Precisamente, en el niño, la constitución de las redes representacionales se encuentra posibilitada por el sostén de un otro, el cual puede construir y brindar un espacio psíquico para él. Para pensar al niño y la psicopatología infantil, es necesario ubicar el contexto en el que nos encontramos inmersos, del que formamos parte y que en cierta medida nos determina. Es decir, que aquello que se espera de los niños, lo que sería sano o patológico, será diferente en las distintas épocas y los distintos grupos sociales. Es por ello que cada época y cada grupo social tiene su propia representación de lo que debe ser un niño y cuáles son los modelos de maternidad y paternidad (Janín, 2013).

Según Burijovich (2011), la expresión "buenas prácticas" destaca aquellas acciones cuyos resultados han sido positivos y que, por este motivo, pueden ser consideradas como modelos, guías e inspiración para futuras actuaciones. En este marco, podemos pensar cuáles son los desafíos en la creación de buenas prácticas de salud mental en la atención de niños y niñas teniendo en cuenta que tanto las intervenciones sobre los niños como su permanencia están determinadas por una voluntad de poder sobre los sujetos

---

5 "Particular atención merece el insuficiente desarrollo de dispositivos dedicados al cuidado de la salud mental infantil. Conforme con otros estudios, los resultados revelan la deficitaria planificación de acciones que privilegien a esos grupos etarios, como así también la ausencia de información sobre sus problemas prevalentes". En Gerlero y otros (2010).

infantiles, que engendra el cuadro actual de saberes sobre el niño (Foucault, 1991). En ese sentido, deberíamos poder situar a un niño en las mejores condiciones de subjetivación posibles, sin reducirlo a objeto de un saber de la medicina y la psicología (Janín, 2013).

De este modo, para garantizar el derecho a la salud mental y evitar prácticas desubjetivantes y desestructurantes, toda política de salud mental en la niñez debería impulsar procesos de desinstitucionalización/desmedicalización/despatologización a la vez que debería incluir prácticas comunitarias subjetivantes y estructurantes dentro del proceso de atención a la salud/enfermedad.

Desde la presente investigación, nos proponemos favorecer la pesquisa de prácticas que posibiliten la construcción colectiva y la multiplicación de dispositivos comunitarios y subjetivantes desde un modelo de salud mental comunitaria y desde el entendimiento de que la investigación debe estar ligada a ideas de compromiso, participación y transformación social.

Sistema de Salud Mental/Psicosocial en las provincias de Río Negro y Neuquén

A continuación, contextualizaremos los sistemas de salud mental de las provincias de Río Negro y Neuquén, donde se llevó a cabo la investigación.

El sector salud de las provincias de Río Negro y Neuquén tienen las mismas características de fragmentación que el sector salud en Argentina, que se conforma con tres subsectores: el público, el privado y el de las obras sociales. Cada uno con lógicas y prácticas diferentes.

En ambas provincias, el subsector público alcanza la totalidad de las localidades a través de Hospitales y Centros de Salud, así como a las comunidades rurales, por medio de puestos sanitarios y/o visitas periódicas desde el hospital de referencia. En la mayoría de las localidades del interior de las provincias, dicho subsector público es el único prestador de salud. Los subsectores privado y obras sociales han localizado sus efectores en las ciudades de mayor concentración poblacional, y existen algunos centros médicos ambulatorios y consultorios particulares en algunas localidades del interior provincial.

Asimismo, en ambas provincias el subsector público comprende diversos niveles: uno central normativo y de conducción general (Ministerio de Salud) y una red integrada por los establecimientos prestadores de servicios. Cada provincia tiene definidas regiones o zonas sanitarias, integradas a través de una red de establecimientos escalonados en niveles de complejidad creciente (complejidad de I a VI, según clasificación de la Organización Mundial de la Salud (OMS) en base a las prestaciones que el establecimiento puede brindar).

Cada zona sanitaria se subdivide en áreas programáticas locales, que implican una responsabilidad sobre la población comprendida en ese territorio. En cada región o zona sanitaria, hay un hospital cabecera zonal de mediana o alta complejidad con el cual se vinculan, a través de interconsultas y derivaciones, otros hospitales de mediana o baja complejidad ubicados en localidades vecinas.

En el caso de Neuquén, el Hospital Provincial Dr. Castro Rendón, ubicado en la ciudad de Neuquén capital, es el establecimiento de máxima complejidad del sistema, y centraliza gran parte de la atención sanitaria, a tal punto que tiene el rango de una zona sanitaria más. Por otra parte, existe un hospital de referencia interzonal en la Ciudad de Zapala.

Las zonas sanitarias en Río Negro son seis e incluyen un total de 36 Hospitales Generales de Área Programa y 170 centros de salud.

Programas de Salud Mental Comunitaria de Río Negro y Salud Psicosocial de Neuquén

Los Programas de Salud Mental del subsector público de cada provincia tienen características muy distintas en cuanto a su integración organizativa, disponibilidad y estructura de servicios, y trabajadores del área de salud mental comunitaria/salud psicosocial. Consideramos que estas diferencias se corresponden con diversos modos de incluir la atención en salud mental dentro del sistema sanitario público y con las concepciones, prioridades y políticas de salud mental subyacentes en cada programa provincial. En este sentido, consideramos que el Programa de Salud Mental Comunitaria rionegrino está organizado en función de la tarea de "desmanicomialización",[6] definida como objetivo prioritario de su política. Por otro lado, la provincia de Neuquén se organiza en relación con el Modelo de Atención Primaria de la Salud, que ha sido su eje históricamente, y en torno de la Ley Nacional de Salud Mental y Adicciones, Ley Nº 26.657/10, desde su promulgación.

Integración organizativa a nivel central

En Neuquén, en el Ministerio de Salud existe el Departamento de Salud Mental y Adicciones. Asimismo, en 2010 se crea el Consejo Provincial de Atención Integral de Salud Mental y Adicciones (COPAI) con el fin de planificar, diseñar y coordinar las políticas públicas de prevención, asistencia, tratamiento, rehabilitación y reinserción en el campo de la salud mental y las adicciones, en relación con las personas con padecimiento mental y adicciones. Tiene carácter interministerial y está integrado por los ministerios de Salud, de Educación, de Seguridad y de Trabajo, entre otros. Su propuesta se sustenta en un abordaje

---

6 "Desmanicomialización" es un término que se refiere al proceso provincial de desinstitucionalización. Pueden considerarse sinónimos a los fines de este trabajo.

interdisciplinario e intersectorial, basado en los principios de APS y de atención en Salud Mental, y entre sus funciones se destaca la de desarrollar estrategias preventivas tendientes a disminuir la exposición a situaciones que promuevan conductas de riesgos y reducir la vulnerabilidad frente a situaciones relacionadas con el consumo de sustancias psicoactivas y con otras prácticas de riesgo, preservando a la población general y en especial a niños, adolescentes y jóvenes.

En Río Negro, la conducción del programa a nivel ministerial está a cargo de: a) Dirección Provincial de Salud Mental Comunitaria, que cumple funciones políticas, técnicas y de organización operativa en el nivel central y hacia las zonas sanitarias; b) Departamento de Salud Mental, que es un órgano asesor de la Dirección de Salud Mental desarrollando funciones técnicas y organizacionales; y c) El colegiado de coordinación provincial de Salud Mental, que funciona desde 2008, conformado por los coordinadores zonales de Salud Mental que representan a un conjunto de equipos locales de salud mental.

Estructura de los servicios a nivel local

En Neuquén la atención de la salud mental se incluye básicamente en la red existente de APS que incorpora dentro de sus prestaciones la atención en salud mental/salud psicosocial en los Centros de Atención Primaria de Salud. Hay equipos de salud mental/psicosocial propiamente dichos o duplas de salud psicosocial (psicólogo – trabajador social) en los hospitales de menor complejidad y en algunos centros de salud del interior de la provincia. En la zona sanitaria metropolitana –que abarca fundamentalmente la Ciudad de Neuquén– hay equipos de salud mental con psicólogos y psiquiatras en los hospitales y hay psicólogos –en tanto recurso especializado en salud mental– y trabajadores sociales en casi todos los centros de salud.

En ese marco, en esta provincia existen seis servicios de salud psicosocial en hospitales generales. Asimismo, hace más de diez años funciona una comunidad terapéutica en el Instituto de Rehabilitación Arroyito, hay un Centro de Desintoxicación de Agudos y un Centro de Día de Adolescentes en Neuquén capital. De igual modo, existen grupos de alcoholismo en distintas localidades de la provincia, grupos de trabajo sobre violencia familiar, trastornos de ansiedad, cesación del hábito tabáquico, adolescencia, cuidados paliativos y apoyo a la crianza, entre otros.

En Río Negro, el Programa de Salud Mental Comunitaria cuenta con servicios locales de salud mental en 31 de los 36 hospitales generales del territorio provincial, aspecto que resulta relevante en términos de accesibilidad a la atención. Los servicios locales de salud mental son heterogéneos entre sí: algunos son servicios con un único referente, mientras que otros cuentan con equipos interdisciplinarios muy numerosos. En general, ello se relaciona con la cantidad de población a cargo, aunque no existen normativas preestablecidas. Algunos de esos servicios de salud mental tienen a su cargo, además, la atención en los Centros de Atención Primaria de la Salud (CAPS) que dependen de su área programática (un total de 116 en la provincia).

Como parte de las estructuras de los servicios locales de salud mental insertos en hospitales generales, el subsector público posee siete "Estructuras intermedias", de las cuales cinco son Centros Comunitarios, una Casa de alojamiento, y una Casa para el trabajo de atención y resocialización con personas bajo jurisdicción judicial (Casa Art. 12 Ley Nº 2.440). Por último, se cuenta con ocho "Empresas Sociales" que dependen de diversos servicios de Salud Mental locales y con tres Asociaciones de Usuarios y Familiares.

Trabajadores de Salud Mental Comunitaria/Salud Psicosocial

Con relación al funcionamiento de los servicios en distintos establecimientos del Sistema Público de Salud de Provincia de Neuquén, en 2012 el recurso humano calificado en el área de salud psicosocial era de 172 profesionales: 79 psicólogos, 74 asistentes sociales y 19 psiquiatras.[7] En cuanto a esta última especialidad, existe la residencia en Psiquiatría en el hospital Castro Rendón, que recientemente inició un nuevo ciclo con tres profesionales médicos en formación.

Según datos oficiales del Programa Provincial de Salud Mental Comunitaria de Provincia de Río Negro, la Provincia de Río Negro cuenta con 248 trabajadores en los equipos de salud mental locales, de los cuales 160 son profesionales (116 psicólogos, 12 trabajadores sociales, 26 psiquiatras o médicos especialistas en salud mental, 4 psicopedagogos, 2 licenciados en enfermería) y 88 son operadores de salud mental.

En el Programa de Salud Mental rionegrino resulta fundamental la incorporación del recurso no convencional del operador de salud mental para la realización de los objetivos de promoción sanitaria y social de las personas que padecen sufrimiento mental, dado que profundiza un abordaje alternativo a la respuesta tradicional a la crisis mental incorporando conocimientos comunitarios. Los operadores de salud mental participan en todas las instancias de trabajo, diseño, ejecución y evaluación de las estrategias terapéuticas.

Por otro lado, Río Negro cuenta desde 1994 con la Residencia Interdisciplinaria de Salud Mental Comunitaria (RISAMC), dirigida a la formación de médicos, psicólogos,

---

7 Información brindada en junio de 2012, por el Departamento de Salud Mental y el área de Adicciones. Disponible en: https://goo.gl/SpsyBm (fecha de consulta: 06-06-14).

trabajadores sociales y enfermeros. Su duración es de tres años y tiene sedes en distintos servicios de salud mental provinciales.

El cuidado de la salud mental infantil y la organización de la atención en ambas provincias

La situación en las provincias de Río Negro y Neuquén respecto del cuidado de salud mental infantil no escapa a las problemáticas de escaso desarrollo y deficitaria planificación, que han sido señaladas como características de la situación nacional en la misma área (2010).

En un estudio reciente sobre estrategias de intervención en Salud Mental en Argentina, Gerlero (2010) sostiene que

> Particular atención merece el insuficiente desarrollo de dispositivos dedicados al cuidado de la salud mental infantil. Conforme con otros estudios, los resultados revelan la deficitaria planificación de acciones que privilegien a esos grupos etarios, como así también la ausencia de información sobre sus problemas prevalentes.[8]

En relación con la organización de la atención de la salud mental infantil, nos interesa marcar las diferencias existentes entre ambas provincias, las cuales deberán ser tenidas en cuenta para el estudio de los dispositivos que nos proponemos realizar.

En la provincia de Río Negro no existen áreas diferenciadas de atención dentro de los servicios locales de salud mental, ni existe el área de atención infanto-juvenil en salud

8 "Diagnóstico evaluativo para el fortalecimiento de estrategias de intervención en salud mental en Argentina", Sandra S. Gerlero, Ana C. Augsburger, María P. Duarte, Miguel A. Escalante, María V. Ianowski, Eduardo C. Mutazzi, Débora I. Yanco, *Revista Argentina de Salud Pública*, Vol. 1 Nº 2, marzo 2010, p. 28.

mental.[9] En ese sentido, desde el Programa de Salud Mental rionegrino y desde una intención clara y bien definida, se ha promovido como lineamiento la no conformación de áreas diferenciadas de atención por grupo etario. El tipo de abordaje promovido es el familiar y comunitario, y ello implica no considerar a las personas según una única variable (ya sea edad, sexo, nivel educativo, etc.) sino el abordaje de la persona en su integridad y complejidad, teniendo en cuenta las particularidades y especificidades. Los equipos interdisciplinarios asumen una responsabilidad compartida en la atención al conjunto de la demanda.

Sin embargo, en algunos servicios de gran envergadura y en función de una organización interna del equipo, algunos profesionales con especialidad en niños dedican la mayor parte de su carga horaria a la atención de este grupo etario. Por otro lado, casi todos los servicios de salud mental cuentan con algún referente participando en red intersectorial-interinstitucional a nivel local, orientada específicamente al trabajo con niños (como por ejemplo el CONyAR, Consejo Provincial de Niños y Adolescentes, que recientemente surge como estrategia interministerial para el abordaje de este grupo etario, con la progresiva constitución de Consejos Locales en las diferentes localidades).

Para la atención en salud mental infantil, los dispositivos con los que cuentan la gran mayoría de los servicios locales de salud mental rionegrinos son: atención en crisis (mediante sistema de guardias pasivas o activas); internación en hospital general; y admisiones y consultorio externo (para atención individual de niños y/o del grupo familiar). Finalmente, sólo algunos servicios cuentan además con dispositivos específicos de atención en salud mental a niños, como grupos o talleres.

---

9 Mencionamos que existen en la provincia de Río Negro los ECOS (Espacio Comunitarios de Organización Social), que son instituciones públicas orientadas específicamente a trabajar con niños, adolescentes y sus familias, con dependencia interministerial (Salud, Promoción y Acción Social municipal).

En caso de requerirse la internación de un niño por un problema de salud mental, dicha internación está regulada por la Ley Provincial N° 2440 de "Promoción Sanitaria y Social de las Personas que Padecen Sufrimiento Mental" (sancionada 1991 y reglamentada 1992) y se cumple con los mismos lineamientos que promueven la no segregación de las personas adultas con padecimiento mental, es decir que la internación se realiza en el hospital general más cercano a su domicilio, y sólo en tanto dispositivo temporal y transitorio, implementado en última instancia, luego de haber intentado otros dispositivos terapéuticos ambulatorios.

En la Provincia de Neuquén, está más establecida la división organización /especialización de la atención de los profesionales por grupos etarios. En el hospital de mayor complejidad, Hospital Castro Rendón, hay psicólogos y psiquiatras que sólo trabajan en la atención de niños, psicólogos y psiquiatras que trabajan en la atención de adolescentes-jóvenes, y psicólogos y psiquiatras que trabajan sólo con adultos. En los otros hospitales de la Zona Sanitaria Metropolitana, el Hospital Bouquet Roldán y el Hospital Horacio Heller, aunque los cargos son formalmente de "psicólogos" y no de "psicólogos de niños", a nivel funcional los profesionales del servicio se organizan unos atendiendo a adultos y otros atendiendo a niños y adolescentes. Esta división dentro de los equipos de salud mental de los hospitales entre profesionales que trabajan con niños/adolescentes y profesionales que trabajan con adultos es una de las principales diferencias que podemos ver existen entre las dos provincias.

A modo de conclusión: sobre políticas de salud pública

Las Políticas Comunitarias en Salud Mental son el resultado de la confluencia de dos corrientes de investigación y prácticas en Salud Pública, independientes entre sí, pertenecientes a ámbitos del saber distintos y cuyos trabajos se realizan en contextos socioculturales diferenciados: por una parte, las corrientes de las llamadas Psiquiatrías Comunitarias, desarrolladas en el marco de las políticas de desinstitucionalización, y por otra, la corriente de Atención Primaria de la Salud (1996).

Tomando en cuenta estas dos grandes corrientes, pueden pensarse al menos dos posibilidades no excluyentes respecto de los modos en que pueden relacionarse la APS y la Salud Mental: la incorporación de acciones de salud mental en las prácticas de Atención Primaria de Salud y la aplicación de los principios de Atención Primaria de Salud a los procesos de desinstitucionalización psiquiátrica (2007). En ese marco, podríamos decir que el primer modo ha constituido la característica principal de la política de salud de la Provincia de Neuquén, la cual se ha orientado hacia la incorporación de prácticas de salud mental en los procesos de atención de niños y niñas pequeños a través de lo que se ha denominado "herramientas subjetivas" que protegen: identidad, intimidad, intermediación por la palabra-humanización, límites y la socialización; mientras que el segundo modo ha constituido el eje central de la política de salud mental de la Provincia de Río Negro, donde se ha enfatizado en los procesos de desinstitucionalización psiquiátrica y donde, desde los postulados de la salud mental comunitaria, si bien se ha planteado la no creación de subespecialidades en los equipos de salud mental, las problemáticas relacionadas con los niños y niñas son respondidas desde un modelo centrado en la perspectiva de derechos.

Bibliografía

Armesto, M. A. (1996). Una Evaluación del Programa Área de Atención Comunitaria de la Dirección de Prestaciones Integrales en Salud Mental. Dirección General de Salud Mental. Consejo de Investigaciones Científicas y Tecnológicas de la Provincia de Córdoba. Informe 1ro de abril de 1994 – 31 de marzo de 1996.

Barcala, A. (2013). "Sufrimiento psicosocial en la niñez: el desafío de las políticas en salud mental", *Revista Actualidad Psicológica*, marzo 2013.

Burijovich, J. (2011). "El concepto de buenas prácticas en salud: desde un enfoque prescriptivo a uno comprensivo". En Rodigou Nocetti, M. y Paulín, H. (2011). *Coloquios de Investigación Cualitativa*. Córdoba: UNC.

Estévez, A. y otros. (2011). "Salud Mental Infantil y vulnerabilidad Psicosocial. Estudio epidemiológico en niños escolarizados de la ciudad de Cipoletti". Proyecto de Investigación FACE-UNCo. Año 2011-Act.

Foucault, M. (1991). *Saber y verdad*, Madrid: La Piqueta.

Fushimi, C. F. y Giani, M. (2009). *Herramientas subjetivas que protegen... Una propuesta de incorporación de prácticas de salud mental en los procesos de atención de niños y niñas pequeños. Guía para la Atención y el Cuidado de la Salud de los Niños y Niñas de 0 a 6 años*. Provincia de Neuquén.

Gerlero, S. y otros (2010). "Diagnóstico evaluativo para el fortalecimiento de estrategias de intervención en salud mental en Argentina", *Revista Argentina de Salud Pública*, Vol. 1, N° 2, marzo 2010.

Janín, B. (2013). "Intervenciones subjetivantes", *Revista Novedades Educativas* N° 268, abril 2013, pp. 13-16.

Parra, M. A. (2012). "Características, alcances y límites del dispositivo Casa 'Arco Iris': programa de Salud Mental Comunitaria para niños/as de 0 a 6 años y sus familias en el primer nivel de atención". UFLO, Sede Comahue. Inédito.

Parra, M. A. (2013). "Dispositivos de Salud Mental para la atención de niños pequeños y sus familias: interfaces entre el trabajo clínico y la perspectiva comunitaria. Una evaluación de la experiencia Espacio 'Arco Iris' del Centro de Atención Primaria de la Salud Almafuerte de la Ciudad de Neuquén. Período 2011-2012". Beca Ramón Carrillo - Arturo Oñativia 2013. Comisión Nacional Salud Investiga. Ministerio de Salud de la Nación. Inédito.

Pedraza, M.; Marcus, A. y Sánchez, M. (2006). "Viaje a la vida. Una propuesta de humanización temprana al niño y/o niña en gestación y su familia. Centro de Salud B° 582 viviendas". Zapala, Neuquén.

Stolkiner, A. y otros (2011). "Articulaciones entre salud mental y atención primaria de la salud desde una perspectiva de derechos - Argentina - 2004 y 2014". Proyecto UBACyT Programación Científica 2011-2014.

Stolkiner, A. y Solitario, R. (2007), "Atención Primaria de la Salud y salud mental: la articulación entre dos utopías". En: Maceira, D. (2007), *Atención Primaria en Salud. Enfoques Interdisciplinarios*, Buenos Aires: Paidós.

Modalidades de atención y actividades en salud mental orientadas a niños y sus familias

Análisis descriptivo

La primera etapa del trabajo de campo cuyos resultados presentamos aquí consistió, en primer lugar, en un relevamiento de las distintas zonas sanitarias circunscriptas en cada provincia y en un mapeo de los profesionales/equipos de salud mental/salud psicosocial de las dos provincias; en segundo lugar, se realizó un relevamiento de los dispositivos existentes a través del envío de encuestas a dichos profesionales/equipos.

Mapa 1. Zonas Sanitarias de las provincias de Río Negro y Neuquén

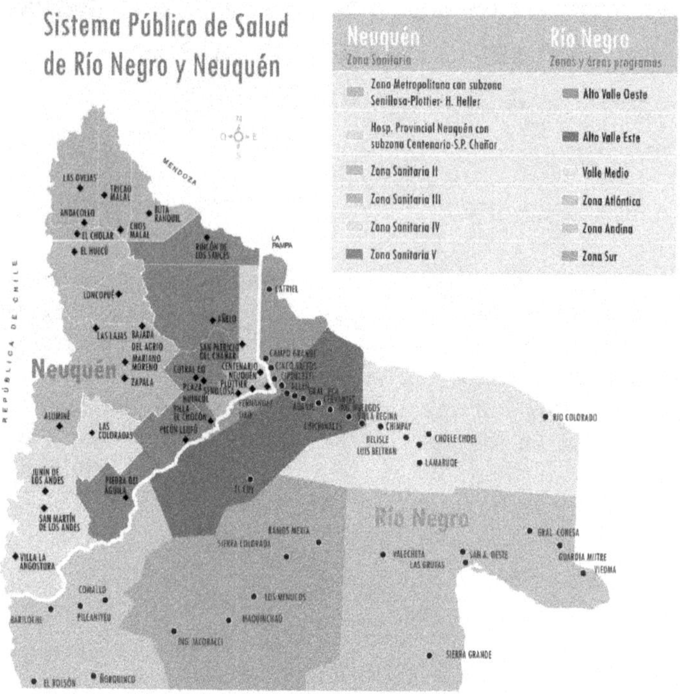

Fuente: elaboración propia en base a datos de los Ministerios de Salud de las Provincias de Río Negro y Neuquén.

Se enviaron en total ciento cinco (105) encuestas y se recibieron, cargaron y analizaron sesenta y cuatro (64). Del total de las encuestas analizadas, 32 pertenecen a la provincia del Neuquén y 32 a Río Negro.

Al presentar los resultados es necesario tener en cuenta que: a) *los datos que se presentan son resultados parciales* de la información brindada por los profesionales/equipos que accedieron a contestar la encuesta –no por todos– y que, por tanto, no se trata de una muestra representativa; b) *los porcentajes* presentados *surgen en relación con el total de las encuestas realizadas dentro de cada provincia;* y c) *dichos porcentajes dan cuenta de la presencia o ausencia de determinadas problemáticas recibidas, formas de recepción de la demanda, modalidades de atención y actividades, etcétera* en cada efector y no de la cantidad total de dichas problemáticas, modalidades de atención, etcétera.

Respecto al *tipo de problemáticas o situaciones relacionadas con la salud mental que reciben los equipos de salud mental/salud psicosocial: en Neuquén,* el 100% de los encuestados respondió que reciben/asisten problemáticas vinculadas con la violencia familiar y el 97% dijo recibir dificultades relacionadas con los procesos de crianza, al vínculo padres-hijos y al ámbito de la escolaridad; *en Río Negro,* el 94% de los encuestados expresó que reciben/asisten situaciones relacionadas con las problemáticas en el vínculo padres-hijo, mientras que el 91% dijo recibir situaciones relacionadas con las dificultades de crianza y con la violencia familiar (Gráfico 1).

Gráfico 1. Tipo de problemáticas y/o situaciones relacionadas con la salud mental de los niños, sus familias y embarazadas/familias gestantes (2014-2015) según provincia

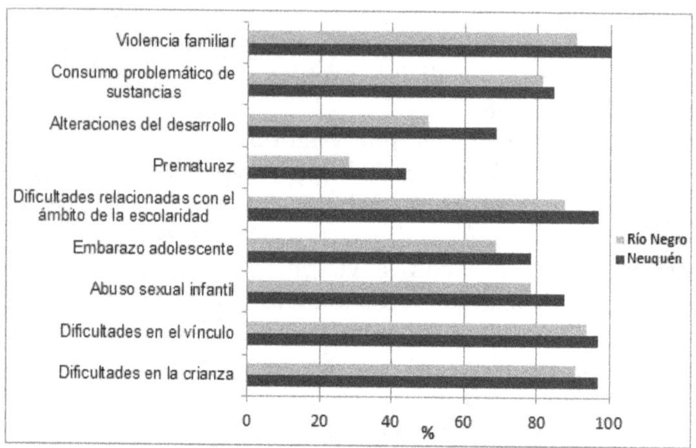

Fuente: elaboración propia sobre la base de los datos de la Encuesta Dispositivos de Atención en Salud Mental orientados a niños y niñas. Estudio descriptivo en los sistemas públicos de salud de Río Negro y Neuquén. Período 2014-2015.

En cuanto a las *modalidades a través de las cuales las problemáticas y/o situaciones de salud mental llegan* a los profesionales/equipos de salud mental/psicosocial podemos afirmar que, independientemente de la provincia, la mayor parte de los profesionales/equipos encuestados expresaron que dichas problemáticas o situaciones llegan: *dentro de la demanda espontánea, por turnos de admisión programados* (94% en Neuquén y 91% en Río Negro); *dentro de la interconsulta o derivación interna* del sistema de salud, *por medicina general* (97% en Neuquén y 91% en Río Negro); *y, dentro de las derivaciones externas* realizadas desde otros sectores, *por derivaciones desde el área de educación* (100% en Neuquén y 78% en Río Negro) *y derivaciones desde el área de la justicia* (97% en Neuquén y 84% en Río Negro) (Gráfico 2).

Gráfico 2. Modalidades a través de las cuales llegan las problemáticas y/o situaciones según provincia

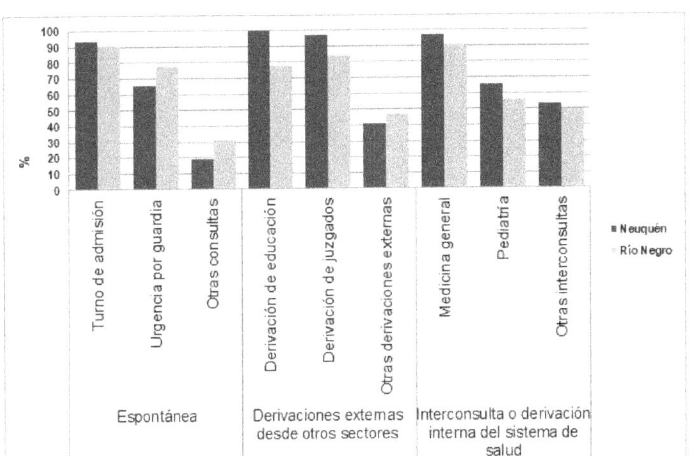

Fuente: elaboración propia sobre la base de los datos de la Encuesta Dispositivos de Atención en Salud Mental orientados a niños y niñas. Estudio descriptivo en los sistemas públicos de salud de Río Negro y Neuquén. Período 2014-2015.

Respecto al *desarrollo o no de cierto tipo de actividad o modalidad de atención* observamos en ambas provincias *una gran diversidad de actividades y modalidades de atención no sólo de carácter individual o familiar sino también grupal y comunitaria* (talleres acerca de diferentes temáticas, grupos terapéuticos, participación en redes locales, proyectos comunitarios, etc.) (Tabla 1).

Tabla 1. Modalidades de atención y actividades relacionadas con la salud mental de niños, sus familias, y embarazadas/familias gestantes realizadas desde el equipo/servicio en los años 2014 y 2015 según provincia

Modalidades	Neuquén	Río Negro
	%	
Admisiones	94	94
Psicodiagnóstico	31	16
Acompañamiento durante la internación	59	69
Recepción/contestación de oficios judiciales	84	91
Talleres/Crianza	34	31
Grupos Terapéuticos	34	19
Grupos Psicoprofilaxis Quirúrgia	3	3
Proyectos comunitarios	44	56
Consultorio de Escuelas Primarias	13	19
Orientación y seguimiento	75	88
Intervención en crisis	91	84
Participación en audiencias judiciales	47	59
Consultorio de lactancia	6	9
Casita Arco Iris	16	0
Grupo de papás de bebés internados en neonatología	6	3
Grupo para trabajar el vínculo temprano	16	22
Redes	59	72
Psicoterapia	81	94
Interconsultas	75	94
Visitas domiciliarias	56	81
Consultorio de desarrollo	9	6
Grupos Terapéuticos Niñ@s Testigos de Violencia	9	3
Acompañamiento en la atención del niñ@ sano	22	38
Talleres con padres y niñ@s en jardines de infantes	13	38
Espacio Lúdico en Sala de Espera	28	19
Rincones de lectura	0	3
Grupo de ayuda mutua	0	9
Actividades sala de espera	9	38
Taller embarazadas y/o familias gestantes	41	22
Visitas domiciliarias pre y post natales	28	63
Acompañamiento consulta embarazadas y/o flias. gestantes	31	41
Otros talleres	63	53

Fuente: elaboración propia sobre la base de los datos de la Encuesta Dispositivos de Atención en Salud Mental orientados a niños y niñas. Estudio descriptivo en los sistemas públicos de salud de Río Negro y Neuquén. Período 2014-2015.

Dentro de dicha diversidad, cabe destacar aquellas *modalidades de atención y actividades desarrolladas por la mayoría de los equipos: admisiones* (94% en ambas provincias), *psicoterapia* (81% en Neuquén y 94% en Río Negro) *e interconsultas* (75% en Neuquén y 94% en Río Negro). Asimismo, otras modalidades de atención que son desarrolladas en ambas provincias por gran parte de los equipos encuestados son: *la intervención en crisis* (91% en Neuquén y 84% en Río Negro), *la recepción/contestación de oficios* (84% en Neuquén y 91% en Río Negro) y *la orientación y el seguimiento* (75% en Neuquén y 88% en Río Negro). A las mencionadas, siguen *las visitas domiciliarias* (56% en Neuquén y 81% en Río Negro).

Por otra parte, ensayamos una *clasificación de las modalidades de atención y actividades en salud mental/psicosocial* basándonos en el tipo de abordaje puesto en marcha –fundamentalmente individual o familiar, grupal y comunitario– en función de poder visualizar aquellas modalidades de atención a las que recurren la mayor parte de los equipos y aquellas a las que recurren una menor parte de ellos (Gráfico 3).

Gráfico 3. Modalidades de atención y actividades relacionadas con la salud mental de niños, sus familias, y embarazadas/familias gestantes realizadas por los profesionales/equipos de salud mental/salud psicosocial según provincia, período 2014-2015

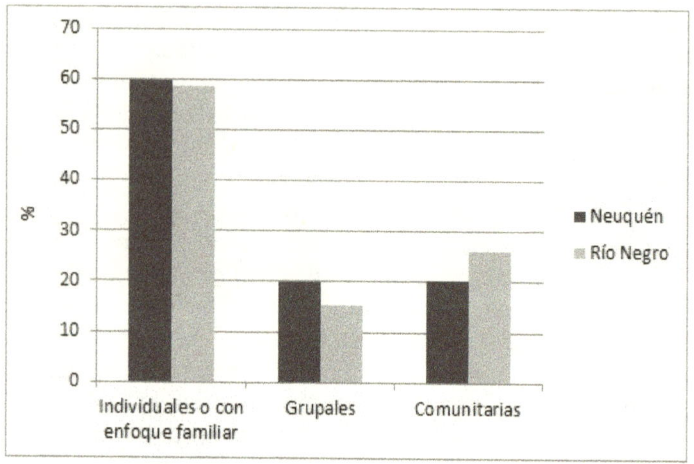

Fuente: elaboración propia sobre la base de los datos de la Encuesta Dispositivos de Atención en Salud Mental orientados a niños y niñas. Estudio descriptivo en los sistemas públicos de salud de Río Negro y Neuquén. Período 2014-2015.

Es así que, tanto en el Sistema de Salud de Neuquén como en el de Río Negro, *las modalidades de atención y actividades a las que recurre la mayor parte de los equipos* (alrededor del 60%) *son predominantemente individuales o con un enfoque familiar* mientras que *las modalidades de atención y actividades a las que recurre una menor parte de dichos equipos son comunitarias* (20% en Neuquén y 26% en Río Negro) o *grupales* (20% en Neuquén y 15% en Río Negro).

La segunda etapa de esta investigación comprende la selección de actividades según los criterios de buenas prácticas y la sistematización de dichas actividades. Las modalidades de atención que hemos seleccionado por provincia son:

Río Negro

- *Admisión,* Hospital Cipolletti
- *Interconsultas,* Hospital Cipolletti
- *Taller de niños divertidos,* ADANIL, General Roca
- *Consejo de Niños y adolescentes,* General Roca
- *La Huerta para Compartir,* Villa Regina
- *Fútbol Callejero,* El Bolsón

Neuquén

- *Grupo de Padres de Bebés Prematuros Internados,* Hospital Castro Rendón (Zona Sanitaria Castro Rendón)
- *Grupo Psicoterapéutico de Niños,* Hospital Horacio Heller (Zona Sanitaria Metropolitana)
- *Murguita Trapitos de Colores,* Centro de Atención Primaria de la Salud Confluencia (Zona Sanitaria Metropolitana)
- *Taller de Crianza,* Hospital Bouquet Roldán (Zona Sanitaria Metropolitana)
- *Taller de educación sexual y afectiva,* Hospital Mariano Moreno (Zona Sanitaria II)
- *Actividad en la Sala de espera,* Hospital Mariano Moreno (Zona Sanitaria II)
- *La Casita Itinerante,* Centro de Atención Primaria de la Salud Parque Industrial (Zona Sanitaria Metropolitana)
- *Red Intersectorial Neuquén,* Centro de Atención Primaria de la Salud Don Bosco (Zona Sanitaria Metropolitana)

Algunas consideraciones

Los resultados aquí presentados se han enviado como informe de devolución a todos los profesionales/equipos de las dos provincias.

Como dijimos anteriormente, *en ambas provincias se visibiliza una gran diversidad de modalidades de atención y actividades de salud mental orientadas a niños y sus familias, algunas de ellas más convencionales y otras con una fuerte impronta de creatividad e innovación, que buscan dar respuesta a la complejidad de las problemáticas que reciben los equipos.*

Es importante, como consecuencia de este trabajo, aclarar que nos interesa realizar difusión y socialización de esta gran diversidad de prácticas, poniendo de esta forma a disposición de todos los que trabajan y trabajamos en relación con la salud mental infantil, las diferentes modalidades de dispositivos existentes. El desafío asumido en el trabajo de campo ha sido la sistematización y caracterización de las modalidades que hemos considerado como buenas prácticas, ya sea porque promueven una trasformación; aportan elementos novedosos; permiten la promoción de Derechos Humanos y de la infancia; optimizan los recursos existentes; tienen un efecto multiplicador; son sostenibles en el tiempo; fueron ideadas con participación democrática de distintos actores y son accesibles.

Caracterización

En esta *segunda etapa del análisis de la encuesta,* nos enfocamos en el *quinto punto,* en cual solicitamos a *los equipos que caracterizaran las modalidades de atención y/o actividades* que habían mencionado en el punto 4. La base cuenta con un total de 199 dispositivos caracterizados en este apartado del instrumento.

Las *dimensiones utilizadas* para la descripción de los dispositivos fueron las siguientes: *a) recurso humano* que interviene (cantidad, disciplinas, sectores, etc.); *b) día, horario y espacio* en el que funciona; *c) fecha de inicio* de la actividad; d) necesidades a partir de las cuales surge; *e) objetivo* general que se proponen; *f) población* a la que se dirige (problemáticas que abordan, criterios de inclusión y exclusión, características, etc.); *g) modos de acceso* al espacio o actividad (espontánea, derivaciones, etc.); *h) nivel de abordaje* (individual, familiar, grupal, comunitario, otros); *i) conceptos teóricos* que orientan la actividad; *j) legislaciones y normativas* sanitarias provinciales y nacionales por las que se rigen; *k)* descripción de las *actividades y estrategias* que se desarrollan; *l) articulaciones intersectoriales y redes* que establecen; *m) resultados* observados; *n) formas de registro* escrito existentes (planificaciones, sistematizaciones, presentaciones, otras); *o) formas de evaluación* de la actividad; *p) interés en sistematizar la práctica* (contestar sí – no).

a. Recurso humano que interviene

Tanto en Río Negro como en Neuquén, las *actividades son coordinadas por profesionales y técnicos miembros de los equipos de salud mental/ psicosocial* (aproximadamente un 40% en ambas provincias). También *es importante la cantidad de dispositivos en los que se incorporan otros miembros de los equipos de salud* (42% en Neuquén, 24% en Río Negro). *Un porcentaje menor se refiere a los dispositivos con la participación de otros sectores o instituciones de la comunidad,* dentro de los cuales Río Negro refiere mayor desarrollo (33%) que Neuquén (16%).

Podemos interpretar la participación de otros integrantes del equipo de salud y de otros sectores u organizaciones, como un dato importante que se conecta con algunos *criterios de buenas prácticas seleccionados* tales como la *interdisciplina* en el abordaje de las problemáticas, la *articulación intersectorial e interinstitucional.*

Gráfico 4. Recurso humano que interviene por provincia

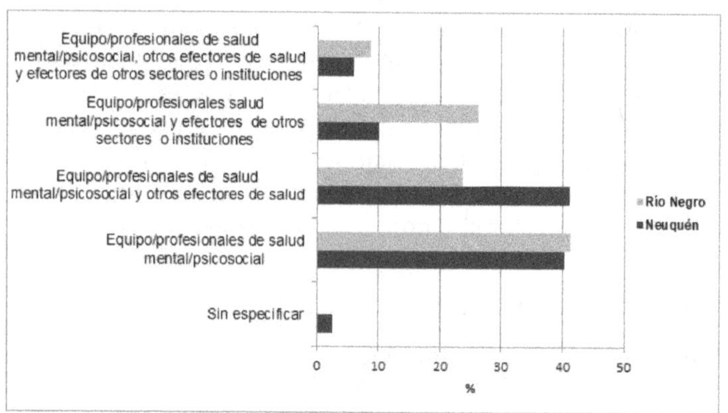

Fuente: elaboración propia sobre la base de los datos de la Encuesta Dispositivos de Atención en Salud Mental orientados a niños y niñas. Estudio descriptivo en los sistemas públicos de salud de Río Negro y Neuquén. Período 2014-2015.

b. Espacio en el que funcionan los dispositivos[1]

Al analizar *el espacio en el que funcionan los dispositivos,* observamos que tanto en Río Negro como en Neuquén *la mayoría de ellos se desarrollan dentro de establecimientos de salud* (60% y 63,9% respectivamente). Mientras que al considerar *las modalidades que acontecen por fuera de los establecimientos de salud,* es posible visualizar que en Neuquén el 27,7% se encuentra en esta categoría y en Río Negro, el 18,8%.

1 En esta dimensión quedaron sin trabajar las informaciones relacionadas con día y horario en los que se realizan los dispositivos, porque teníamos muchas encuestas donde no se respondía a este ítem y/o muchos que en el horario ponían el horario de la jornada completa y no específicamente el del dispositivo.

Gráfico 5. Espacio en el que funciona el dispositivo por provincia

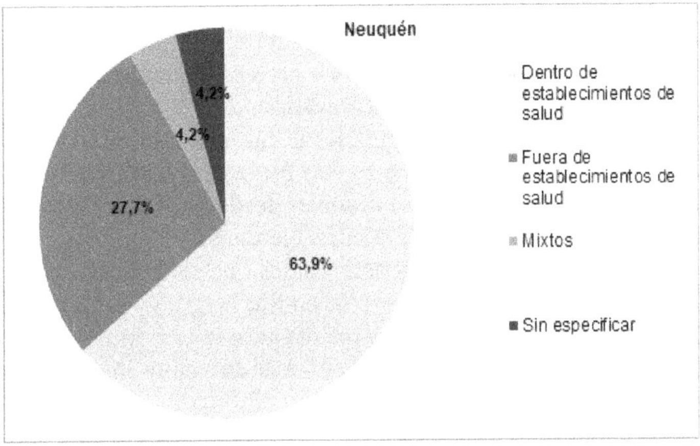

Neuquén
4,2%
4,2%
27,7%
63,9%
Dentro de establecimientos de salud
Fuera de establecimientos de salud
Mixtos
Sin especificar

Río Negro
13,8%
7,5%
18,8%
60,0%
Dentro de establecimientos de salud
Fuera de establecimientos de salud
Mixtos
Sin especificar

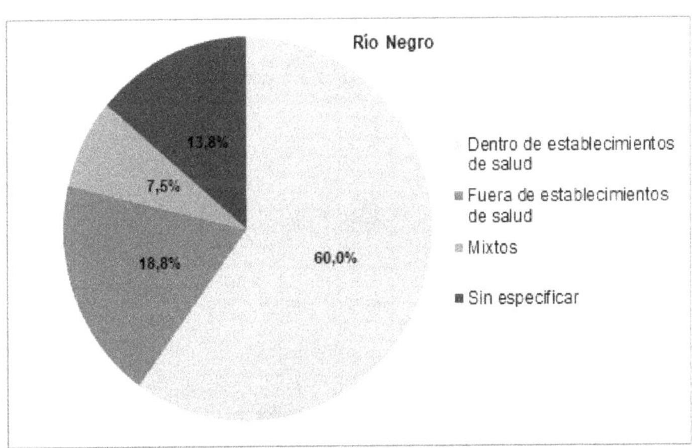

Nota: La categoría "mixtos" comprende aquellas actividades que no tienen un lugar fijo.

Fuente: elaboración propia sobre la base de los datos de la Encuesta Dispositivos de Atención en Salud Mental orientados a niños y niñas. Estudio descriptivo en los sistemas públicos de salud de Río Negro y Neuquén. Período 2014-2015.

c. Fecha de inicio

Si bien la mayoría de las actividades iniciaron en los años 2014-2015 (27,5% en Río Negro y 37,81% en Neuquén) que fueron los años que abarcó la encuesta, *no es menor el porcentaje de actividades que tienen una continuidad importante en el tiempo.*

Algunas de dichas actividades llevan una continuidad de entre tres y cinco años (25% en Río Negro y 14,28% en Neuquén) mientras que otras se realizan desde hace cinco o diez años (10% en Río Negro y 12,60% en Neuquén).

En menor medida, hay actividades que se realizan desde hace entre diez y veinte años (10% en Río Negro y 7% en Neuquén), otras entre hace veinte y treinta años (6% en Río Negro y 2% en Neuquén), y unas pocas tienen más de treinta años (1% en Río Negro y 3% en Neuquén).

Gráfico 6. Actividades relevadas según fecha de inicio por provincia

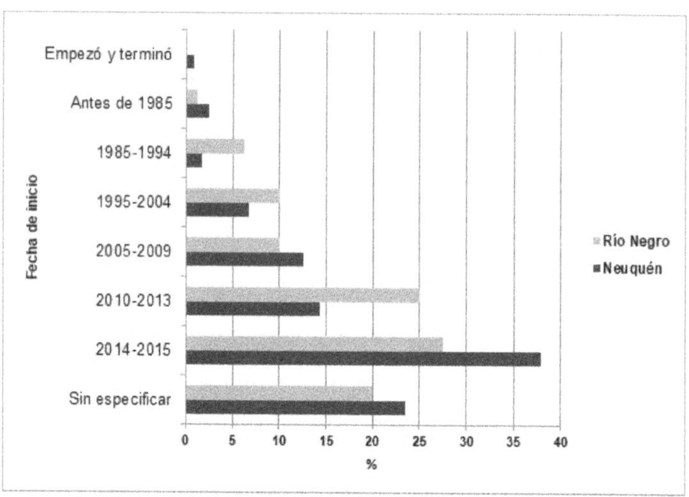

Fuente: elaboración propia sobre la base de los datos de la Encuesta Dispositivos de Atención en Salud Mental orientados a niños y niñas. Estudio descriptivo en los sistemas públicos de salud de Río Negro y Neuquén. Período 2014-2015.

d. Necesidades a partir de las cuales surgen los dispositivos

Las categorías principales que, con más frecuencia, los equipos mencionan como necesidades a partir de las cuales surgen los dispositivos son: *a) dar respuesta a la demanda y organizarla* (el 43,75% en Río Negro y el 36,13% en Neuquén);[2] y *b) abordaje de problemáticas o situaciones específicas relacionadas a los niños, sus familias y familias gestantes* (el 16,25% en Río Negro y el 34,45% en Neuquén).[3] Una categoría que también aparece con mucha frecuencia es la que alude a la necesidad de un *abordaje integral/personalizado/interdisciplinario/intersectorial* (10% en Río Negro y 12,60% en Neuquén).[4] Esto último puede entenderse como un esfuerzo por

---

2 En esta categoría se incluyeron menciones acerca de la gran cantidad de demanda (psicoterapia; derivaciones desde la escuela, desarrollo social, etc.) internas del sector salud; la necesidad de atender problemáticas prevalentes (obesidad, pacientes oncológicos, etc.); dar respuesta situaciones de crisis; la respuesta a demanda externa (escuelas, juzgados, desarrollo social, etc.). interna del sector salud (pediatría, medicina general, fonoaudiología, etc.) o proveniente de otros sectores; y organización ante la complejidad de la demanda.

3 Aquí surgieron menciones acerca de temáticas como: vínculos tempranos, crianza, situaciones de violencia en las familias, cuestiones de género, educación sexual, desbordes ante cirugías programadas, situaciones de vulnerabilidad o riesgo, situaciones de crisis, embarazos, embarazos de riesgo, retraso en la adquisición de pautas de desarrollo, problemas de conducta, embarazos, preparación para el parto, embarazos adolescentes, embarazos no deseados, situaciones sociales complejas, evaluación y diagnóstico, atención de pacientes oncológicos, niños testigos de violencia, abuso sexual, bebés prematuros, niños con labio leporino, límites, vínculos agresivos, necesidad de intervención judicial, etcétera. Son todas problemáticas y situaciones que se enuncian pero en las cuales no se explicita que lleguen por demanda/derivación ni que sean prevalentes (aunque en algunos casos como el de la violencia y a partir de otras fuentes de información, sabemos que lo son). Es decir, en esta categoría aparecen situaciones que no necesariamente son prevalentes –como los niños que nacen con síndrome de down– pero que, según la evaluación de los servicios, aparecen como necesitadas de acompañamiento.

4 Aquí se incluyeron menciones tales como: incorporar la dimensión psicosocial en la atención; contemplar las diferentes variables que influyen en la vida de las personas; realizar un abordaje más vivencial del niño y no sola-

concretar un abordaje desde la salud mental que tenga una mirada integral y donde se entiende que la salud mental es parte de la salud.

Con una frecuencia notablemente menor, se encuentran los dispositivos relacionados con la prevención de ciertas problemáticas, y/o con la promoción de la salud (5% en Río Negro y 4,2% en Neuquén). Del mismo modo, pueden mencionarse aquellas prácticas surgidas de las necesidades comunitarias o barriales (5% en Río Negro y 1,6% en Neuquén).

En ese sentido, *las modalidades de atención y actividades de salud mental orientadas a niños parecen estar centradas en responder a la demanda asistencia, muchas de ellas de problemáticas prioritarias, desde una mirada integral / interdisciplinaria / multisectoral pero sin llegar a enfatizar el carácter más preventivo-promocional-comunitario.*

Lo expresado en el párrafo anterior coincide con una investigación hecha previamente en la Zona Sanitaria Metropolitana de Neuquén[5] cuyos resultados obtenidos muestran que las estrategias de intervención desarrolladas por los psicólogos son múltiples y diversas y que, si bien todas ellas se encuadran en la APS, están centradas en un aspecto específico de ella –el vinculado con la atención– más que en sus otras dimensiones –como la promoción de la salud; la prevención de la enfermedad; etcétera–.

---

mente desde el discurso de los padres y que permitan conocer más la realidad de las personas; coordinar diversidad de intervenciones (desde distintas instituciones, sectores, disciplinas, etc.).

5 Parra, M. A. (2011). Caracterización de las estrategias de intervención de los psicólogos en el contexto de la atención primaria de la salud. Estudio Descriptivo-Cualitativo en los Centros de Atención Primaria de la Salud y Hospitales de la Zona Sanitaria Metropolitana de Neuquén, período 2010. Beca Ramón Carrillo - Arturo Oñativia.

Gráfico 7. Necesidades a partir de las cuales surgen los dispositivos según tipo por provincia

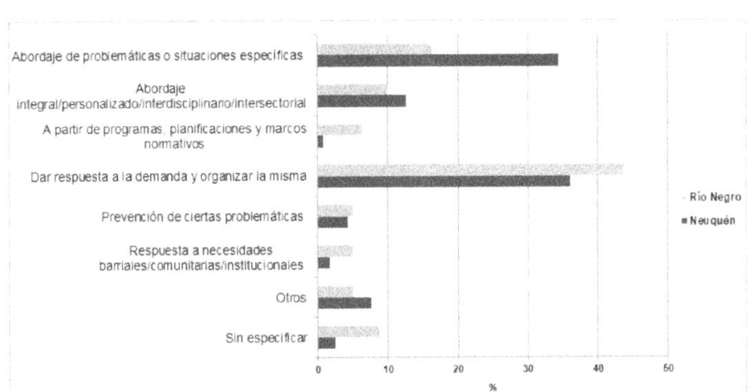

Nota: la categoría "otros" comprende las necesidades relacionadas con la escasez de espacios físicos y defensa de los derechos del niño.

Fuente: elaboración propia sobre la base de los datos de la Encuesta Dispositivos de Atención en Salud Mental orientados a niños y niñas. Estudio descriptivo en los sistemas públicos de salud de Río Negro y Neuquén. Período 2014-2015.

e. Objetivos

El mayor porcentaje observado en relación con los distintos objetivos de las experiencias *se orienta al trabajo con las familias a través de brindar herramientas* (20% en Neuquén y 26% en Río Negro). Esto puede pensarse vinculado al *segundo objetivo*, el cual se refiere a *promocionar, informar y detectar de manera precoz* y cuenta con un porcentaje similar al anterior (15% en Neuquén y 20% en Río Negro).

A partir de lo anterior, *se podría considerar al trabajo con las familias como un objetivo principal*, como aquellos primeros actores con los que se trabaja atendiendo a las circunstancias y particularidades contextuales, situación a partir de la cual se desprenden distintas acciones.

En contraposición, se observa un porcentaje menor de experiencias que dirigen sus objetivos al trabajo específico con los niños (un 4% en Neuquén y un 6% en Río Negro) y un porcentaje aún menor de experiencias cuyos objetivos se orientan a brindar tratamiento (un 4% en Neuquén y un 2% en Río Negro).

En este sentido, en consonancia con los datos obtenidos y analizados, podemos destacar que *el trabajo con niños es imposible de ser pensado sin un abordaje familiar.*

Gráfico 8. Objetivo general de las actividades por provincia

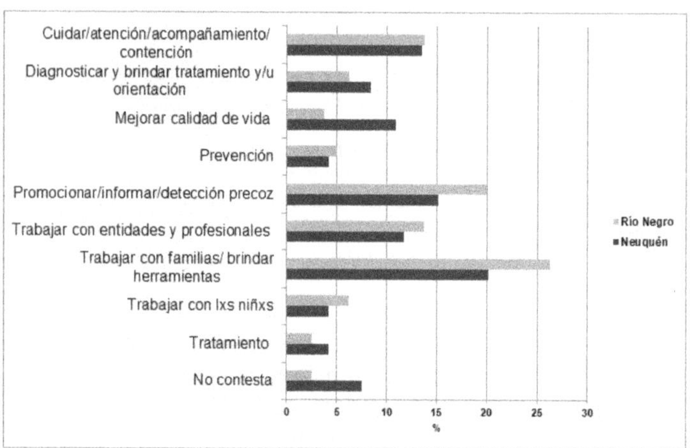

Fuente: elaboración propia sobre la base de los datos de la Encuesta Dispositivos de Atención en Salud Mental orientados a niños y niñas. Estudio descriptivo en los sistemas públicos de salud de Río Negro y Neuquén. Período 2014-2015.

f. Población a la cual se dirigen

En cuanto a la población a la cual se dirigen los dispositivos,[6] han sido variados los destinatarios en las dos provincias. *En Neuquén, el 39% de los dispositivos están pensados sólo para niños y, en el caso de Río Negro, esa proporción es del 29%.* Quizás esto pueda entenderse desde cierta especificidad que adquiere la atención en salud mental infantil en la provincia del Neuquén que no está presente del mismo modo en la provincia de Río Negro.

También hay actividades que se dirigen a la comunidad en general, que constituyen el 24% en Río Negro y el 19% en Neuquén. Por su parte, las *actividades que contemplan la participación de adultos y niños* representan el 24% en Río Negro, mientras que en Neuquén esas modalidades comprenden un 14%.

Asimismo, hay *actividades que fueron pensadas para adultos responsables de niños,* de las cuales aproximadamente el 20% corresponden a Neuquén y el 15% a Río Negro. En esta línea también es posible identificar aquellos dispositivos dirigidos a las embarazadas y familias gestantes, los cuales representan el 4% en Neuquén y el 7,5% en Río Negro.

6 Al momento de realizar la encuesta, algunos equipos de ambas provincias contemplaron modalidades que no estaban dirigidas a niños de manera directa, por ejemplo en el caso de aquellas dirigidas a adolescentes (3% en Neuquén y 1% en Río Negro).

Gráfico 9. Población a la cual se dirigen los dispositivos por provincia

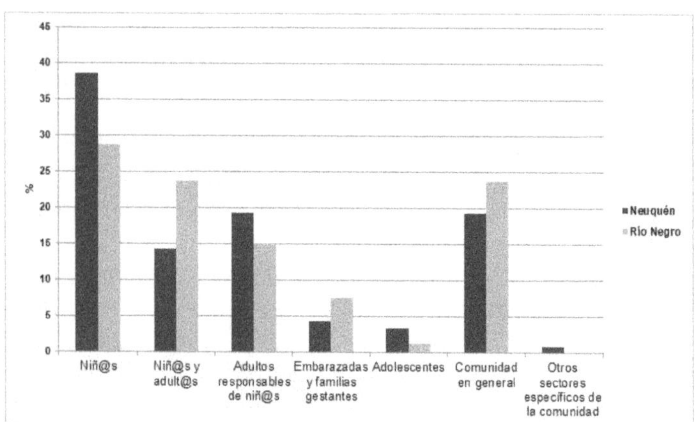

Fuente: elaboración propia sobre la base de los datos de la Encuesta Dispositivos de Atención en Salud Mental orientados a niños y niñas. Estudio descriptivo en los sistemas públicos de salud de Río Negro y Neuquén. Período 2014-2015.

g. Modos de acceso al espacio o actividad

Como se observa en el gráfico 6, los modos de acceso al espacio o a la actividad se destacan por ser de forma espontánea y por derivaciones, sean estas externas o internas. Así puede mencionarse que el acceso espontáneo y por derivación externa ronda el 40% tanto en Río Negro como en Neuquén, seguido de las modalidades a las que se accede de manera espontánea, por derivación interna y/o externa (15% y 20% respectivamente).

Gráfico 10. Modos de acceso al espacio o actividad según tipo por provincia

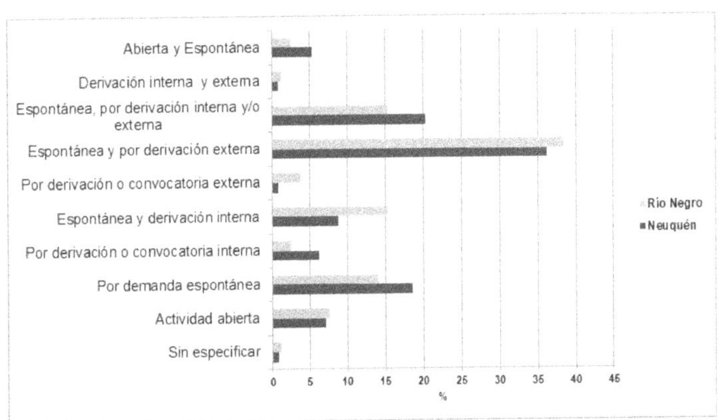

Fuente: elaboración propia sobre la base de los datos de la Encuesta Dispositivos de Atención en Salud Mental orientados a niños y niñas. Estudio descriptivo en los sistemas públicos de salud de Río Negro y Neuquén. Período 2014-2015.

h. Nivel de abordaje

Respecto de *la categoría modalidad de abordaje, visualizamos una gran diversidad en ambas provincias.* En primera instancia, observamos que *la mitad o más de los dispositivos descriptos en el punto 5 de la encuesta combinan en su abordaje distintos niveles: individuales, familiares, grupales y/o comunitarios* (51,6% en Neuquén y 61,9% en Río Negro).

Las modalidades de abordaje que predominan están vinculadas a dispositivos que se desarrollan grupalmente (24,10% en Neuquén y 14,50% en Río Negro), *así como combinando abordajes individuales y familiares* (22,40 % en Neuquén y 21,10% en Río Negro). *Los dispositivos que trabajan combinando el abordaje grupal y comunitario son especialmente significativos en la provincia de Río Negro* (15,80%) *mientras que en Neuquén son menos frecuentes* (6,9%).

Por su parte, *aproximadamente la mitad de los dispositivos utilizan la modalidad grupal sola o combinada con algún otro tipo de abordaje* (49,9% en Neuquén y 47,4 en Río Negro), *seguida de los que, en alguna instancia, incluyen el abordaje familiar* (49,1% en Neuquén y 44,80% en Río Negro). *Asimismo se encuentran los dispositivos que incorporan en su abordaje espacios individuales* (41,2% en Neuquén y 50,10% en Río Negro) *y aquellos que incorporan el nivel comunitario* (18% en Neuquén y 39,5% en Río Negro).

Vale aclarar en este punto que, cuando implementamos las encuestas a los profesionales y equipos, la mayoría de ellos entendía y priorizaba en la descripción del punto 5 que aquí estamos analizando la descripción de los dispositivos colectivos, incluyendo, en menor medida, aquellos de corte individual.

Gráfico 11. Tipo de abordaje por provincia

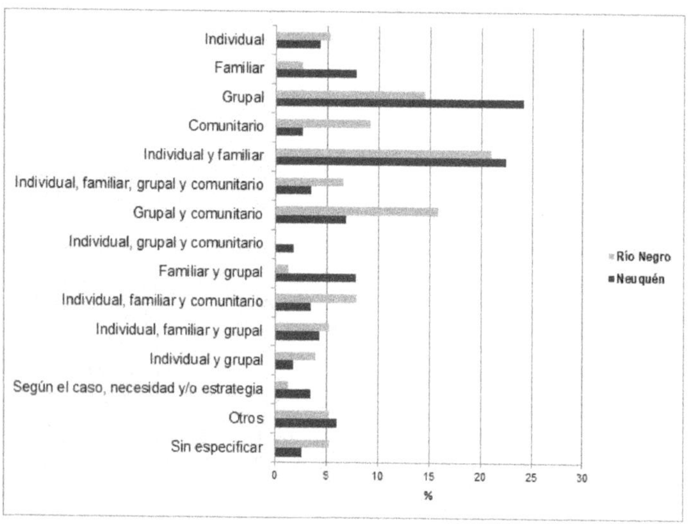

Fuente: elaboración propia sobre la base de los datos de la Encuesta Dispositivos de Atención en Salud Mental orientados a niños y niñas. Estudio descriptivo en los sistemas públicos de salud de Río Negro y Neuquén. Período 2014-2015.

i. Conceptos teóricos que orientan la actividad

Al analizar los conceptos teóricos que orientan las distintas actividades visualizamos una importante diversidad en ambas provincias. El enfoque de salud mental comunitaria es el marco teórico más frecuentemente referido en Río Negro (20%), lo que se corresponde con la política de salud mental sostenida en esta provincia. El mismo es expresado a través de nociones como participación comunitaria, atención comunitaria, enfoque o abordaje comunitario, desmanicomialización, inclusión social. Por su parte, en Neuquén aparece con cierta predominancia respecto de otras líneas teóricas el psicoanálisis (12,6%), ya que se hace referencia a autores como Freud, Doltó, Lacan y Winnicott. En relación a la articulación de distintas perspectivas teóricas, se observa que el psicoanálisis aparece con más frecuencia. Se lo menciona ya sea como única referencia teórica o articulado con otras, en un total de 30 dispositivos (15%).

Algunas combinaciones se repiten en varios dispositivos, como por ejemplo la articulación entre teoría cognitiva y teoría sistémica, y la de psicoanálisis y APS. Los dispositivos que refieren más de un enfoque teórico representan un 21% en Neuquén y un 13,8% en Río Negro. Esta articulación puede interpretarse como un aporte que enriquece el abordaje, la posibilidad de incluir los diversos enfoques que trae cada uno de los coordinadores del dispositivo, la apertura a pensar desde diferentes miradas para la particularidad de cada situación, lo cual contribuye a la subjetivación de los procesos de quienes participan de los dispositivos. Sin embargo, no resulta sencillo imaginar la coexistencia de enfoques cuyos paradigmas son difícilmente conciliables, tales como el cognitivo y el psicoanálisis.

Cabe señalar que algunos marcos teóricos aparecen en un porcentaje menor cuando son mencionados como única referencia teórica, pero su presencia aumenta al considerarse los casos donde se articula con otras.

Por ejemplo, si tomamos el total de dispositivos que mencionan el abordaje sistémico, el porcentaje asciende de 0,8 % a 4,5%.

Con relación a la mención de teorías sobre grupos, el porcentaje total es del 3%. En cuanto a esta última categoría, es interesante señalar que constituye un porcentaje mucho menor que la cantidad de dispositivos que refieren haber utilizado la modalidad grupal de abordaje.

Vemos que los porcentajes más significativos, en ambas provincias, aparecen en la categoría *"sin especificar"* (33,6 % en Neuquén y 30% en Río Negro). De un total de 64 dispositivos incluidos en esta categoría, 27 no aportaron datos y 37 refirieron conceptos o nociones que no se corresponden con un marco teórico. Si bien la mención de algunos conceptos permite inferir el posicionamiento teórico del equipo que coordina, por ejemplo "función materna y paterna" o tratamiento farmacológico, este no aparece explicitado.

En muchos casos se mencionaron *leyes o marcos normativos,* lo que no fue considerado, por estar incluido en el variable marco legal.

Es interesante destacar que dentro de la *categoría psicología evolutiva y teorías del desarrollo,* el juego es mencionado en varias oportunidades, en relación a su importancia y función en el desarrollo del niño.

La noción de *interdisciplina* es referida en varios dispositivos, y si bien no la pensamos como un marco teórico, vale la pena mencionarla porque creemos da cuenta de un posicionamiento del equipo en una modalidad de trabajo que articula distintas disciplinas y actores para abordar la complejidad de las situaciones que reciben. Esta noción también es analizada en la variable sobre el recurso humano que interviene, y constituye un criterio de buena práctica.

Gráfico 12. Conceptos teóricos que orientan la actividad

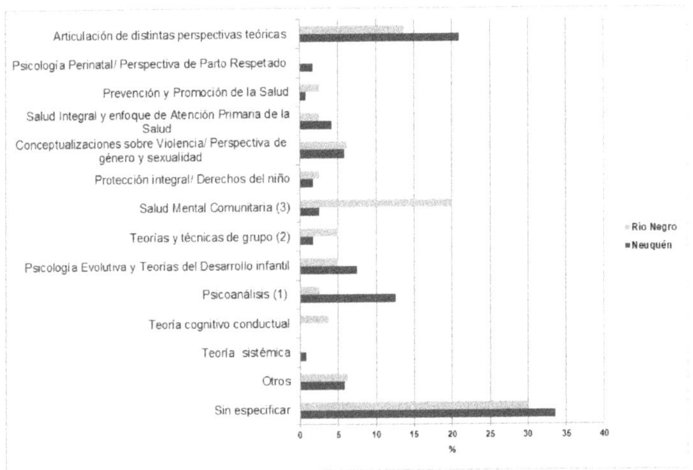

Fuente: elaboración propia sobre la base de los datos de la Encuesta Dispositivos de Atención en Salud Mental orientados a niños y niñas. Estudio descriptivo en los sistemas públicos de salud de Río Negro y Neuquén. Período 2014-2015.

Notas: (1) con algunas menciones a autores como Freud, Doltó, Lacán, etc. (2) Con algunas menciones a autores y teorías como Enrique Pichón Riviere, Gestalt, etc. (3) Incluye nociones como participación comunitaria, atención comunitaria, enfoque o abordaje comunitario, desmanicomialización, etc.

j. Legislaciones y normativas sanitarias por las que se rigen

Al analizar *las legislaciones y normativas sanitarias por la que se rigen para llevar adelante el dispositivo, la mayoría de los equipos refirió hacerlo en el marco de leyes nacionales y provinciales* (58,8% Río Negro y 53,8% Neuquén). Dentro de las *normativas nacionales*, podemos mencionar la Ley 26.657 de Salud Mental; la Ley 26.061 de Protección Integral; la Ley 26.378 de Derechos de las personas con Discapacidad; la Ley 26.233 de Promoción y regulación de los centros de desarrollo infantil; la Ley 26.529 de Derechos del Paciente; la Ley 26.742 de Autonomía de la voluntad; y la Ley 26.742 de Cuidados paliativos.

Respecto de las *leyes provinciales,* desde varios de los dispositivos que se desarrollan en Neuquén refieren estar enmarcados en la Ley 2.302 de Protección integral de derechos del niño y adolescentes de la provincia de Neuquén; la Ley 2.785 Régimen de protección integral para prevenir, sancionar y erradicar la violencia familiar; la Ley 2.212 de Violencia Familiar; y la Ley 2.566/07 Programa provincial de cuidados paliativos. En el caso de las actividades de la provincia de Río Negro, varias mencionaron la Ley 2.440 de Salud Mental; la Ley 2.055 sobre personas discapacitadas; la Ley 4.109 de Protección integral de los derechos de las niñas, niños y adolescente; y la Ley 4.241 de Protección Integral contra la Violencia en el ámbito de las Relaciones Familiares.

Solo desde algunos de los dispositivos se nombró a la Convención Internacional de los derechos del niño como *marco internacional.*

Gráfico 13. Legislaciones y normativas sanitarias por las que se rigen por provincia

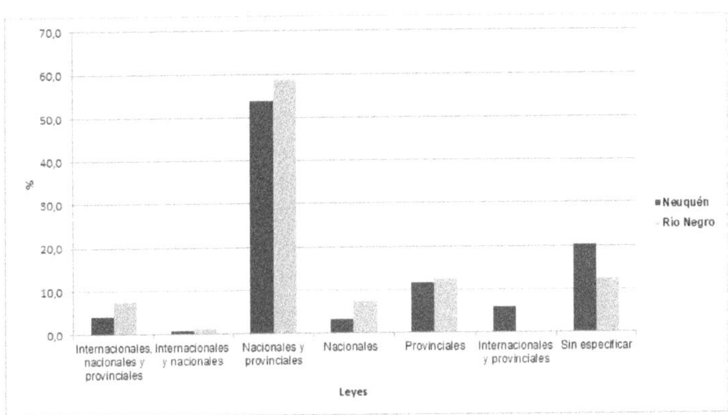

Fuente: elaboración propia sobre la base de los datos de la Encuesta Dispositivos de Atención en Salud Mental orientados a niños y niñas. Estudio descriptivo en los sistemas públicos de salud de Río Negro y Neuquén. Período 2014-2015.

k. Descripción de las actividades y estrategias que se desarrollan

Teniendo en cuenta la frecuencia en que se trabaja con la *entrevista,* notamos que esta actividad es primordial en ambas provincias. Podemos pensarla como la puerta de entrada para conocer al niño y su grupo de cuidados. Las actividades que están enmarcadas en la categoría entrevistas son: entrevistas de admisión, entrevistas en el marco de una intervención en crisis, entrevistas de interconsulta, entrevistas de orientación, entrevistas de seguimiento, entrevistas de psicoterapia: generalmente son individuales/familiares, a veces se acompañan de un espacio de juego para los niños, o de la aplicación de pruebas en función de la realización de un diagnóstico. Se suelen tomar datos en la historia clínica, en fichas; si es entrevista por primera vez o de admisión se trabaja la demanda o motivo de consulta. A veces las entrevistas se realizan de forma interdisciplinaria (entrevistas psicosociales, por ejemplo) y en algunas situaciones las entrevistas tienen objetivos de evaluación de la situación y planificación de acciones a seguir. Otras veces se dirigen a la realización de un psicodiagnóstico.

Los *talleres* son actividades privilegiadas en ambas provincias. Abordan temáticas vinculadas a la crianza, la educación sexual y afectiva, las problemáticas de género, la prevención de violencia, el embarazo, el abordaje de la violencia escolar, la prevención de conductas adictivas, etcétera. De acuerdo al tipo de taller, se incluyen charlas informativas, técnicas de relajación, yoga o instancias de reunión de equipo. Los modos de abordarlos son mediante compartir vivencias, utilización de dinámicas grupales, presentación de material escrito/audiovisual y posterior discusión, juegos de sensibilización, circulación de la palabra, presentación de *power point*, proyección de videos, actividades lúdicas, elaboración de materiales (ropita del bebé, cuaderno de anotación para la mamá y el papá, etc.), juego de roles, gimnasia y comunicación / transmisión de información.

En la provincia de Río Negro son notoriamente más utilizadas las actividades de *acciones e intervenciones conjuntas varias.* En esta categoría se ubican todas aquellas descripciones de una serie de acciones/intervenciones que se despliegan ante alguna situación en particular, como son los cuidados paliativos, las intervenciones en crisis, el acompañamiento durante la internación, el trabajo en red, el proceso de admisión, la evaluación del desarrollo de un niño, el consultorio interdisciplinario en relación con determinadas problemáticas, etcétera. El abordaje implica realización de entrevistas, reuniones, interconsultas, derivaciones, etcétera.

Neuquén, por su parte, muestra un porcentaje relativamente mayor en *espacios grupales y/o colectivos pequeños,* donde se realizan previamente una admisión y un tratamiento particular psicoterapéuticos. En estos espacios, mediante la admisión se establece un acuerdo de confidencialidad y luego en el espacio del pequeño grupo se implementan algunas dinámicas de presentación y se propone un espacio lúdico / la lectura de cuentos / proyección de películas y luego charlas para generar debate y reflexión. También se nombran actividades de técnicas de relajación, visitas al hospital y a la sala de cirugía (en el caso de la psicoprofilaxis quirúrgica).

Las *Visitas domiciliarias* son más frecuentes en Río Negro. Se incluyen visitas como entrevistas domiciliarias, a veces se acompañan con la revisión previa de la historia clínica y los objetivos suelen ser múltiples: evaluación de la situación, orientación, seguimiento, etcétera. Mientras que en Neuquén es mayor la frecuencia de *Acompañamiento en situaciones de intervención judicial* en los que se realiza la recepción y contestación de oficios, la participación en audiencias interdisciplinarias, los acompañamientos en audiencias judiciales, etcétera.

Las actividades *Acompañamiento y Orientación* y las *Actividades comunitarias* muestran un mayor porcentaje en la provincia de Río Negro. Las *actividades de acompañamiento* y orientación aparecen en situaciones diversas (situaciones de violencia, en contexto escolar, durante la internación, etc.); a veces en esta categoría se incluyen actividades que aparecen como orientación y seguimiento sin ninguna otra especificación. Las *Actividades comunitarias* son "cineando" (proyección de película, debate y merienda), murga (baile, música, constitución de un espacio grupal), consejo de niños (espacio participativo de niños, actividades lúdicas, generación de propuestas barriales, etc.), festejos del día del niño, conmemoración del día de la no violencia, exposiciones (entrega de folletería, actividades lúdicas), huerta para compartir (preparación y cuidado de la huerta, actividades educativas), fútbol callejero, empresas sociales, taller de mural, consejerías de adolescentes (donde se reciben consultas, se organizan talleres, etc.).

Las *Actividades lúdicas* se realizan con una frecuencia casi similar para ambas provincias. Aquí se incluyen actividades que tienen como protagonista principal el juego en los niños pero donde también hay circulación de la palabra, observación y acompañamiento de los adultos; algunas de estas actividades se hacen en la sala de espera; a veces también se distribuye folletería, se brinda información sobre distintos temas, etcétera.

Psicoterapia solo se menciona en la provincia del Neuquén con un pequeño porcentaje y aparece sin especificar.

Gráfico 14. Descripción de las actividades y estrategias que se desarrollan por provincia

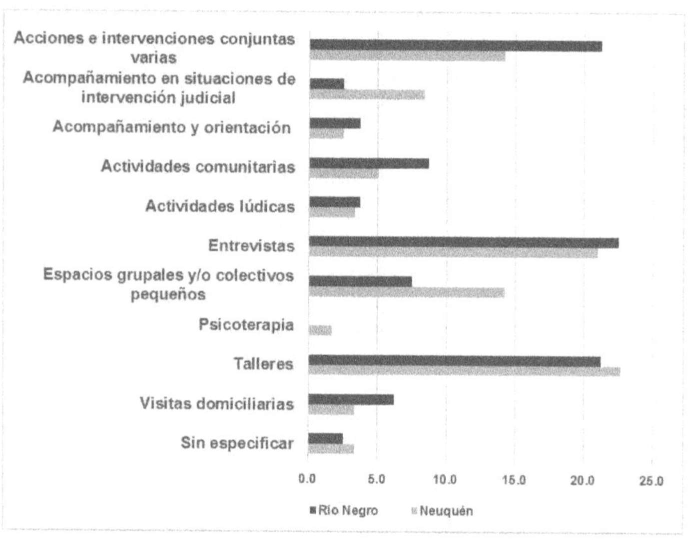

Fuente: elaboración propia sobre la base de los datos de la Encuesta Dispositivos de Atención en Salud Mental orientados a niños y niñas. Estudio descriptivo en los sistemas públicos de salud de Río Negro y Neuquén. Período 2014-2015.

I. Articulaciones intersectoriales y redes que establecen

En cuanto a la articulación por sector, *de los dispositivos analizados en ambas provincias se observa que, de todos los que referenciaron articulaciones intersectoriales, el 81,90% se vincula con organismos del sector público.* De este porcentaje, el 54,77% tiene articulación exclusiva con organismos públicos, el 3,51% se articula con organismos del sector público y privado, el 20,60% articula sus actividades con organismos públicos y de la sociedad civil y/u otras organizaciones de la comunidad, y un grupo muy reducido de dispositivos articulaba con organismos de los tres sectores. *Asimismo, el 18,09% de los dispositivos descriptos no mencionaban articulaciones entre sectores y/o en su descripción no explicitaron con quiénes realizaban trabajo intersectorial.*

Como indican los datos analizados, *el trabajo intersectorial se realiza en su gran mayoría con organizaciones públicas, aunque hay un 27,12% que trabajan también con organismos del sector mercantil* (profesionales del sector privado en su gran mayoría) *y con organizaciones comunitarias y/o sociales* (ONG, iglesias, juntas vecinales, grupos barriales, etc.).

Gráfico 15. Articulaciones intersectoriales y redes que establecen

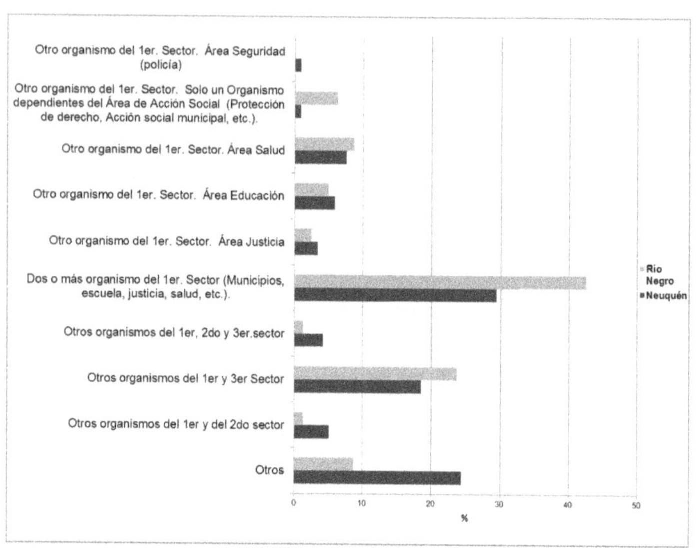

Fuente: elaboración propia sobre la base de los datos de la Encuesta Dispositivos de Atención en Salud Mental orientados a niños y niñas. Estudio descriptivo en los sistemas públicos de salud de Río Negro y Neuquén. Período 2014-2015.

Cuando se realiza esta lectura por provincias vemos que *en la provincia de Río Negro, el 60,81% de los dispositivos trabaja en forma exclusiva con organizaciones del 1er. Sector, mientras que en la provincia del Neuquén este porcentaje alcanza el 51,20%.* Los otros valores de referencias no presentan variaciones significativas entre provincias.

En cuanto a la articulación entre áreas y organismos del 1er. Sector, de los dispositivos relevados que articulan solo con organismos del Sector Público, encontramos que un 60,55% articula de manera conjunta con varias organizaciones públicas de diferentes áreas (por ejemplo: Justicia y Educación –Escuela y Etap–); el 14,67% solo con organismos o profesionales dependientes de salud pública; el 10,09% solo con organismos dependientes de Educación; el 8,25% solo con organizaciones de Desarrollo Social (municipal o provincial); el 5,50% articula solo con organismos dependientes del Poder Judicial y el 0,91% –un dispositivo– articula en forma exclusiva con la policía (Seguridad).

Si se organizan los datos de manera que reflejen la complejidad de las articulaciones intersectoriales, vemos claramente que, de los dispositivos que describieron articulaciones con otros sectores (81,90% del total), el 26,38% articulan con una sola área (pudiendo articular con diferentes departamentos dentro de esa área u organismo) y el restante 73,61% articula con varios organismos de diferentes áreas y sectores.

Lo anterior nos permite afirmar que *la gran mayoría de los dispositivos requiere para su abordaje un trabajo coordinado con otros sectores sociales y/o áreas del 1er. Sector.* Asimismo, *este resultado probablemente dé cuenta de una sociedad cada vez más compleja, donde las temáticas que se abordan desde Salud Mental requieren una intervención integral, no lineal.*

m. Resultados observados

Luego de un importante esfuerzo por agrupar la gran diversidad y dispersión en las respuestas en este punto, surgen las categorías propuestas, las que se desagregan de la manera que explicamos a continuación.

Cuando nos referimos a *resultados positivos,* hacemos referencia a los casos donde se utilizó sólo ese término, sin ampliar al respecto. Se incluyen también otros términos como buenos o satisfactorios. Estas respuestas alcanzan un 5% en Río Negro y un 6,7% en Neuquén.

Cambios con relación a los niños: se hace mención principalmente a su buena evolución: logros observables en la calidad de vida y salud de los participantes (3);[7] mejora en

---

7 Los números ubicados entre paréntesis se refieren a cantidades absolutas de dispositivos que dan el tipo de respuestas referidas.

su capacidad de atención, concentración y nivel cognitivo, logros en inserción educativa, social y recreativa de los niños (4); incluso con participación en espacios en otras provincias y países, integración y participación activa en los dispositivos (6); continuidad / alto nivel en la concurrencia (4); mayor acercamiento de los niños al Centro de Salud, entre otros.

Cambios con relación a los adultos/cuidadores: algunos de los resultados referidos incluidos en esta categoría hacen alusión a la toma de conciencia, acompañamiento más presente en el crecimiento de los niños, mayor participación, mayor preparación al momento del parto (4); fortalecimiento del vínculo de apego, mayor capacidad crítica respecto de las pautas de crianza (8); disminución de miedos y ansiedades (4); mejor aceptación de los tratamientos, posibilidad de desnaturalización y de cuestionamiento de prácticas propias y realización de cambios (4); implicancia, inclusión y participación activa, resolución de dificultades, mejor apego, mayor participación en los controles, buena predisposición, mejoras en el vínculo y apego (6); y sentimiento de pertenencia con el grupo (5), entre otros.

Resultados referidos al tratamiento: se expresa en resultados específicos tales como mayor adherencia, disminución del número de internaciones (7); estabilización de las crisis, posibilidad de trabajar objetivos terapéuticos, definición de estrategias, establecimiento de diagnósticos, inicio de tratamiento.

Resultados referidos al equipo de salud: se mencionan aquí ampliación de la mirada, comprensión y sensibilización sobre las situaciones –en referencia prioritariamente a los dispositivos de visitas domiciliarias–, mejor planificación y organización de las tareas, mayor y mejor calidad del vínculo de los niños con el equipo y del equipo con la comunidad.

Resultados en relación con la calidad de atención: se incluyen respuestas como ausencia de lista de espera, mejor acceso a la atención (3); sostenibilidad en el tiempo (3); constitución en espacio de referencia institucional sobre problemáticas psicosociales de niños, construcción de protocolos de acción, mejor articulación y seguimiento de las situaciones, orientación/satisfacción/cobertura de la demanda, optimización del recurso humano (3); y trabajo en duplas, ampliación de la red de cobertura, intervenciones más eficientes, detección precoz, derivación oportuna, seguimiento y controles de alteraciones en el desarrollo, intervenciones preventivas, surgimiento de propuestas terapéuticas alternativas, disminución de sumarios por calidad de atención obstétrica y neonatal, y mayor compromiso en profesionales de los servicios.

En la categoría *otros* se consideran respuestas como "se trabaja bien", "buena participación / apropiación por parte de la comunidad", "alto nivel de concurrencia".

Los resultados negativos son expresados como resistencias al cambio tanto de los equipos como de los participantes, dificultades, resultados nulos, falta de planificación y falta de continuidad en el equipo.

Encontramos asimismo *expresiones que no se corresponden con resultados:* se incluyen expresiones como "en proceso", "psicología y servicio social", "población muy cerrada", "actividad recurrida", "charlas o talleres realizados", "cuanto mayor es el compromiso de la familia, mejor es el resultado del tratamiento del niño", entre otras.

Respuestas favorables de los adultos/cuidadores se manifiestan en expresiones como "los padres se han mostrado agradecidos", satisfacción, demanda de atención espontánea, manifestación de interés, comentarios positivos por parte de los adultos/ padres.

Logros con relación a otras instituciones: abordaje intersectorial y articulación sostenida en el tiempo, mejor relación y comunicación más fluida (2), posibilidad de acuerdos con otros sectores e instituciones –justicia y educación principalmente– (8), mayor involucramiento de actores de otras instituciones (4), entre otras respuestas referidas.

En el *análisis de los resultados* registrados, observamos que *muchos dispositivos refieren resultados relacionados con varios aspectos conjuntamente,* tales como logros en los niños participantes, en los adultos cuidadores y en el equipo, por ejemplo, o logros en los niños y en la articulación con educación. Es importante destacar, asimismo, *la riqueza de muchas de las respuestas* expresadas en enunciados que reflejan el compromiso y entusiasmo que el proceso de cada dispositivo implica en los actores intervinientes.

Un aspecto valorado por los equipos implica la articulación con otros: servicios, disciplinas, instituciones, sectores, siendo quizá uno de los más importantes resultados no buscados, ya que no formaba parte de los objetivos propuestos, excepto los dispositivos que aluden a redes interinstitucionales explícitamente.

Entre un 30 y un 40% –con variaciones según la provincia– destaca *resultados favorables en los niños participantes, en los adultos cuidadores* –en el caso de dispositivos orientados a estos– y *en referencia al tratamiento.* En Río Negro las modificaciones observadas en niños y en adultos representan un 10% en cada categoría, mientras que en Neuquén la mención a adultos se eleva a un 17% y la de niños alcanza un 6%.

Aparece a menudo mencionada la *participación* de los destinatarios (niños, adultos) como un logro valorado. Esto nos genera una reflexión, ya que no queda claramente explicitado el alcance de este concepto, que puede materializarse en diferentes niveles de involucramiento y poder desde los destinatarios; en ocasiones parece asociado a la concurrencia ("alta tasa de participación", "vienen casi todos"), y en otras se especifica un poco más el protagonismo de los participantes: intervenciones en espacios públicos, elaboración de manifiesto de ideas, entrega de petitorios y propuestas a autoridades locales, elaboración de spots radiales, galería de ideas, construcción de la huerta.

Llama la atención *la cantidad de dispositivos que no refieren o no han sistematizado resultados,* o bien cuyas respuestas no hacen referencia claramente a logros (35%). Podemos asociar esto, en algunos casos, con el corto tiempo de desarrollo o proceso recorrido por algunos dispositivos, pero quizá también esta información muestra cierta dificultad de los equipos para sistematizar, analizar y evaluar sus propios procesos.

En contraste con esto, la referencia a *resultados negativos* alude en gran medida al propio equipo coordinador o bien al servicio o institución de la cual forma parte, como una manera de autocrítica y reconocimiento de limitaciones en el desarrollo del dispositivo.

En el mismo sentido, un importante número de dispositivos hace referencia a *resultados/logros en la calidad de la atención y al interior del equipo de salud* (casi un 20% sumando ambas categorías). Dentro de esta categoría, ocupa un lugar relevante la valorización positiva de las visitas domiciliarias como modalidad favorecedora de comprensión y sensibilización del servicio con las situaciones abordadas en la comunidad, que representan un 7% de los dispositivos relevados. Asimismo es importante en este punto la referencia al sostenimiento en el tiempo, en tanto criterio de buena práctica.

Creemos, finalmente, que *la diversidad de respuestas en este punto de la encuesta refleja de alguna manera los intentos y esfuerzos de los equipos por generar propuestas tendientes a encontrarse con las necesidades y demandas de la comunidad, sea desde el lugar de los mismos niños, como desde el acompañamiento de los adultos cuidadores-familias, educadores y otros.*

Gráfico N° 16. Resultados

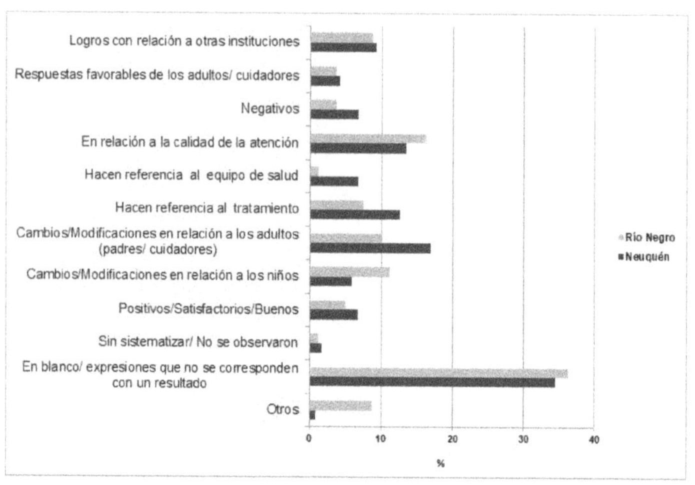

Fuente: elaboración propia sobre la base de los datos de la Encuesta Dispositivos de Atención en Salud Mental orientados a niños y niñas. Estudio descriptivo en los sistemas públicos de salud de Río Negro y Neuquén. Período 2014-2015.

n. Formas de registro de las actividades

La mayoría de las actividades son registradas a través de la historia clínica o algún otro tipo de registro escrito (actas, planillas, libro de guardia, fichas, libreta sanitaria, oficios y estadísticas); en Río Negro el registro en la historia clínica es el más frecuente (36%) y otros tipos de registros escritos son los más frecuentes en Neuquén (47%).

Los equipos que mencionaron la planificación como forma de registro constituyen el 18,8% en Neuquén y el 12% en Río Negro, mientras que los que manifestaron llevar a cabo planificación y sistematización comprenden al 8% en Río Negro y al 3% en Neuquén.

Los equipos que no tienen aún registros de las actividades son un poco más del 5% en ambas provincias, el 5,9% en Neuquén y el 5,3% en Río Negro.

Gráfico 17. Formas de registro por provincia

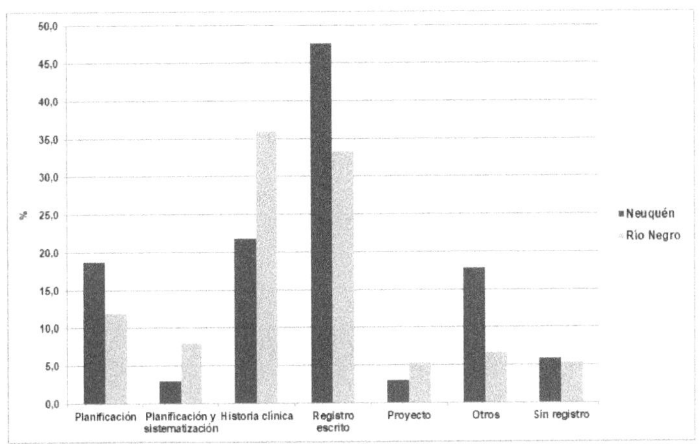

Nota: la categoría "otros" refiere a ateneos, supervisores, papelógrafos, power point, registro informático, Dropbox, videos, fotos y encuesta social ampliada.

Fuente: elaboración propia sobre la base de los datos de la Encuesta Dispositivos de Atención en Salud Mental orientados a niños y niñas. Estudio descriptivo en los sistemas públicos de salud de Río Negro y Neuquén. Período 2014-2015.

o. Formas de evaluación de la actividad

La evaluación tiene el poder de documentar el trabajo que se realiza en los distintos espacios de trabajo. Los números arrojados muestran que *el proceso de evaluar es una dificultad.* En la provincia de Neuquén, de 119 dispositivos, 52,9% no especificaron que realicen algún tipo de evaluación; en la provincia de Río Negro, de 80 dispositivos, el 20% se encuentra también en estas condiciones.

Por otra parte, los modos de abordar la evaluación muestran que *en ambas provincias el estilo de evaluación más frecuente alude a la reunión de equipo:* en Neuquén, alcanza el 16,8% y en Río Negro, el 45%.

Las *autoevaluaciones* se presentan con una frecuencia similar en ambas provincias, 8,4% en Neuquén y 11,3% en Río Negro. Asimismo, las *devoluciones al usuario* como forma de evaluación son mínimas en ambas provincias, en Neuquén alcanzan un 3,4% y en Río Negro un 1,3%.

Modalidades que se mencionan como *otros tipos de evaluación* incluyen las autoevaluaciones cualitativas grupales, las evaluaciones continuas, evaluaciones conjuntas con escuelas, pases de sala y los ateneos, y alcanzan un 5,9% en Neuquén y un 11,3% en Río Negro.

Gráfico 18. Formas de evaluación por provincia

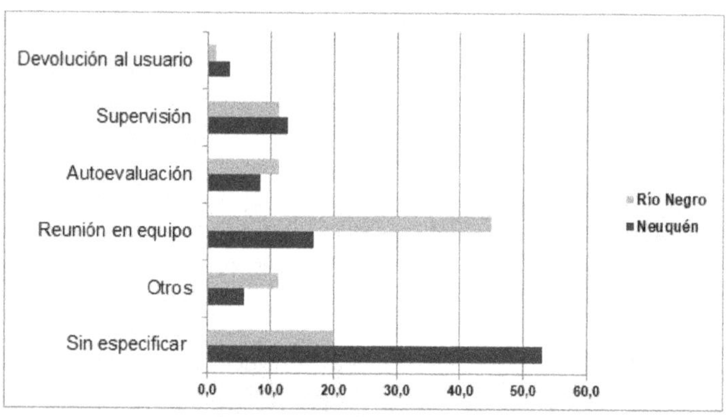

Fuente: elaboración propia sobre la base de los datos de la Encuesta Dispositivos de Atención en Salud Mental orientados a niños y niñas. Estudio descriptivo en los sistemas públicos de salud de Río Negro y Neuquén. Período 2014-2015.

La frecuencia con la que se evalúa muestra una marcada diferencia entre ambas provincias. En Neuquén, de un total de 119 trabajos, 66,4% no mencionan frecuencia de evaluación mientras que en Río Negro, de un total de 80 trabajos, 43,75% no mencionaron la frecuencia con que evalúan los dispositivos.

La frecuencia de evaluación más utilizada es la semanal, 17,6% en Neuquén y 32,5% en Río Negro. Con respecto a la *evaluación quincenal,* en Neuquén alcanza un 5,9% mientras que en Río Negro llega a un 18,75%. La evaluación mensual alcanza un 3,4% en Neuquén y un 5% en Río Negro. Asimismo, en Neuquén se menciona la realización de *evaluaciones semestrales* y *anuales.*

p. Interés por sistematizar la actividad

La mayoría de los equipos (65% en ambas provincias) *expresó su interés por sistematizar la práctica.* Sin embargo, a pesar de que el equipo de investigación ofreció apoyar para la sistematización de dispositivos a quienes así lo solicitaran, hasta el momento ninguno concretó su solicitud. Entendemos que esto tiene que ver con la falta de tiempo dentro espacio laboral para parar, reflexionar sobre la propia práctica y escribir. Esta falta de tiempo, junto con la sobrecarga de trabajo, fue referida por los efectores de salud mental/psicosocial y vivenciada por los miembros del equipo tanto en la primera etapa del trabajo de campo (realización de encuestas) como en la segunda (caracterización en profundidad de los dispositivos), y podría explicar la distancia entre el interés por sistematizar la práctica y la dificultad por darle forma concreta a dicho interés.

En este punto también vale explicitar que, a pesar de las dificultades arriba mencionadas, nos sorprendió gratamente encontrar algunos equipos que habían iniciado procesos de sistematización de su propia práctica y/o que estaban en dicho proceso.

Gráfico 19. Interés por sistematizar la actividad

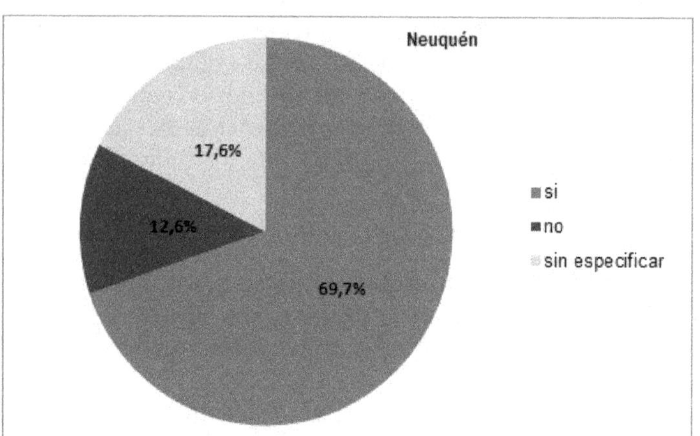

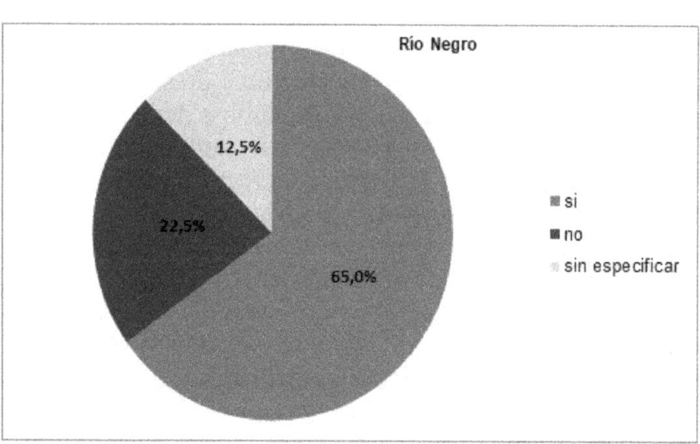

Fuente: elaboración propia sobre la base de los datos de la Encuesta Dispositivos de Atención en Salud Mental orientados a niños y niñas. Estudio descriptivo en los sistemas públicos de salud de Río Negro y Neuquén. Período 2014-2015.

Buenas prácticas en salud mental infantil

Caracterización en profundidad de las experiencias

Provincia de Río Negro

- *Admisiones.* Hospital Dr. Pedro Moguillansky de Cipolletti.
- *Interconsultas.* Hospital Dr. Pedro Moguillansky de Cipolletti.
- *Taller Niños Divertidos* (ADANIL). General Roca.
- *Consejos de Niños y Adolescentes.* General Roca, Río Negro.
- *La Huerta para Compartir.* Villa Regina.
- *Fútbol Callejero: "Dame pelota... y muevo el mundo".* El Bolsón.

Provincia de Neuquén

- *Grupo de apoyo a padres de bebés prematuros.* Hospital Regional Castro Rendón
- *Grupo de Niños.* Hospital Horacio Heller.
- *Taller de apoyo a la crianza.* Hospital Bouquet Roldán.
- *Murguita Trapitos de Colores.* Centro de Atención Primaria de la Salud.
- *Taller de educación sexual y afectiva.* Hospital Mariano Moreno.
- *Actividad en la Sala de espera.* Hospital Mariano Moreno.
- *La Casita Itinerante.* Centro de Atención Primaria de la Salud Parque Industrial.
- *Red Intersectorial Neuquén.* Centro de Atención Primaria de la Salud Don Bosco.

Admisiones. Hospital Dr. Pedro Moguillansky de Cipolletti, Río Negro

Lorena María Gallosi
Adriana Cecilia Vallejos

El equipo que trabaja en la atención de niños y niñas en salud mental, tienen un solo consultorio en la sede de la calle Fernández Oro y Sáenz Peña. Está constituido por dos psicólogas y la actividad se viene realizando desde 1991.

Las admisiones son los días lunes de 11 a 13:30 horas, con tres turnos fijados con antelación. Los Centros de Salud son catorce y de ahí surgen derivaciones con los niños que se atenderán en Admisiones.

Tabla 2. Admisiones

Nombre del centro de salud	Nivel[1]	Dirección	Localidad	Dist. hospital
Las Perlas	2	Paraje Balsa Las Perlas	Las Perlas	
Don Bosco	2	Perú entre 1°s Pobladores y Newbery	Cipolletti	
Del Trabajo	2	Alberti e/ Pagano y Namuncura	Cipolletti	5
Ferri	2	Los Alelíes - San Luis y La Moya	Cipolletti	9
El 30	2	Paraje Curilamuel - Sección Chacras	Cipolletti	

1 Nivel 2: Atención ambulatoria médica general. Dispone de imágenes y laboratorio.

Puente Madera	2	Sección Chacras y La Falda	Cipolletti	8
Puente 83	2	Ruta Vieja - Sección Chacras	Cipolletti	
Ripiera Palito	2	Ruta 22 y calle 12 -Colonia María Elvira	Cipolletti	9
Tres Luces	2	Ruta Pcial. 22 - Canal Sección Chacras	Cipolletti	8
La Costa Norte	2	Puente Carretero	Cipolletti	4
1224 Viviendas	2	Cobián y Troilo	Cipolletti	
Anahí Mapu	2	San A. Oeste entre Bowdler y Río Negro	Cipolletti	8
Pichi Nahuel	2	Pueyrredón y Gabriela Mistral S/N	Cipolletti	2
Luis Piedrabuena	2	Bowdler e/ Colombia y Ecuador S/N	Cipolletti	5

La condición para la admisión es que primero haya sido evaluado por algún pediatra, o que la derivación haya sido trabajada desde ETAP (Equipos Técnicos de Atención Primaria del sistema de Educación) y de ahí que se derive a un espacio de tratamiento, con el cual se trabajará. Existe la opción a un segundo día que puede ser para entrevista para padres.

Desde el hospital lo que se hace es la parte asistencial de un tratamiento, no un acompañamiento terapéutico. No cuentan con esa atención, por lo menos por el momento. Uno de los obstáculos mayores es el recurso. Muchas veces se termina respondiendo a un tratamiento, pero con muchos obstáculos para la atención. Hay tratamientos de niños que se ven cada quince días porque no hay espacio, porque no hay recurso, porque la demanda supera las posibilidades.

Los conceptos teóricos que orientan la actividad surgen desde el desarrollo normal en la niñez y la evaluación de factores de riesgo y protectores. También se considera el diagnóstico de funcionalidad familiar en el que está contenido el niño. Las legislaciones y normativas sanitarias provinciales y nacionales por las que se rigen son la Convención de los Derechos del Niño Ley 26061, Ley Provincial 4109, Leyes Nacionales y Leyes de Salud Mental, Plan nacional de acción por los Derechos de Niños, Niñas y Adolescentes.

Las articulaciones intersectoriales y redes que establecen son con organismos de protección integral, con las escuelas y con el municipio. Las formas de registro escrito que se realizan son mediante la historia clínica, los informes y las estadísticas. Realizan evaluación de las actividades en reunión de equipo.

Algunos criterios que hacen de la experiencia de admisión una *buena práctica* en salud mental orientada a niños y niñas son los siguientes:

- *Promueve una transformación real:* propicia cambios positivos en las personas, instituciones, contextos y en las reglas de juego. Un ejemplo lo tomamos del relato de la psicóloga entrevistada:

> Vienen con diagnóstico de hiperactividad y empezamos a escuchar y a ver qué suena como la infancia. En el consultorio lo que hay es cuerpo a cuerpo, y cosas muy simples de juguetes donde los chicos crean un montón de cosas y que los mismos papás, ellos mismos se dan cuenta de que su hijo juega, de que ellos pueden conectarse de otra manera con sus hijos. En general las historias de muchos de los papás de estos niños están atravesadas por mucha violencia, abusos, abandono, papás con ciertas patologías mentales o con alcoholismo. Entonces claro, el vínculo es como que lo

tenés que ir armando, construyendo también con los papás, entonces es un trabajo como muy artesanal con cada familia y eso ya lo vemos en las admisiones. (Citado de la entrevista realizada a una de las psicólogas).

- *Permite la promoción de Derechos Humanos* y de la infancia para su aplicación efectiva. Realizando encuentros permanentes con educación y otros organismos de protección de la infancia.
- El trabajo con niños tiene una larga historia en el hospital de Cipolletti que demuestra ser *sostenible en el tiempo.* Las admisiones se realizan desde 1991 sin interrupción.

Interconsultas. Hospital Dr. Pedro Moguillansky de Cipolletti, Río Negro

Lorena María Gallosi
Adriana Cecilia Vallejos

Este dispositivo es el resultados del trabajo que se viene realizando desde 1994 con la comunidad de Cipolletti. La demanda provine de diferentes organizaciones locales, y de la demanda espontánea.

El equipo está constituido por una psiquiatra y dos psicólogas, que atienden a una amplia población de niños (desde el nacimiento hasta los 14 años) y adolescentes, con sus respectivos grupos familiares de ser necesario.

Las interconsultas provienen de:

- *Distintos sectores del hospital: e*specialmente del sector de pedriatría y neonatología, para el acompañamiento de madres adolescentes.
- *Oficios:* que vienen de los diferentes Juzgados, tanto civiles como penales y del Organismo de Protección Familiar que también deriva a tratamiento.

- *Centros de Salud:* son catorce Centros de Salud y de ahí se solicitan y realizan los pedidos.
- *Equipos técnicos de educación:* derivaciones y pedidos de informes.

El equipo que trabaja en la atención de niños y niñas en salud mental tiene un solo consultorio, compartido por los tres profesionales. Es una premisa grupal cuidar el espacio físico, y definieron un día para entrevista con adultos o pacientes adolescentes, dejando los cuatro días restantes para el tratamiento con niños.

La población a la que se dirige son niños, adolescentes, mujeres embarazadas y puérperas. Las problemáticas que se abordan son: anticoncepción, violencia en el noviazgo, sexualidad responsable, psicopatología infantil y juvenil, situaciones familiares complejas, entre otros. Los tratamientos son todos muy diferentes, se entrevista al paciente, pero también se le da un espacio de escucha a su familia, a cada padre, madre, hermano. Interesan las miradas de cada uno, las necesidades, sus formas de verse afectados por las circunstancias. Sin embargo, en el hospital se hace más la parte asistencial de un tratamiento, no un acompañamiento terapéutico. No cuentan con esa atención, por lo menos por el momento. Los niveles de abordajes difieren según las necesidades, y son individuales, familiares, grupales, comunitarios o domiciliarios. Se realiza articulación intersectorial e informes de ser solicitados y articulación con otros servicios hospitalarios. Los resultados observados a lo largo del tiempo se visualizan en la comunicación más fluida entre servicios y con otras instituciones.

Los conceptos teóricos que orientan la actividad surgen desde un abordaje pensado desde la vulnerabilidad psicosocial y la evaluación de factores de riesgo y de protección de los niños, niñas y adolescentes. También se considera el diagnóstico de funcionalidad familiar en el que está contenido el niño. Las legislaciones y normativas sanitarias provinciales y nacionales por las que se rigen son la Convención de los Derechos del Niño Ley 26061, Ley Provincial 4109, Leyes Nacionales y Leyes de Salud Mental, Plan nacional de acción por los Derechos de Niños, Niñas y Adolescentes.

Las formas de registro escrito existentes son planificaciones, sistematizaciones, presentaciones, historia clínica, informes, estadísticas, programas de intervención, y la evaluación de la actividad se realiza en reunión de equipo.

Algunos criterios que hacen de la experiencia de interconsulta una buena práctica en salud mental orientada a niños y niñas son los siguientes:

- *Se promueve una transformación real en las dinámicas de ciertas problemáticas,* propiciando cambios positivos en las personas, en las instituciones y en algunos contextos al dar un espacio real de escucha y acompañamiento a los niños, niñas y a sus familias. Es el ejemplo de una mamá que recibe atención y nos cuenta:

  > La doctora se dio cuenta ahí en el hospital, cuando lleve al hermanito y la empezó a observar y me dijo ¿a la nena, la estás haciendo ver con alguien? Por las actitudes, mi nena ve algo y se va, se dispersa. Ahí me la derivaron al neurólogo infantil y también me la derivo a un nutricionista, porque es flaquita. Me escucharon y me orientaron a que no la tenga en una cajita de cristal, que la deje ser. Que le tenga paciencia, que le hable, pero tampoco la sobreproteja. Yo lo hablaba con ellos (se refiere al Equipo de Admisión del hospital) que a mí me costaba el tema de la paciencia. En el jardín con la gente del ETAP, que también trabajan con la gente del hospital nos están acompañando. (Citado de la entrevista realizada a una usuaria).

- *Se permiten la promoción de Derechos Humanos y de la Infancia,* ya que es este marco desde el cual se realiza el encuentro con los niños, niñas y sus familias en las admisiones y en las interconsultas. Por ejemplo, recuperamos del relato lo siguiente:

> Pero ¿cómo me orientaron? Que le tenga mucha paciencia, porque se dieron cuenta que a mí me faltaba paciencia, me falta paciencia y a la vez la sobreprotejo mucho. Y no, hablarle firme, incluso los pediatras mismos le hablan firme. Con amor, todo le dicen, pero firme, tenés que hablarle. No sobreprotegerla ni tampoco retarla, y con el tema de la escuela, ayudarla... (Citado de la entrevista realizada a una usuaria).

- *En ocasiones se posibilitó la creación de nuevos espacios.* Por ejemplo, el de abordaje grupal con *madres en neonatología, que promovió acompañamiento, escucha y cambios en las actitudes frente al proceso de crianza.*
- El trabajo con niños tiene una larga historia en el hospital de Cipolletti que demuestra ser *sostenible en el tiempo. Las interconsultas se realizan desde 1994 sin interrupción.*

Taller Niños Divertidos (ADANIL). General Roca, Río Negro

María Gabriela de Gregorio
Laura Alejandra Cordero

Al Don , Al Don Pirulero...
Si los grandes atienden su juego...
los niños el suyo pueden jugar
y ser niños divertidos...

Niños que eligen denominarse a sí mismos de esta manera... Uno imagina la escena, desplegando subjetividades, enredándolas creativamente con otros, bajo la mirada atenta de adultos que piensan, observan e intervienen procurando el desarrollo de sus capacidades, el abordaje amoroso y profesional de sus dificultades.

Estos adultos son Adriana Castellaro, licenciada en Psicología joven y entusiasta, y Mariela Balmaceda, docente de nivel inicial y acompañante terapéutico, que eligen el arte y sus diversas expresiones como camino de intervención con personas que atraviesan alguna limitación.

Este espacio, que se inicia en marzo de 2013, en 2016 se vio atravesado por las vicisitudes de las propias vidas de las coordinadoras (embarazo, enfermedad, otras); se retoma en 2017 con mucha expectativa, sobre todo por parte de sus participantes.

Inicialmente estuvo coordinado por otra psicóloga de la institución, y se centraba en un espacio con niños, con objetivos recreativos. En 2015 Marcela Garrido, licenciada en Trabajo Social, se suma y acompaña el espacio con las madres, y luego estudiantes de psicopedagogía desarrollaron sus prácticas compartiendo el proyecto.

Sobre el contexto del proyecto. La ciudad de General Roca como espacio urbano de localización

Se encuentra situada en la zona del Alto Valle de Río Negro, norte de la Provincia, a 1200 km de la Ciudad Autónoma de Buenos Aires y a 513 km de Viedma, la capital provincial. Originariamente la ciudad llevaba el nombre de Fisque Menuco, cuyo significado es *terreno pantanoso*, o bien "agua donde el que entra se hunde", y estaba asentada en un paraje situado cerca del Río Negro (hoy Barrio Stefenelli), mal llamado "desierto", ya que en realidad estaba poblado por aborígenes de etnia mapuche. Nunca más cierta la alusión a lo pantanoso, ya que en 1899 sucedió una tremenda inundación que hizo obligatorio trasladar a los pobladores 5 km al oeste, donde hoy está ubicada General Roca. Luego de la "conquista del desierto" dirigida por el general Julio Argentino Roca la ciudad cambio su nombre por el del, en aquel entonces, general. En la actualidad existe una corriente popular que intenta volver a su nombre original.

El general Julio Argentino Roca arribó el 8 de junio de 1879, con la tarea encomendada por el gobierno nacional de extender las fronteras y poblar el interior del país. La consolidación del Estado nacional hacía necesaria la clara delimitación de sus fronteras con los países vecinos, era imprescindible la ocupación del espacio patagónico reclamado por Chile durante décadas. El Fuerte constituyó el primer asentamiento humano en la región y fue tomando característica de núcleo urbano de importancia, cabecera y centro vital de la primera colonia agrícola del área.

A la conquista del desierto por las armas le sigue la real conquista de la tierra patagónica. No ya la lucha contra el indio, desdichado representante de una raza que deberá pagar un duro tributo al avance de la civilización blanca, sino la obra titánica del hombre por vencer la naturaleza[1].

La producción frutihortícola ha sido, desde siempre, un referente en cuanto a desarrollo y generación de empleo. Luego de la producción de pera y de manzana, las viníferas y frutas de carozo han crecido en función de este sector productivo.

Según el Censo Nacional 2010 General Roca cuenta con 85.883 habitantes. Por su densidad demográfica, es la segunda ciudad en importancia en Río Negro. La ciudad está atravesada por la ruta nacional N° 22; también, las rutas provinciales N° 6 y N° 65 la unen con otras provincias y con la Línea Sur, o región Sur Rionegrina. La población de la ciudad se distribuye en cuarenta barrios dentro de la zona urbana, periurbana y de chacras, a saber: Casco Céntrico, Las Viñas, Los Olmos, Los Olivos, Brentana, Barrio Nuevo, Barrio Noroeste, Barrio SUPE, Barrio Universitario, Barrio 250 viviendas, Parque Industrial, Islas Malvinas, F. L. Campos, La Barda, Aeroclub, Alfonsina Storni, Tiro Federal, Barrio Norte, Barrio San Martin, Villa Obrera, Parque San Juan, Los Tilos, Villa Industrial, Barrio Progreso, Barrio 827 Viviendas, Barrio Porvenir, Julio Corral, J. J. Gómez, Alta Barda, Barrio Belgrano, El Porvenir, Andrade,

1º de septiembre, Don Carlos, Quintu Panal, San Cayetano, Barrio Central, Don Bosco, Stefenelli, Maglioni, Barrio Modelo, Bagliani, 3 de octubre, La Unión.

Acerca de ADANIL

El lugar donde se localiza el proyecto es ADANIL, Asociación de Ayuda al Niño Lisiado, institución originada en la comunidad roquense en 1963, a partir de un grupo de mujeres que observan la necesidad de encontrar una solución para paliar las graves secuelas que en la región deja la epidemia de poliomielitis.

A partir de 1998, se inicia el proyecto Área Programa ADANIL, y se convierte en una institución mixta financiada por la ONG ADANIL y el Ministerio de Salud de la Provincia de Río Negro. Si bien esta estuvo inicialmente destinada a la atención de niños con poliomielitis, progresivamente ha ido ampliando su espectro de atención a otros grupos etarios, a otras discapacidades y problemáticas de salud, incluso recibe derivaciones desde diversas localidades de la provincia. También ha incorporado profesionales de distintas disciplinas para mejorar la calidad de la atención de la salud de la comunidad (psicología, terapia ocupacional, trabajo social, docente de educación física, de nivel inicial, de cerámica, entre otros).

Entre sus objetivos figuran brindar atención a la demanda de asistencia en habilitación y rehabilitación integral de la población del área de influencia con profesionales especializados, constituyéndose en centro de referencia y derivación de otras áreas y programas, así como también generar acciones de prevención, promoción, protección, recuperación y rehabilitación de salud para evitar minusvalías y discapacidades.

Sobre la población a la que se dirige y sus necesidades

El Taller se construye inicialmente como un espacio grupal destinado a niños, de entre 4 y 12 años, con fines recreativos y a fin de responder a la demanda de atención de niños con déficit atencional e hiperactividad, trastornos en la conducta, que se encontraban en lista de espera. Muchos de los niños, además, provienen de familias en situación socioambiental desfavorable.

Las coordinadoras a cargo en ese momento, se preguntan, entonces, "¿qué podemos hacer con estos chicos?", y a partir del dispositivo recreativo preexistente, realizan algunas adaptaciones, y surge un nuevo dispositivo con un abordaje diferente, que incorpora objetivos terapéuticos.

Luego se acota el rango etáreo a niños de 7 a 10 años. Dentro del mismo proceso, también se amplían las problemáticas que se abordan, las cuales dependen de la demanda que traen los chicos participantes y sus grupos familiares (dificultades escolares, sociales, emocionales, conductuales, físicas, entre otras).

Actualmente es heterogéneo en su composición: chicos con conductas inquietas, problemas de concentración, poca tolerancia a la frustración, baja autoestima.

¿Cómo surge el nombre del taller? Las coordinadoras lo relatan con entusiasmo: "Hicimos una ronda, había niños de entre 8 a 9 años, conversábamos acerca de lo que a ellos les gustaba del taller, y la respuesta fue 'venir a divertirse', y allí se bautizó al taller".

Podemos decir, entonces, que las necesidades a partir de las cuales surge esta propuesta de taller se asocian a la de incluir las diversidades. Sin embargo, las mismas coordinadores reconocen como una dificultad que la convocatoria se dirige sólo a chicos con dificultades diversas, sin incluir a otros, como un espacio de recreación abierto.

Objetivos que se proponen

- Brindar a los niños herramientas psicológicas para lograr disminuir sus problemas conductuales y de atención entre otros emergentes.
- Brindar pautas y asesoramiento a los padres para beneficiar el estado emocional y/o conductual de su hijo.
- Trabajar a partir de las posibilidades y potenciales de cada chico.
- Fortalecer la autoestima de los niños participantes.

Dado el carácter abierto de la planificación de los encuentros, los objetivos son un aspecto flexible que se reformula de acuerdo con las necesidades que plantean los grupos y los niños, y también sus adultos familiares.

Modos de acceso

Los niños pueden llegar a este espacio:

- Derivados desde algún otro espacio de la misma institución (ADANIL), como una propuesta que se le ofrece desde ella, durante el tratamiento que esté realizando el niño.
- A partir de derivaciones externas (otros espacios extrainstitucionales). En estos casos, se prioriza a los niños que no cuentan con cobertura de obra social y por ello se les dificulta el acceso a otros espacios terapéuticos privados.

Nivel de abordaje

Podríamos decir que se combinan diferentes niveles de abordaje (individual, familiar, grupal, comunitario), si bien el dispositivo es esencialmente grupal en el trabajo con los niños, atendiendo a las necesidades individuales de cada uno de los participantes.

El dispositivo comprende diferentes espacios, coordinados por las tres profesionales, que combinan varios niveles de intervención:

- **Encuentros grupales con modalidad de taller con los niños**, con freceuencia semanal, de una hora de duración (lunes por la mañana), tres veces al mes.
- **Encuentros grupales con la modalidad de taller, con los niños y sus familiares**, en forma conjunta, una vez al mes, en los cuales se prioriza que concurran las madres para trabajar el vínculo madre-hijo. Esto parece haber impactado fuertemente en las familias. Como nos relata con emoción una mamá: "Hacíamos el taller de los abrazos, a veces yo iba con mis hijas, o a veces sólo con él…"; "…Una vez trabajamos con los ojos cerrados y crema en las manos, sentirnos a través del tacto, nos acercamos mucho padres e hijos".
- **Encuentros grupales mensuales con las madres/padres**, a partir de demandas puntuales de ellos, asociadas por ejemplo a la escolaridad de sus hijos, la alimentación, la sexualidad, entre otras. En este espacio se facilita la concreción de devoluciones, señalamientos, seguimiento del proceso. Las referencias de una madre acerca de este espacio son altamente satisfactorias: "Los talleres con los padres estaban buenísimos"; "Ahí todos somos iguales"; "Nos hicimos amigos entre los padres"; "Uno podía abrirse"; "A veces el grupo colapsaba, por los problemas de cada chico o de cada familia, y buscábamos la solución entre todos, nos ayudábamos en distintas necesidades". Las temáticas se organizan alrededor de emergentes diversos: "Una vez los chicos estaban subiendo de peso, y tuvimos un taller de nutrición. Otra vez de sexualidad", refiere una de las madres.
- **Entrevistas personales a las madres u otros adultos responsables**, periódicamente, a partir del surgimiento de emergentes personales en el espacio grupal. Esto

puede surgir de una demanda explícita del niño o un familiar, o a partir de que el equipo observa algo que lo amerita. Concurren predominantemente las madres.
- **Reuniones semanales de evaluación y planificación** por parte de las coordinadoras.

Durante las entrevistas con los adultos se realizan devoluciones acerca del proceso del niño, se proponen sugerencias y pautas de acompañamiento, y se concreta un seguimiento desde otro ángulo de intervención. Este aspecto denota el posicionamiento del dispositivo desde una concepción del niño como emergente de un sistema familiar, no ya como el centro y origen del problema.

Conceptos teóricos

Las coordinadoras explicitan como conceptos que sustentan la propuesta:

- Psicología evolutiva de la niñez, y las implicancias en el abordaje y elaboración de las propuestas.
- Arteterapia: reconocimiento de las posibilidades expresivas desde el cuerpo propio, desde los deseos y necesidades.
- Abordaje sistémico, incluyendo la mirada de los padres.
- Abordaje sensorial, que implica considerar los diversos déficits neurosensoriales (tacto, auditivo, otros) y trabajarlos desde las posibilidades.

Legislaciones y normativas sanitarias por las que se rigen

- **Ley Nacional N° 22431, 1981,** sobre el "Sistema de protección integral de los discapacitados". Por ella

> se instituye un sistema de protección integral de las personas discapacitadas, tendiente a asegurar a éstas su atención médica, su educación y su seguridad social, así como a concederles

las franquicias y estímulos que permitan en lo posible neutralizar la desventaja que la discapacidad les provoca y les den oportunidad, mediante su esfuerzo, de desempeñar en la comunidad un rol equivalente al que ejercen las personas normales.

- **Ley Nacional N° 24901, 1997**, referida al "Sistema de prestaciones básicas en habilitación y rehabilitación integral a favor de las personas con discapacidad", cuyo objetivo principal consiste en instituir un "sistema de prestaciones básicas de atención integral a favor de las personas con discapacidad, contemplando acciones de prevención, asistencia, promoción y protección, con el objeto de brindarles una cobertura integral a sus necesidades y requerimientos".
- **Ley N°2055, Provincia de Río Negro, 1985**, por medio de la cual se instituye un régimen de promoción integral de las personas discapacitadas tendiente a garantizarles el pleno goce y ejercicio de susderechos constitucionales, arbitrando los mecanismos dirigidos a neutralizar la desventaja que su discapacidad les provoca respecto del resto de la comunidad, teniendo en cuenta sus necesidades especiales y estimulando su propio esfuerzo a fin de lograr su integración o reintegración social según los casos.

Actividades y estrategias que se desarrollan

La selección de las problemáticas que se abordan es abierta y depende de la demanda de los chicos y de sus grupos familiares, asociadas a las etapas que ellos están atravesando y que los interpelan, incluso poniéndolos en situaciones de crisis: dificultades escolares, sociales, emocionales, conductuales, entre otras. Se aborda el área cognitiva, a través de la realización de actividades y juegos de mesa que favorezcan las áreas de atención y concentración; debates participativos como método de libre expresión de ideas, pensamientos y emociones; actividades mediante el juego para lograr que se establezcan y respeten los encuadres terapéutico, escolar y familiar.

Los recursos de los que se dipone se utilizan de acuerdo con las características de los participantes de los grupos. Se arma el escenario de acuerdo con el taller y al grupo. Algunos de los recursos utilizados son:

- Juegos didácticos, libros, elementos confeccionados con materiales descartables, libros de telas, colchonetas.
- Juegos reglados, algunos de los niños participantes comparten las reglas, se acuerda la posibilidad de cambiarlas previo consenso grupal.
- El lugar de la palabra: en cada encuentro se hace un plenario al final, en el que cada uno puede expresar aquello con lo que se sintió a gusto, incómodo, etc. En ocasiones se facilita el surgimiento de la palabra a través de recursos tales como la elección de caritas dibujadas en goma eva para expresar emociones, o una curita grande que puede simbolizar algun malestar o tristeza. O como cuando la eligió Joaquin: "Yo elijo la curita porque acá me curé, ya no lloro todo el tiempo".
- A fin de año se realiza una muestra, a modo de compartir el proceso. "No es un ensayo para que nosotros mostremos algo", dicen las coordinadoras. Se organizan preguntando al grupo qué es lo que quiere compartir con sus familias, conectando con lo trabajado durante el año.

En las propuestas de cada encuentro, no siempre se establece anticipadamente un material determinado. El grupo elige el material a utilizar. Cada uno expresa lo que quiere hacer, y a partir de eso se organiza una agenda, que se va desarrollando a lo largo de los diferentes encuentros. Estas propuestas disparan las planificaciones de cada encuentro, direccionados por los objetivos planteados. La planificación no es rígida, se va reformulando de acuerdo con los emergentes grupales. Sin embargo, se plantea un encuadre con ciertas regularidades, tales como el momento del desayuno, durante el cual los chicos comparten frutas o algunas masitas. "Chocolates no, refiere una madre, porque había algunos chicos hiperactivos que no les hacía bien".

A través de estas estrategias los mismos chicos se apropian del espacio y su funcionamiento, bajo la mirada y acompañamiento de las profesionales. Se favorece que el mismo grupo vaya regulando el proceso, por ejemplo construyendo pautas propias, en vez de una puesta de límites externa. Las coordinadoras vuelven a traer al grupo a los acuerdos construidos. Esto provee de herramientas que luego se trabajan con las familias, favoreciendo cambios de dinámica en ellas.

La palabra compartida en el grupo parece tener una centralidad importante, ya que después del desarrollo de las actividades de cada día, se abre un espacio de análisis y de reflexión compartidos: el sentimiento de enojo y los comportamientos que dispara, la cooperación o la competencia, la mirada que cada uno tiene de sí mismo y de los otros, son algunos de los temas que se proponen a partir de técnicas y dinámicas.

En algunas ocasiones las actividades se desarrollan al aire libre, abocándose por ejemplo a fabricar barriletes y salir a remontarlos. Esta actividad generó mucho disfrute en los chicos, quienes se divertían riéndose de sus madres. Asimismo, se festejan en el grupo los cumpleaños compartidos, ya que observaron que no es frecuente esta celebración en algunos grupos familiares.

A partir del seguimiento personalizado del proceso se solicita, ante el surgimiento de una problemática particular, la intervencion puntual de la trabajadora social, a través de talleres con los padres, visitas domiciliarias u otros. En ocasiones también se considera la necesidad de intervenciones individuales, en otro espacio y con un coordinador (profesional) determinado, incluso de otras disciplinas, dentro de la institución.

Una madre entrevistada señala claramente la diferencia entre el tratamiento en ADANIL y otros espacios, ya que percibe que aquí "les importa que el chico salga adelante y que estemos involucrados con él". Dentro de este encuadre, esta misma mamá valora:

- El respeto por la subjetividad y privacidad de cada niño y el clima de confianza construido: "Algunos temas que se trabajaban con los chicos, no eran socializados con los padres"; "A. (la psicóloga) cuidaba mucho eso, ellos eran muy confidentes con ella"; "Ellas generaban la confianza de los chicos".
- La puesta en acción de instrumentos tendientes a acompañar la superación de limitaciones personales de cada niño, como la dificultad para ensuciarse las manos o andar descalzo, a través de trabajar con texturas, experimentar y favorecer el caminar descalzos. "Trabajaban la confianza".

Merece ser agregado el aporte de la incorporación de la disciplina de educación física al taller, a través de Federico Corvalan, un profesor de esa especialidad, varón, respetando el proyecto inicial. Las actividades físicas y en espacios abiertos tomaron cierta centralidad, a través de juegos reglados de desplazamiento, cooperación, regulación personal y recíproca entre los niños participantes, todo lo cual se constituyó en herramientas de intervención terapéutica.

A partir de esto se observaron cambios favorables en los niños, desde lo comportamental y desde lo emocional, incluso una incidencia positiva en su capacidad de atención y de concentración. Se trabajaron asuntos tales como "la fuerza", abriendo la reflexión acerca de su sentido, las modalidades que asume, las posibilidades que se abren, actividad durante la cual los mismos niños la conectaron con actitudes defensivas, situaciones amenazantes, y esto posibilitó la búsqueda de alternativas frente a éstas. La posibilidad de cooperar, de apoyarse, de ponerse en el lugar del otro, de hablar de las emociones (propias y ajenas) fueron también aspectos conversados a posteriori de las actividades físicas grupales.

Coordinación

La coordinacion es compartida por una psicóloga, una docente, también acompañante terapéutico, y una trabajadora social. Las tres coordinadoras comparten los diferentes espacios que abarca este proyecto. En una segunda etapa del proyecto, se retira la docente de arte y se incorpora un docente de educación física, varón.

Articulaciones intersectoriales y redes

Se realizan articulaciones con otras organizaciones de la localidad: Fundas (Fundacion Confluencia Patagónica de la Salud), Apasido (Asociacion Patagónica de Síndrome de Down), Rejupen (Centro de Retirados, Jubilados y pensionados municipales), Ministerio de Desarrollo Social, y con Educación, a traves de los ETAP de las escuelas a las que concurren los chicos del grupo.

A propósito de este aspecto, una madre del grupo destaca el encuentro de las coordinadoras con la escuela a la que concurre su hijo, el interés por conocer acerca de su desempeño en ese espacio, tomar contacto con las docentes, como favorecedores del proceso de desarrollo de su hijo y de cada niño del grupo. Ella misma también refiere como valiosa la integración de los chicos del taller con los otros talleres que funcionan en ADANIL: taller de coro (acompañándose de instrumentos musicales fabricados por ellos mismos), de chicos con Síndrome de Down, entre otros.

Resultados observados

Entre los logros se registra la buena evolución de los niños participantes, pudiendo observarse mejor calidad en su atención, concentración y nivel cognitivo en general.

En referencia a los padres, se observa su buena predisposición hacia la porpuesta del taller y las temáticas que allí se abordan (rutina diaria, pautas, límites, etc.).

Una madre entrevistada, cuyo hijo presentaba diagnóstico de TGD[2], relata conductas concretas de logro del niño asociadas al trabajo compartido en este espacio:

- Superacion de miedos que lo paralizaban (relata incluso experiencias que lo favorecieron, tanto en el taller como en lo familiar, a partir de la orientación de las profesionales).
- Aprendizaje de un espacio compartido, de relaciones horizontales, que incluye la diversidad de características y problemáticas de los niños que lo integran, lo cual se asocia a que ellos "se sientan acompañados" y vivencien cotidianamente la interacción con otros. Esto ha contribuido a prepararlos para integrarse a otros espacios grupales y/o colectivos más amplios.
- Cambios en la disposición para las tareas y propuestas de trabajo: "El se queja de todo, es la ley del menor esfuerzo, pero llega a ADANIL y se siente bien, es su lugar, es muy cálido. Ese es su espacio, él se siente bien ahí".
- Fortalecimiento de su hijo en la posibilidad de expresar sus deseos y preferencias, hacer básquet, por ejemplo, o natación "el agua lo relaja, ahí tiene cero miedo", espacios donde, ex profeso y asesorada por las profesionales, la madre no mencionó el diagnóstico de su hijo.

2 Sigla que alude al Trastorno Generalizado del Desarrollo, según clasificación del *DSM IV*, de la American Psiquiatric Asociation.

La madre registra, asimismo, significativos cambios en la dinámica familiar:

- Mayor autonomía y confianza de su hijo a partir de que "yo lo solté", registra que ella misma pudo correrse del lugar de "traductora" permanente de sus necesidades, lo cual facilitó la maduración de su hijo, al punto que otros profesionales que lo atendían lo reconocieron.
- Los beneficios parecen exceder el desarrollo del niño por el cual se consulta, con aportes al grupo familiar, en aspectos que se transfieren a la crianza de éste y de otros hijos, tales como educación sexual, alimentación, entre otros: "Ellas trataban de ayudar a la familia completa, no solo al chico, todos teníamos que ir viendo el progreso que hacen ellos".
- Valoración del espacio familiar como central en la vida del niño: "Uno como familia tiene que hacerse responsable, y está bueno que te lo muestren".
- Fortalecimiento de la familia para poder garantizar derechos de sus hijos en otros espacios: "Si nosotros sabemos que puede, hay que hacer que explote lo mejor".

Formas de registro y evaluación

El equipo coordinador se reúne semanalmente a evaluar el proceso y planificar los encuentros en los diferentes espacios, si bien existe una gran apertura a incorporar los aportes y demandas de los chicos. Se analizan las actividades a realizar, los resultados obtenidos y los emergentes que los chicos traen.

La evaluación comprende diferentes niveles e instancias:

- Individual, sobre cada niño, desde su proceso personal, sus aportes y sus necesidades.
- Grupal, analizando el proceso y señalando las producciones y emergentes grupales.

- Familiar, sobre el proceso de cada grupo familiar, sus dificultades y logros.

Criterios de buenas prácticas

Destacamos en esta experiencia los siguientes criterios de buenas prácticas:

- **Adecuación a las realidades u situaciones** personales y grupales que va atravesando el grupo y sus integrantes, como así también a los procesos y demandas de los grupos familiares de pertenencia.
- **Construcción compartida** de normas y reglas reflexionadas, favoreciendo un posicionamiento crítico por parte de los chicos participantes.
- **Diversidad,** comprendida en varios sentidos:
    - Inclusión de niños afectados por diversas problemáticas, que son integradas y abordadas con naturalidad en la cotidianeidad del grupo.
    - Diversidad de estrategias que se proponen para desarrollar el dispositivo, artísticas, terapéuticas, en diversos espacios físicos, contextos, etc.
- Es una **propuesta novedosa**, materializa el abordaje de problemáticas o trastornos de la infancia, desde un dispositivo que abarca varios niveles de intervención y que integra la familia y el entorno de los niños participantes. Plantea un abordaje con otros sujetos significativos, desmitificando la idea del trastorno o la patología individual y reeducable.
- Tiene **carácter participativo**: los participantes intervienen activamente en diferentes instancias del desarrollo del dispositivo: en la toma de decisiones, en la expresión de necesidades, en la priorización de problemáticas, en la propuesta de actividades y en la ejecución de éstas.

- Favorece la **creación de nuevos espacios institucionales y simbólicos de abordaje**, más allá de los convencionales abordajes en consultorios individuales, promoviendo cambios en la concepción y prácticas de crianza en las familias y en las instituciones.
- Implica **intersectorialidad e interdisciplinariedad**: en la coordinación del dispositivo y en la interacción con otros espacios.
- Promueve una **transformación real:** pueden inferirse del relato de las coordinadoras y de la madre entrevistada, los cambios propiciados en los mismos niños y en sus grupos familiares.
- Presenta características que pueden convertirlo en **multiplicable** ya que puede ser imitado y adaptado en otras localidades. De hecho, las coordinadoras aceptaron presentar la experiencia en el marco de un Curso sobre Problemáticas de la Infancia, socializándola junto a una gran cantidad de profesionales de diferentes disciplinas y localidades de Río Negro y Neuquén.
- Se origina en la **identificación de situaciones de necesidad** por parte de los niños y niñas, referida a sus dificultades y a la ausencia de espacios integrales y efectivos para trabajarlas superadoramente. Asimismo, refleja una apertura para incorporar permanentemente las demandas de los participantes.
- Implica **integralidad**, en varios sentidos:
    - Incluye diversos niveles de intervención: grupal con los chicos, grupal con los chicos y sus familias, grupal con los padres, e individual según emergentes y necesidades puntuales.
    - Incorpora acciones relacionadas con **diversos contenidos** de las problemáticas de la infancia (alimentación, juego, sexualidad, miedos, desatención, "hiperactividad", otras).
    - Se interviene desde la promoción de la salud y en función de la prevención de problemáticas más complejas.

    - Considera diversos recursos en el abordaje de las problemáticas: plástica, música, juegos reglados, otros.

- **Evaluación permanente del proceso,** desde diferentes niveles y lecturas.

Fuentes de información consultadas

Primarias

Entrevista con dos de las coordinadoras, en dos momentos diferentes.

Entrevista a la madre de un niño participante del grupo.

Presentación del dispositivo como experiencia de buena práctica con niños en un Curso de Actualización sobre Problemáticas de la Infancia.

Secundarias

Fotografías del espacio grupal con niños tomadas por las coordinadoras.

Legislación referenciada.

Bibliografía

Barcala, A. (2013). "Sufrimiento psicosocial en la niñez: el desafío de las políticas en salud mental". *Revista Actualidad Psicológica*, marzo 2013.

Burijovich, J. (2011). "El concepto de buenas prácticas en salud: desde un enfoque prescriptivo a uno comprensivo". En Rodigou Nocetti, M y Paulín, H. (2011). *Coloquios de Investigación Cualitativa*. Córdoba.

Consejos de Niños y Adolescentes. General Roca, Río Negro

María Gabriela De Gregorio
Laura Cordero

"Ir a la escuela es peor que limpiar", "Me da bronca quedarme solo", "Quisiera desaparecer cuando juego mal a fútbol", "No me gusta que me digan que no", "No quiero más lentejas ni porotos, quiero empanadas". Seguramente al lector/a adulto/a se le ocurran muchas respuestas a estos dichos, sin embargo pensar en la participación infantil implica habilitar la palabra, la pregunta, la imaginación y por qué no el disparate. ¿Cuánto podemos escuchar sin ridiculizar, banalizar, minimizar, sancionar o ignorar sus dichos?[3]

La ciudad de General Roca, como espacio urbano de localización

Se encuentra situada en la zona del alto valle de Río Negro, norte de la provincia, a 1200 km de la ciudad autónoma de Buenos Aires y a 513 km de Viedma, la capital provincial. Originariamente la ciudad llevaba el nombre de Fisque Menuco, cuyo significado es *terreno pantanoso*, o bien "agua donde el que entra se hunde", asentada en un paraje situado cerca del Río Negro (Hoy Barrio Stefenelli), mal llamado "desierto", ya que en realidad estaba poblado con aborígenes de etnia mapuche. Nunca más cierta la alusión a lo pantanoso, ya que en 1899 sucedió una tremenda inundación que hizo obligatorio trasladar a los pobladores 5 km al oeste, donde hoy está ubicada General Roca. Luego de la "conquista del desierto" dirigida por el General Julio Argentino

---

3 Así, con los decires de los chicos y de las chicas, prácticamente comienza el artículo publicado en la *Revista Clepios*, titulado "Consejo de Niños/as: Un espacio de participación política de la infancia", de Cristina Gómez, Evelyn Villalba, Gabriela Riquelme, Javier Bintana y Julieta Ronzoni. (*Clepios, Revista de Profesionales en Formación en Salud Mental,* Marzo Junio 2016, N°1 Volumen XXII).

Roca, la ciudad cambió su nombre por el de, en aquel entonces, General. En la actualidad existe una corriente popular que intenta volver a su nombre original.

El General Julio Argentino Roca arribó el 8 de junio de 1879, con la tarea encomendada por el gobierno nacional de extender las fronteras y poblar el interior del país. La consolidación del Estado nacional hacía necesaria la clara delimitación de sus fronteras con los países vecinos, era imprescindible la ocupación del espacio patagónico reclamado por Chile durante décadas. El Fuerte constituyó el primer asentamiento humano en la región y fue adoptando características de núcleo urbano de importancia, cabecera y centro vital de la primera colonia agrícola del área.

> A la conquista del desierto por las armas le sigue la real conquista de la tierra patagónica. No ya la lucha contra el indio, desdichado representante de una raza que deberá pagar un duro tributo al avance de la civilización blanca, sino la obra titánica del hombre por vencer la naturaleza.[4]

La producción frutihortícola ha sido, desde siempre, un referente en cuanto a desarrollo y generación de empleo. Luego de la producción de pera y de manzana, las viníferas y frutas de carozo han crecido en función de este sector productivo.

Según el Censo Nacional 2010, General Roca cuenta con 85.883 habitantes. Por su densidad demográfica, es a segunda ciudad en importancia en Río Negro. La ciudad está atravesada por la ruta nacional N° 22; también, las rutas provinciales N° 6 y N° 65 la unen con otras provincias y con la Línea Sur, o región Sur Rionegrina. La población de la ciudad se distribuye en cuarenta barrios dentro de la zona urbana, periurbana y de chacras, a saber: Casco Céntrico, Las Viñas, Los Olmos, Los Olivos, Brentana, Barrio Nuevo,

---

4 Maida, Ester, *Inmigrantes del Alto Valle de Río Negro*, General Roca, Río Negro, PubliFadecs, p. 139.

Barrio Noroeste, Barrio SUPE, Barrio Universitario, Barrio 250 viviendas, Parque Industrial, Islas Malvinas, F. L. Campos, La Barda, Aeroclub, Alfonsina Storni, Tiro Federal, Barrio Norte, Barrio San Martín, Villa Obrera, Parque San Juan, Los Tilos, Villa Industrial, Barrio Progreso, Barrio 827 Viviendas, Barrio Porvenir, Julio Corral, J. J. Gómez, Alta Barda, Barrio Belgrano, El Porvenir, Andrade, 1º de septiembre, Don Carlos, Quintu Panal, San Cayetano, Barrio Central, Don Bosco, Stefenelli, Maglioni, Barrio Modelo, Bagliani, 3 de octubre, y La Unión.

El Hospital de General Roca...

El Hospital Francisco López Lima es el único de la ciudad, localizado en su zona céntrica, y debe su nombre a su primer director, médico, desde su fundación el 14 de mayo de 1961. El Hospital está calificado como de Complejidad VI (la máxima posible en la categorización provincial), y es centro de derivaciones de toda la zona sanitaria de la cual es cabecera, como así también de otras localidades provinciales. Cuenta con 145 camas de internación y es atendido por una planta de recursos humanos total de 770 personas, de las cuales el 19% son médicos, 26% enfermeros, 23% otros profesionales de la salud, y 32% personal de servicios generales y administrativos.

El Hospital recibe un volumen de aproximadamente 470 consultas diarias, atiende 1100 partos al año y está reconocido como Hospital Amigo de la Madre y el Niño. La atención descentralizada favorece la accesibilidad a través de doce Centros de Salud o Centros de Atención Primaria de la Salud (CAPS) situados tanto dentro del ejido urbano como en zona de chacras: J. J. Gómez, Stefenelli, 250 viviendas, 4 Galpones, Islas Malvinas, La Rivera, Mosconi, Noroeste, Villa Obrera, Chacra Monte, Paso Córdova, Barrio Nuevo.

La institución cuenta con diferentes Comités: de Capacitación, Docencia e Investigación, Materno Infanto-Juvenil, de Historias Clínicas, de Bioética, de Control de Infecciones, de Calidad y Seguridad del Paciente, y se constituye en Unidad Docente Hospitalaria, como espacio de formación de diversas carreras universitarias y Residencias de Posgrado, entre ellas la de Medicina General y la Interdisciplinaria de Salud Mental Comunitaria.

Acerca de los barrios donde se localizan los Consejos de Niños

El *Barrio de Alta Barda* está situado al suroeste de la ciudad. Se constituye como un apéndice de J. J. Gómez, barriada generada a partir del Frigorífico Fricader[5] a principios de los años 70. Está constituido mayoritariamente por familias jóvenes, en buena medida con empleos precarios y poco estables. Cuenta con un Jardín de Infantes y un playón aledaño, recientemente se encuentra en proceso de recuperación su Biblioteca Popular, que permaneció cerrada por muchos años. Los niños y adolescentes en edad escolar concurren a dos escuelas primarias y una secundaria en el Barrio J. J. Gómez. Este último ha constituido una fuerte identidad como población que desarrolla su vida con cierta autonomía con relación al centro de la ciudad, luchando incluso por constituirse en un municipio aparte.

Stefenelli está situado al este de la ciudad, conforma un amplio vecindario lindante con la Ruta 22, Lleva ese nombre en honor al padre Alejandro Stefenelli, religioso salesiano que arribó a la ciudad en 1885, sólo 6 años después de su fundación. Es el lugar donde se fundó originariamente la ciudad de Gral. Roca, por lo cual es denominado popularmente "Pueblo Viejo". Su población se estima en aproximadamente 7.000 habitantes. Incluye varios barrios

5 Actualmente, desde 2006, Cooperativa de Trabajo Frigorifico J. J. Gomez, ex Fricader, empresa recuperada por los trabajadores.

el norte de la ciudad, incluso un sector de chacras al otro lado de la Ruta 22, a saber: Barrio Villegas, La Unión, Petróleo, Maglioni, 70 Viviendas, 290 Viviendas, Don Bosco, Central, Stefenelli Norte y Stefenelli Sur. Su población está constituida tradicionalmente por trabajadores en relación de dependencia, empleados de chacras y otros. Cuenta con escuela primaria, secundaria, una Biblioteca Popular "Casa de amigos", que funciona en la Vieja Estación de Trenes, y dos Centros de Jubilados, lo cual da cuenta de la presencia de una cantidad importante de adultos mayores.

El Barrio cuenta con dos escuelas primarias, un jardín de infantes público y una Escuela secundaria, dos Centros de Jubilados y un Centro Comunitario Municipal, atención de salud en el CAPS (Centro de Atención Primaria de la Salud), una Comisaría, y la FM "Pueblo Viejo". También allí se encuentra la Estación Padre Alejandro Stefenelli, que forma parte del ramal del Ferrocarril Gral. Roca, y en la cual funciona la Biblioteca Popular "Casa de Amigos", lugar de reuniones del Consejo de Niños del barrio.

Cómo surge la propuesta, su contexto y necesidades

El contexto que enmarca el proyecto se enlaza con la identificación dentro del CONyA de la falta de participación de los niños/as dentro del mismo Consejo, y de una falta de escucha de la voz de los niños/as, mientras que son los adultos quienes hablan de los niños. Se realiza en 2013 un proyecto de ordenanza para la creación del Consejo de Niños/as en Gral. Roca. Son los mismos coordinadores del proyecto, miembros de la Comisión de Participación Infantil del CONyA, quienes se interrogan: ¿Hasta dónde los adultos habilitamos esta forma de participación? ¿Hasta dónde nos dejamos interpelar? ¿Qué espacios garantiza el Estado para que esto suceda?[6]

6 Cristina Gómez *et. al.* (2016), "Consejo de Niños/as: Un espacio...", *op. cit.*

Para implementar el proyecto de Consejos de niños/as, el CONyA partió de la convicción de que la voz genuina de la infancia debía estar presente sin que estuviera adaptada a un formato adulto de participación y trabajo. En tanto que los niños/as no tienen capacidad de autoorganización como otros actores sociales, es responsabilidad del Consejo Local habilitar dichos espacios.[7]

Las referentes de salud en el CONyA proponen entonces el espacio de Consejo de Niños en un barrio de la ciudad, entendiendo también que desde el ámbito específico de salud mental esta propuesta constituye una estrategia de promoción y particularmete de prevención del consumo problemático de sustancias, situación preocupante dentro de la población infanto juvenil de la ciudad.

Se inicia un primer Consejo de Niños, como expriencia piloto, en el Barrio Alfonsina Storni (años 2013-2014), que se desarrolla a lo largo de dos años, periodo previsto para su funcionamiento. Posteriormente se suman dos profesionales de otros organismos (ANSES), y surgen dos Consejos de Niños: en el Barrio Alta Barda y en Stefenelli, que desarrollan su proyecto durante 2015 y 2016, así es como actualmente funcionan dos consejos de niños/as en la localidad.[8]

Hacia dónde van... (los objetivos)

Dentro de la segunda etapa del proyecto, se concreta un primer encuentro con la Lic. Cristina Gómez, quien inicia el primer Consejo de Niños de la ciudad en el Barrio Alfonsina Storni, y actualmente co-coordina el Consejo de Niños de Alta Barda. Ella refiere los objetivos del proyecto, en los que se plantea:

---

7 Ídem.

8 Esta información se refiere a lo que transcurría en el el momento de la profundización y sistematización de la experiencias.

- Habilitar un espacio de participación para los chicos/as y destinar parte del presupuesto del CONyA a dicho proyecto.
- Ampliar los espacios de democratización, identificando a los niños/as como actores políticos, visibilizar a la infancia como actor político.
- Aceptar el desafío que implica la Comisión Internacional sobre los Derechos del Niño (CIDN) sobre la inclusión de los niños/as y sus intereses en los asuntos públicos, superando el texto literal de ser escuchados en los asuntos que les conciernen, generando políticas públicas de participación infantil.
- Instalar un programa de participación infantil como parte del Estado local.

Quiénes lo llevan adelante, el recurso humano

En 2015 se incia en Stefenelli, en el espacio de la Estación contiguo a la Biblioteca Popular, coordinado por dos trabajadoras sociales de otros organismos estatales (Administracion Nacional de la Seguridad Social, ANSES), quienes tiempo después se retiran, y la coordinación pasa a estar a cargo de un profesional residente de Salud Mental y una trabajadora social, ambos del Hospital local. De esta manera, a partir de 2014, la Residencia Interdisciplinaria en Salud Mental Comunitaria (RISaMC) con sede en el Hospital local Francisco López Lima, se suma a este espacio interinstitucional / intersectorial. Por su parte, el Consejo de Niños de Alta Barda está coordinado por un profesional residente de Salud Mental y dos trabajadoras sociales, todos del Hospital local, equipo de trabajo formado en perspectiva de derechos.

A quiénes convocan, los destinatarios y cómo es que ellos llegan al Consejo

Los actores principales son, indudablemente, los niños y niñas de Alta Barda y Stefenelli que tienen entre 8 y 10 años, pero esto no constituye un criterio rígido y estricto. No existen criterios de exclusión, sin embargo se establece este criterio etario ya que al desarrollarse el proyecto a lo largo de dos años, los niños y niñas que ingresan con 10 años estarían atravesando ya la pubertad-adolescencia al finalizar el proyecto.

¿Cómo son convocados los integrantes? Las coordinadoras recorren las escuelas cercanas al lugar donde funciona cada Consejo, explicando de qué se trata esta "actividad consejera", y los invitan a sumarse, convocando a una reunión en un día y a una hora determinados, los chicos lo comparten a su vez, y así la invitación rueda de boca en boca, y "el que llega, llega". El espacio es abierto a los niños de la comunidad, quienes no llegan derivados por profesionales o instituciones. Ellos mismos refieren al preguntárseles cómo llegaron: "me contó un compañero, una amiga"; se va difundiendo entre pares.[9] La participación es voluntaria, libre y abierta; no existen otros criterios de inclusión de ningún tipo para ser consejeros/as, además del establecido por la edad. Permanentemente pueden incorporarse nuevos chicos, y de hecho así ocurre. Consideran que 15 es un número favorable para la dinámica de la propuesta, no obstante, en Alta Barda, por ejemplo, el primer día del primer consejo concurrieron 30 chicos y chicas.

¿Qué lugar tienen los padres en el proyecto? No son integrantes del proyecto. En ocasiones los padres utilizan la participación en el Consejo como una herramienta de premio/castigo, lo que les impide asistir. Los padres no concurren al espacio, y en el proyecto no está previsto esto tampoco. Eventualmente aportan desde el espacio de la casa,

---

9 Entrevista con coordinadoras.

como en el caso de una madre de Stefenelli que confeccionó delantales que los chicos usarían para salir a pintar en la vía pública. El ofrecimiento llegó a traves de su hija, a quien se le ocurrió la idea, intermedió entre su mamá y el grupo, al poner a consideración de este el ofrecimiento del adulto, y más tarde se acercó con los 15 delantales confeccionados.

Desde dónde se interviene, el marco teórico y normativo

La propuesta de participación infantil se sustenta en tres grandes ejes conceptuales, que constituyen para los coordinadores los *fundamentos éticos, ideológicos y políticos:* infancia, democracia y participación, como así también se constituye en estrategias de prevención inespecífica.

Se sitúa claramente desde la perspectiva de los derechos del niño, el respeto y garantía de sus libertades. Se reconoce a los niños y las niñas como sujetos de derechos, entendiendo a la infancia como un período que posee una entidad propia y no simplemente como un corto pasaje hacia la edad adulta; visibiliza a la niñez. La torna políticamente presente. Esa existencia política implica pensar en los niños/as como ciudadanos hoy, como portadores de saberes, necesidades, sentimientos, deseos, denuncias, de una visión propia del mundo aunque también semejante a la del grupo al que pertenece.[10]

Con relación a la noción de *democracia* se adhiere a una perspectiva democrático-participativa, que incentiva la participación entendiéndola como una práctica propia de la vida en sociedad donde existen conflictos de intereses y miradas de los diversos actores. Supera la idea de democracia formal y representativa, reducida a sus mecanismos institucionales. En este marco de democracia es necesario considerar no sólo los derechos créditos (educación, salud, etc.) sino también el conjunto de "los derechos libertades":

---

10 Cristina Gómez *et. al.*(2016), "Consejo de Niños/as: Un espacio...", *op. cit.*

> ... como aquellos que reconocen a los niños, niñas y adolescentes la posibilidad de ejercer por sí mismos varias libertades, aquellos que les permiten impactar en el mundo, actuar por sí mismos. Estos son los que plantean más dificultades para su reconocimiento, aceptación y su puesta en práctica. Podemos mencionar en este grupo, el derecho a la libertad de pensamiento, de asociación y reunión; a ser escuchados, a expresar sus opiniones libremente; a buscar, recibir y difundir informaciones de todo tipo; a compartir con el mundo sus ideas y a que estas sean tenidas en cuenta[11] (Salviolo, 2014).

No se trata de satisfacer la demanda de los niños/as, sino de hacerla jugar en la arena política, donde pueden existir conquistas y también frustraciones. Para que la ciudadanía y los derechos-libertades antes descriptos se efectivicen y no sea pura retórica es necesario generar dispositivos concretos de prácticas ciudadanizantes. Siguiendo a la Lic. Salviolo:

> ... la cuestión es entonces, en qué medida, esa ciudadanía en la infancia depende de las condiciones para la participación que el mundo adulto pueda crear y sostener no sólo en el discurso, sino y muy especialmente en sus relaciones concretas y cotidianas con la infancia, en la inclusión de los niños y niñas en el juego democrático.[12]

Normativamente el proyecto se referencia con

- la Ley Provincial de Salud Mental N° 2440, la Ley Nacional de Salud Mental N° 26657
- la Declaración de los Derechos de los niños, la Ley Nacional N° 26061 y la Ley Provincial N° 4109

---

11 Ídem. Salviolo, C. (2014): "20 años de Derechos Infantiles. Debates y perspectivas. Publicación de la Diplomatura Superior Infancia, educación y pedagogía", FLACSO.

12 Ídem.

Acerca de la dinámica (actividades, estrategias)

> Es sobre todo un espacio centrado en lo político, no en lo educativo, donde los Consejos de niños son como un pasaje de relato en el que los grandes asumimos una responsabilidad de hospitalidad para con los niños y niñas y establecemos una alianza, un nudo, desde una concepción de solidaridad política con la infancia y no de ética compasiva, porque al decir de Alicia Stolkiner (2015), "se establecen lazos de solidaridad con quien se identifica como un par, un igual".[13]

Las coordinadoras refieren que "no trabajamos sobre PROBLEMAS", ya que es un espacio de participación abierto sobre lo que a los chicos les sucede. La mirada no es desde el problema, sino a partir de los emergentes de la vida cotidiana de los chicos. El sentido último del proyecto tiene que ver con la participación colectiva, con su ejercicio mismo, con la posibilidad de apropiarse y naturalizar desde niños esta práctica. Uno de los supuestos que sostiene al proyecto es que si lo que un chico plantea se convierte en un emergente colectivo, compartido, eso se pone en la arena de lo público, y puede a su vez, en el segundo año, transformarse en un proyecto.

Cada proyecto, y su consejo responsable, tiene una duración de dos años, y se desarrolla en dos momentos o etapas de trabajo:

- En el primer año, las coordinadoras favorecen el trabajo del grupo desde la expresión de necesidades, ideas, opiniones, la discusión grupal y el análisis que van llevando al grupo a priorizar un emergente y delinear una propuesta alrededor de este.
- Durante el segundo año se elabora un proyecto de trabajo relacionado con el emergente elegido, y las coordinadoras acompañan al grupo a gestionar su concreción,

---

13 Cristina Gómez *et. al.* (2016), "Consejo de Niños/as: Un espacio...", *op. cit.*, desde el decir de los coordinadores.

interpelando a los actores que se requiera, como vecinos o autoridades municipales. Durante el segundo año predomina la salida al espacio público, como por ejemplo salir con las pecheras a caminar por el paseo del canal grande, como parte de lo que llamaron una "caminata en voz alta".

Sin embargo, en algunas ocasiones, algo que aparecía fuertemente en el primer año el segundo año deja de ser de interés para el grupo, se modifica el asunto que moviliza la acción, y los coordinadores acompañan este movimiento, desde la observación y desde un registro lo más minucioso posible. Puede aparecer un emergente individual, puesto o no en palabras, o dicho con el cuerpo. Desde allí se recorrerá un camino hacia la construcción de un emergente colectivo, y luego en una demanda que se materialice en un proyecto concreto.

Durante el primer año de Consejo, se trata de ir construyendo lo grupal, conocer a los integrantes, saber de sus vidas, reflexionar sobre ellas y generar propuestas, ideas. Se trabaja a partir del juego, que es el lenguaje cotidiano de la infancia. Tal como lo plantea Paula Querido (2007):

> ... jugar es entrar en una lógica y salir de otra, y volver a repetir el ciclo. Es en ese animarse y en ese ciclo sin estereotipos, donde movemos el orden de las cosas, inventamos caminos, transformamos la mirada, simbolizamos, movilizamos reglas, convenimos, creamos y recreamos el mundo otorgándole otros sentidos.[14]

Estos encuentros habilitan el surgimiento de una voz genuina de la infancia, que luego podrá o no tener el carácter de un emergente, que es:

14 Ídem.

> … pensar en la vida misma de la infancia que sale a la superficie. O mejor dicho: es la vida de los niños hecha texto, que está de múltiples maneras en la superficie discursiva. Pero ese "estar" es un estar contenido, oprimido. Así existe, comúnmente, la particular experiencia infantil en el mundo adulto. De ahí que el acto de emerger de esa experiencia en el proceso grupal de los Consejos de niños es, más precisamente, un acto de emancipación, de afirmación e identidad (Tamburrino, inédito).[15]

Durante el segundo año, entonces, las actividades tienden a materializar la propuesta que se fue definiendo durante el primer año. Una instancia importante del primer año es la entrega del manifiesto al intendente, a los consejales y a la secretaria de Desarrollo Social de la Municipalidad. Se trata de un Manifiesto de ideas y propuestas, a partir del cual se intenta que en el segundo año se concreten algunas de ellas.

En Alta Barda, queremos "plazas que nos gusten"...

En Alta Barda el proyecto se llama "Una plaza que nos guste", y se materializó en un espacio que el grupo descubrió en una recorrida buscando paredones para pintar un chiste. Esta búsqueda se realizó usando "lentes mágicos que encuentran paredones", como facilitadores… Los chicos fueron elaborando el proyecto, dando sus ideas que se fueron trabajando a lo largo del año. A mediados del segundo año se concretó la reunión con autoridades municipales, a fin de gestionar este espacio, a instalarse en un baldío (que estaba previsto como espacio verde) identificado por los mismos chicos. En esa ocasión señalaron claramente las características que para los chicos debía tener esa plaza, porque si no, "todas las plazas son iguales" y además "los espacios para jugar del barrio son feos".[16] Así, plantearon

---

15 Ídem.

16 Entrevista publicada en *Periódico digital ANR*, julio 2016.

que fuera un espacio verde, que hubiera canchas de fútbol con arcos de colores, con césped "de verdad" para que no se pinchen las pelotas. Durante este encuentro, fueron los consejeros quienes plantearon y fundamentaron con énfasis y claridad cada una de estas condiciones, y el Municipio escuchó las propuestas de los chicos y chicas, quienes fueron dándole forma. Pero los chicos/as se habían apropiado del proyecto, a tal punto que incluso posteriormente exigieron y reclamaron su cumplimiento cuando su concreción se alejó de lo acordado. Esto sucedió, por ejemplo, cuando se instalaron los arcos pintados con un azul similar al color oficial municipal. "Los del Municipio siempre vienen y se van, y hacen lo que ellos quieren", expresan con claridad y franqueza los chicos.

"Lluvia de sonrisas" para Stefenelli y para la ciudad...

Durante 2016 el Consejo de Stefenelli "Lluvia de Sonrisas" se abocó a trabajar en la creación de un Día del Chiste en la Ciudad de General Roca, a fin de sensibilizar a la población adulta, "porque el mundo adulto es muy aburrido". Las primeras salidas, en 2015, se orientaron a pedir permiso a los vecinos para pintar en una pared un chiste. Durante la salida colocaron carteles, instalaron caballetes, y los chicos paraban a los vecinos que transitaban caminando, en bicicleta, en autos, comentando a la gente acerca de su propuesta. Su modo de aproximación fue a través de una frase escrita, como "vecinos, les robamos una sonrisa", "disculpen las molestias, estamos chistando".

Los mismos chicos consejeros relatan:

> ... así es que salimos a chistar (contarles chistes a las personas por la calle para iluminar el día), pintamos chistes en las paredes del barrio gracias a los "vecinos buena onda" que nos

> ceden las paredes de sus casas. En la última salida a chistar logramos recolectar cerca de 31 sonrisas, entre hombres y mujeres (algunos policías), ¡Vamos por más![17]

Y refieren a la distinción que otorgan como "vecino buena onda": "le regalamos una cocarda, hay vecinos que la tienen colgada en la puerta". Luego de la reunión mantenida con funcionarios municipales, alguno de los chicos propone: "Podemos hacer una distinción de funcionario buena onda", a lo cual otro responde señalando la necesidad de diferenciar claramente: "buena onda es una cosa, (tonto) es otra cosa".

"Nosotros decidimos crear el día del chiste porque pensamos que algunas gentes se sentían aburridas", se escucha la voz de un consejero en un audio que invita a la actividad. "... vamos a hacer un día del chiste el 7 de octubre, lo vamos a festejar en la plaza San Martín", agrega la voz de una consejera. "Lo hicimos el 7 de octubre porque inventamos una palabra que se llama chistar, y chistar tiene 7 letras", continúa un tercero, completando la invitación y el sentido de la actividad, para rematar "Si no van, ¡se van a arrepentir!".

El juego, "la" estrategia...

El juego es la estrategia principal, pero se constituye en una herramienta a través de la cual se trabajan los intereses y propuestas de los chicos, un lenguaje que los vehiculiza. Desde las actividades lúdicas se identifican distintos emergentes (ejes temáticos). Pero el juego es la metodología, no es un objetivo en sí mismo, no se trata de una ludoteca, aunque los mismos chicos expresan: "Venimos a jugar".

Lo que distingue a un Consejo de niños/as de otros espacios lúdico-expresivos es la doble escucha de los emergentes. Una primera escucha sucede en el espacio de Consejo, y la búsqueda es encontrar lo novedoso, lo disparatado,

---

17 Ídem.

la voz genuina de los niños/as; la segunda, ocurre en el momento de registro, evaluación y planificación, cuando se identifican posibles emergentes, se reelaboran y se planifican propuestas lúdicas para devolverlas al grupo. Serán ellos mismos, con sus resonancias, los encargados de darles o no consistencia.

El "cada día" de un Consejo de Niños

El abordaje es grupal, los encuentros son semanales y duran dos horas, en el caso de Alta Barda es los viernes de 14 a 16, y en Stefenelli, los miércoles a la misma hora. El encuadre no es rígido, las vicisitudes de los aconteceres diarios implican flexibilidad en el encuadre. Por ejemplo, uno de los consejos en su primer año funcionaba en un horario, pero los niños consejeros comenzaron escolaridad con jornada extendida y tuvo que modificarse el horario.

Dentro de cada encuentro semanal pueden identificarse varios momentos:

- Existe una instancia en la cual coordinadores y consejeros se sientan "a charlar un ratito", pero como es natural a su edad e intereses, "los chicos no pueden permanecer en asamblea dos horas, como los adultos", y entonces el juego moviliza la expresión y el intercambio, ya que es el lenguaje propio de la infancia.
- Asi es como surgen diferentes propuestas: Pintar, disfrazarse, revolcarse en el suelo. Como refieren sus coordinadores, citando palabras de Bustelo (2007), este "estado de bullicio" es en el que los niños/as manifiestan sus deseos, sus broncas, sus ideas, sus propuestas, su mirada del mundo.

En su relato, los coordinadores comparten técnicas y actividades, algunas de las cuales son tomadas de los Consejos de Niños de Buenos Aires:

- El juego el cartero (dinámica grupal), que se utiliza como dinámica de iniciación, de contacto y a fin de favorecer la interacción y el intercambio entre los integrantes. Promueve asimismo darse a conocer en algunas caracteristicas personales, intereses, etcétera.
- Las pecheras con mensajes, están confeccionadas en papel y sobre ellas se propone a los chicos que escriban ideas / mensajes relacionados con aquello en lo que sienten que los adultos no los tienen en cuenta.
- Frases incompletas como disparadores: "Me da bronca que...", o "No me gusta...", a las que cada chico va poniéndole su corazón al completarlas.

Son los mismos chicos quienes en sus decires van marcando el ritmo, y los adultos quienes, actuando desde una genuina y respetuosa escucha, pueden acompañar y sostener el proceso grupal e instalarlo en lo público y político.

Son los chicos quienes, al saberse escuchados, pueden hacer rodar sentimientos, deseos, anhelos, pero también temores, frustraciones y tristezas... Son, precisamente, los chicos consejeros del primer Consejo de Niños, del B° Alfonsina Storni, quienes propusieron "que haya siempre fiestas": "hacer fiestas es importante porque si no hubiera fiestas seríamos solitarios, no habría música, seríamos todos mudos"; "son importantes porque te divertís, conocés personas y ves a tus amigos"; "en una fiesta no pueden faltar: comida, bebida, amigos, globos, torta, objetos chistosos, cumpleañeros, regalos, piñatas, adornos y luces"; "por eso nosotros los Consejeros proponemos: que se hagan fiestas de disfraces para chicos en el centro comunitario", "son gratis, el que no tiene plata entra igual", "que sea una fiesta en el Consejo y que dure un día entero", "que haya piñatas grandes donde haya lo que deseamos". "También podría haber juegos y que se pueda llegar en colectivo gratis, que haya guardaespaldas para que no entren los adultos". Esta propuesta consejera convoca a pensar en la diversión y la alegría como política pública, un Estado presente no solamente ante la vulneración de derechos, sino ante la alegría como necesidad básica de la infancia.[18]

Sobre algunos emergentes que llegan a la superficie

En una reunión del Consejo de Niños de Stefenelli surge algo muy interesante a partir del fallo del Superior Tribunal de Justicia acerca de que la presencia de menores solos en la vía pública podía devenir en su traslado a una Comisaría. Uno de los chicos trae esto como asunto para tratar, impactado por lo que había leído en el diario acerca de que "los policías se podían llevar los chicos a la comisaría". Esto desencadenó unos 40 minutos de charla, durante los cuales hablaban entre ellos, y las coordinadoras trataban de registrar cuidadosamente, tomando nota. Surgen de esta manera las ideas que ellos tienen, que son posibles de transformarse en política pública. Aparecen expresiones tales como:

- "Tienen que ser otro espacio, más divertido, no la comisaría, que es gris".
- "Los policías no saben tratar a los chicos".
- "Mi papa es como mi sombra, me va enseñando, acompañando. Un chico que va por la calle a la noche solo, es porque no tiene un adulto que sea su sombra".
- "Si un chico sale a la noche a comprar cerveza es porque un adulto lo mandó, entonces tienen que hablar con los grandes, no con los chicos".

Ese día, de los mismos chicos surgió la idea de cruzar la calle en dirección a la Comisaría y preguntarles a los policías su opinión sobre el tema... Y así lo hicieron, fueron y lo plantearon genuinamente. Los policías les respondieron seriamente: "si los detenemos los vamos a cuidar, les vamos a dar protección, por si algo les pasa". Una nena le dijo: "yo

---

18 Cristina Gómez *et. al.*(2016), "Consejo de Niños/as: Un espacio...", *op. cit.*

a veces salgo sola porque mi mamá me está enseñando a cuidarme, a andar sola", en una clara alusión al aprendizaje de la autonomía progresiva. Otro expresó: "Si un chico tiene gorrita, si está vestido de cierta manera... lo pueden llevar...", haciendo referencia al estigma que pesa sobre ciertas características externas de algunos chicos o grupos determinados. Preguntaron si podían ser detenidos por pintar el mural, aclarando que les habían pedido permiso a los vecinos propietarios de la pared. Esta situación evidencia el modo en que surgen los emergentes, el contexto en que se reciben y se facilita su profundización, y el abordaje crítico que desde los adultos se propicia en los chicos.

Acerca del seguimiento del proceso, del registro, la evaluación, las publicaciones

Cada encuentro del Consejo de Niños, así como también el proceso anual de cada Consejo, conlleva una planificación y registro semanal. Se realiza asimismo una sistematización anual.

El proyecto es acompañado por una supervisión externa, permanente, que se realiza vía mail y en terreno, por parte de la Lic. Paula Querido. Esta supervisión trasunta la responsabilidad y seriedad con que se lleva adelante el proceso, desde la necesidad de observancia y vigilancia ideológica que solo puede ser garantizada por una mirada externa de quienes coordinan el espacio con los niños/as; que implica una práctica entre varios. Se trata de una covisión o supervisión vinculada a la noción de praxis, como un medio que posibilita el encuentro entre teoría y práctica.

Articulaciones con otros espacios de lo público

Los chicos consejeros fueron convocados para intervenir como consultores, acompañando al Jurado de la Convocatoria "Todas tus ideas". Se trataba de una propuesta pública y abierta, enmarcada en un proyecto avalado por la

Universidad de Río Negro, que invitaba a la comunidad de la ciudad de General Roca a proponer ideas para mejorar la calidad de vida de los vecinos desde los espacios públicos, estableciendo diferentes categorías, tales como espacios verdes, recreación y deporte, entre otras. Los chicos tuvieron participación en el análisis, la evaluación y la selección de las ideas que tenían que ver con la infancia.

Al finalizar cada año, los consejeros de cada Consejo de Niños elaboran un manifiesto de ideas y lo entregan a las autoridades locales. Esto se realiza en el marco de una intervención en un espacio público, como la plaza frente al Municipio.

Se han realizado también articulaciones con la Universidad Nacional del Comahue. Los chicos y chicas consejeros elaboraron un audio radial con galería de ideas, grabado en los estudios de Antena Libre, radio de la Universidad.

En ocasión de la declaración del Día del Chiste, los consejeros de Stefenelli convocaron previamente a diferentes sectores a sumarse con sus chistes: vecinos del barrio, compañeros de la escuela del barrio a la cual concurren varios de ellos. Los compañeros, acompañados por la docente, organizaron sus chistes en papelitos en un gran afiche que se expuso luego en la plaza.

Otros espacios de contacto con el proyecto

El Taller sobre la experiencia de los Consejos de Niños

Otros espacios en los que se tomó contacto con el dispositivo fueron jornadas durante las cuales los equipos coordinadores presentaron la experiencia, tanto de modo expositivo como en la modalidad de taller. Tuvimos la oportunidad de participar como asistentes de unas jornadas,[19] donde se nos

19 Jornadas Provinciales de APS (Atención Primaria de la Salud), organizadas por el Hospital de San Antonio Oeste, Río Negro, y ARES (Asociación Rionegrina de Equipos de Salud), agosto 2016.

invitó a conocer acerca de esta experiencia a través de un taller. La propuesta fue muy interesante, en ella se lograron ampliamente los objetivos que se planteaban (vivenciar la experiencia de participación infantil a través de las actividades propuestas, compartir la experiencia interinstitucional del CONyA como espacio de discusión y construcción de políticas públicas para la infancia y difundir la propuesta de participación infantil como parte del marco legal vigente). Todos los presentes fuimos convidados por momentos a situarnos como niños y a pensar, sentir y preguntar. Cada uno portaba una pechera, en cuya espalda había escrita una frase de los niños/as,[20] circulábamos por el espacio y los participantes respondían a las frases de los otros desde la mirada del mundo adulto. El objetivo de esta actividad, explicaron, era visualizar el silenciamiento que el mundo adulto realiza sobre la voz de los niños/as y el lugar del adulto como promotor (o no) de participación infantil. Todos lo vivimos con mucha intensidad… Las expresiones que surgían desde los adultos fueron por momentos tremendamente duras, y así lo sentimos todos. Asimismo, hubo espacio para compartir los fundamentos conceptuales y políticos de la experiencia de niños consejeros, haciendo eje en un posicionamiento particular sobre la participación infantil. Se compartió también acerca de la organización que plantean los Consejos de la Niñez y la Adolescencia, desde los cuales se enmarcan interesantes experiencias, motivando y alentando para su conformación en cada localidad.

En otra oportunidad, concurrimos a observar y acompañar las actividades abiertas y públicas de la Pintada de Mural en Alta Barda y la Propuesta del Día del Chiste en General Roca.

---

20 "Cuando me aburro, me porto mal", "No me gusta dormir la siesta", "Tengo que limpiar la casa entera", "No me gusta ir a la escuela", "Me aburre comer verduras", "Los adultos son aburridos", "¿Por qué los chicos no votan?".

Consejo de Niños de Alta Barda – Proyecto "Plazas que nos gusten"

Pintada de mural en la plaza. 26 de agosto 2016. Barrio Alta Barda, Fiske Menuco- General Roca

El Lic. Javier Bintana, uno de los coordinadores, psicólogo residente de Salud Mental Comunitaria, nos invita a observar y acompañar la actividad de esta tarde. Los chicos y chicas del Consejo de Niños de Alta Barda van a pintar un chiste en un mural, en el espacio que se está constituyendo en la plaza que ellos propusieron. Concurrimos Laura y Gabriela, y acordamos en que Laura pusiera la escucha en los adultos, y Gabriela en el grupo de chicos y chicas.

Los adultos que acompañan la actividad hoy son los Coordinadores Javier Bintana, Julieta Ronzoni, y Cristina Gómez, y también Agustina Patiño aporta desde las artes plásticas.

Cuando llegamos, los chicos ya están en acción. Sobre la pared blanqueada, está el bosquejo del chiste gráfico que entre todos pintan. Pinceles, tarros con pinturas de muchos y alegres colores. El grupo de artistas es numeroso y variado: también quieren dejar su impronta algunos hermanitos más pequeños. Hay entusiasmo, intercambio, respeto y referencia al bosquejo en papel que orienta la tarea, y que sostienen con piedras para que el viento no lo vuele... Se los ve concentrados en la tarea, coordinados entre el grupo...

Un poco más allá se ve una canchita de fútbol, con arcos pintados color azul y blanco, y un triángulo de césped, enmarcado por un cerco de troncos, todo es parte del proyecto de los chicos de "plazas que nos gusten".

La instancia de hoy plasma una etapa de proceso, durante el cual los chicos debatieron acerca de ese espacio, salieron a buscarlo entre los terrenos baldíos del barrio, se sentaron a discutir con funcionarios municipales, solicitaron a los vecinos el paredón para pintar el chiste (el vecino cuyo paredón se pinta se acercó a saludarlos), diseñaron el boceto con el chiste que ya habían elegido, y tantas otras actividades que fueron desarrollándose en cada uno de los encuentros semanales del Consejo de Niños de Alta Barda en el último año y medio. Javier refiere que algunos de los niños hoy presentes no participan activamente del Consejo de Niños, incluso algunos son más pequeños, pero se sumaron a la actividad invitados por otros chicos, y que lo mismo ocurrió en una actividad anterior. El "chiste" que están pintando[21] fue elegido entre varios otros chistes presentados por los chicos, mediante el "aplausómetro", en una de las reuniones del Consejo de Niños. Hay otros dos chistes que también fueron elegidos, que se pintarán en otras paredes más adelante.

Al poco tiempo de iniciada la actividad, se acercan al lugar Andrea Cornejo (Presidenta del CONyA) y Martín Barriga (Jefe de la Dirección de Parques y Jardines del Municipio). Se habla sobre las diferencias entre el proyecto original y lo que pudo concretarse. Martín dice que "hubo que negociar entre lo que quieren y lo que podemos". Esto contrasta con la mirada de los chicos: "hay cosas que no están como nosotros habíamos propuesto", "nosotros queríamos arcos de colores, y queríamos césped verde pero más grande, para poner ahí los juegos". "Los de la Municipalidad siempre hacen lo mismo, vienen un ratito y se van". Y esto posibilita un diálogo con los coordinadores, quienes abren la posibilidad de que los chicos puedan seguir proponiendo y referenciando su proyecto original, la posibilidad de que este sea respetado.

Los coordinadores nos relatan acerca del espacio físico, la plaza, que "originalmente" estaba "todo integrado" (cancha de fútbol y zona de juegos), y la cancha era más grande. La Municipalidad propuso delimitar y separar los juegos de la cancha, y que esta fuera más chica, esto último con la intención de que "no la usen los adultos". Los

21 El chiste dice: "¿Qué tienen en común un carnicero y un bebé? Que los dos hacen puchero".

coordinadores plantean a los funcionarios la cuestión de la iluminación y la seguridad. Martín cuenta que "hace dos semanas esto era un basural", como intentando señalar los logros y los avances alcanzados. Acuerdan en que queda pendiente cerrar con un cerco para que no puedan pasar autos por el medio del espacio.

Andrea comenta que los chicos ya habían estado anteriormente, que al principio se sorprendieron por los cambios con relación a su propuesta inicial, pero luego los comprendieron; se les explicó que "todo tiene un sentido". Algunos chicos hacen comentarios respecto de los cambios observados, por ejemplo, una niña dice: "por acá pueden pasar autos". La respuesta de una de las coordinadoras es: "el viernes que viene lo vemos, lo pensamos... vemos las ideas que teníamos y lo que están haciendo".

Observamos en esto cómo la voz de los chicos está habilitada desde los adultos, incluso propiciada, al consultárseles sobre las características del espacio actual y la coherencia con el diseño por ellos propuesto, y de alguna manera al explicarles las variaciones y dificultades con relación al modelo original, algunas que serían poco viables, pareciera, desde los funcionarios. Y aquí la intervención de las coordinadoras, que no cierran el asunto, sólo lo difieren a otro espacio de análisis más profundo y con tranquilidad.

La escena es colorida y dinámica. Algunos niños se concentran más en la actividad del mural, debaten acerca de los colores, acerca de quién pintará cada objeto.... Buscan referencias a menudo con Agustina, quien orienta acerca de colores, pinceles y coordina las intervenciones de los chicos. Algunas partes del mural están a gran altura y los chicos no llegan con sus brazos... "¡Una escalera! ¿Quién tendrá una? Vamos a pedirla". Javier los acompaña, y regresan con la herramienta para poder lograr completar su obra, que fue prestada por una vecina... Se trata de Claudia, una referente en el barrio, que organizó un comedor y un equipo de fútbol. Claudia les avisa que el domingo habrá un festejo por el día del niño, invitación que es transmitida a todos los chicos al regresar.

Un grupo de chicos se dispersa al sector verde, otros van a jugar a la pelota, estrenando la pintura blanca que, radiante, demarca la nueva canchita, se mueven, cambian de juegos, como abarcando todo el espacio, como apropiándoselo. Ante esto una coordinadora comenta: "utilizan el espacio, eso está bueno". El sol de la siesta invernal impone su fuerza, y el viento se hace sentir, pero ellos no parecen ni notarlo.

Los Consejos de Niños han sido elegidos entre otros vecinos, personajes y grupos de Roca, con ocasión del aniversario de la ciudad, y serán distinguidos con una nota en el "Suplemento Aniversario", el 1° de septiembre[22], en el periódico local *La Comuna*. Mientras pintan, Javier les hace preguntas para completar la nota periodística, que se lleva a cabo de un modo natural y espontáneo. Ellos responden acerca de la ciudad: lo que más les gusta; su lugar preferido en Roca ("el centro", "donde está la Manzana", por el monumento); lo que querrían cambiar, a lo que responden rápidamente "las plazas" y "que no haya peleas"; y para definir su ciudad eligen palabras intensas y contundentes como "copada", "única".

En general, los coordinadores llaman a los chicos por su nombre, charlan con ellos, impresiona que están atentos a sus comentarios y necesidades. Los adultos establecen pautas de cuidado con respeto ("cuidado con los ojos, con la pintura", "no jueguen así, la pintura hace mal a la piel"). Toman fotos o realizan filmaciones, pero acuerdan que las vean todos juntos, en algún momento posterior.

La tarde avanza y, aunque se hizo más tarde del horario previsto, la mayoría decide quedarse hasta terminar el mural con Javier y Agustina. Nos despedimos y nos retiramos junto con Cristina y Julieta. Nos llevamos el registro

---

22 Este reconocimiento se realizó efectivamente el 1 de septiembre de 2016.

de una tarde de invierno compartida con los chicos y los grandes, donde entre mates y charlas pudimos conocer un poco más sobre esta interesante experiencia.

Consejo de Niños de Stefenelli "Lluvia de sonrisas"

Día del chiste - 7 de octubre de 2016, Plaza San Martín, Gral. Roca - Fiske Menuco

¡Llegó el gran día! Javier Bintana y Evelyn Villalba, residentes de Salud Mental Comunitaria que participan en la coordinación de los Consejos de Niños, nos comparten que el 7 de octubre es el día elegido para ser declarado como el Día del chiste. Esa instancia en que los chicos y chicas del Consejo de Niños de Stefenelli, que se vienen reuniendo durante los dos últimos años en la Biblioteca Popular, en la vieja Estación de Ferrocarril del "Pueblo viejo" de Stefenelli, presentan su propuesta a la comunidad, llevan su proyecto al centro de la ciudad para compartirlo con todos quienes se acerquen a la plaza San Martín esa tarde.

Han preparado cuidadosamente un programa de actividades y el espacio para recibir a los vecinos. Un día de sol radiante de primavera enmarca una plaza colorida, con banderines que la atraviesan, y colgadas de cordeles se ofrecen de alguna manera expresiones del quehacer del Consejo de Niños: dibujos, fotografías que los muestran sonrientes y atareados durante sus reuniones y diferentes actividades, también disfrazados con máscaras, papeles con chistes que invitan a reírse al leerlos… La plaza está vestida de fiesta. También encontramos carteles más grandes, que contienen infinidad de papelitos, con chistes compartidos por chicos de la escuela del barrio.

El programa comienza con una recorrida de los chicos y chicas por los comercios cercanos, dejando una urna en cada uno, invitando a quienes quieran compartir un chiste a escribirlo en un papel y ponerlo dentro de ella. El contenido de la urna, más tarde, será abierto y leído en la plaza, en el escenario, donde los chicos y chicas, micrófono en mano, pondrán su voz para invitar a reírse con cada chiste aportado por los vecinos, pidiendo aplausos en cada ocasión, acercando así ellos la voz de los adultos...

La apertura formal de la jornada se concreta pasadas las 17, previamente se había concretado la Declaración de Interés Municipal solicitada para el Proyecto que propone el 7 de octubre como el Día del chiste. Se instala una mesa con planillas para sumar firmas apoyando el pedido. Estas planillas han venido circulando por diferentes espacios desde hace unos días.

Un momento muy especial es aquel en el cual los chicos y chicas realizan el reconocimiento y agradecen a los "vecinos buena onda"[23] que acompañaron su proyecto durante estos dos años, entregándoles un diploma de agradecimiento y destacando su aporte. Se incluye en este momento a un periodista también reconocido como "buena onda", trabajador del periódico *La Comuna* y la Radio FM Antena Libre (UNCo). Los agasajados están presentes y han compartido el festejo con los chicos en todos sus momentos.

Los chicos y chicas consejeros invitan a quien quiera acercarse a compartir chistes a chistear. Lo pueden hacer directamente hablando por el micrófono, en el escenario montado para tal fin o escribiéndolo en un papel, para que luego los mismos chicos lo cuenten en voz alta. Mientras, uno de los chicos recorre la plaza con un megáfono invitando. "Vecino, vecina.... ¡Día del chiste en la plaza San Martín!". Algunos se acercan y se animan a tomar el micrófono, y unos cuantos más que algunos comparten anónimamente sus chistes por escrito y confían en los chicos para hacerlos escuchar. Los chicos son los conductores de la tarde. Y lo

---

23 Herminia, la vecina buena onda, nos cuenta: "Yo con todos los chicos soy buena onda, con mis vecinos... Y yo también los necesito, porque falleció mi marido hace seis meses... En la pared de mi casa pintaron un chiste... Hace un tiempo fueron a pedirme el paredón... y les conté un chiste: Una señora le dice a otra: 'Anoche entró un ladrón a mi casa y me robó las seis sillas' '¿Y cómo estás?', le pregunta ella. 'Y... ¡parada!', le contesta la otra".

hacen con mucho entusiasmo, desenvoltura y responsabilidad, se ceden el micrófono, se escuchan, pero por sobre todo, se divierten. Y sus risas resuenan llenando cada rincón de la plaza, contagiando inevitablemente a todos los que allí estamos, y alcanzando a los que ocasionalmente transitan por la plaza.

Los adultos acompañan. Asisten, ayudan, apoyan. Que nada opaque el disfrute, lo programado con tanto cuidado y placer. Y así sucede.

En un momento, se despliega un pasacalle con el nombre del proyecto, el cual se cuelga en la plaza, conjuntamente con los banderines de colores, carteles alusivos y las fotos de los chicos.

A modo de recuerdo, los chicos y chicas entregan a los presentes tarjetas con chistes impresos: "'No lo des por vencido ni aun vencido', dijo el chino y lo volvió a poner en la góndola", cuenta uno de ellos. También nos regalan un "parachiste" hecho por ellos en papel plegado, que en un momento, casi al final de la tarde, echamos a volar todos juntos, como un voto compartido en pos de la alegría, los chistes y la buena onda. Quizá un intento más de los chicos y chicas consejeros de atravesar el aburrido mundo de la gente adulta….

Acerca de cómo resuena todo esto en el observador

El encuadre metodológico nos sitúa como investigadoras. Desde allí, valiéndonos de la entrevista y la observación como herramientas, nos aproximamos a ellos. Pero ellos atraviesan esta línea. En el relato de las coordinadoras, los diferentes momentos del trabajo con los niños toman cuerpo, voz y color. Y los vemos. Los escuchamos. ¿Cómo no sentirnos interpeladas por sus decires? ¿Cómo no conmovernos con sus sentires? ¿Cómo no analizar desde nuestro marco de referencia de "buenas prácticas" que estamos frente a una iniciativa que sacude nuestras estructuras, que plantea algo tan básico pero a la vez tan poco habitual como intentar hacer oír la voz de los niños? Sea como sea. Cueste lo que cueste. Caiga quien caiga.

Y entonces pensamos si no están aportando, tanto los adultos coordinadores como los niños y niñas participantes y hasta los otros actores que se cruzaron con ellos (la vecina "buena onda", el periodista "buena onda", algún que otro funcionario respetuoso...), si no están aportando ellos, decimos, a la construcción de este concepto de buenas prácticas, y reconstruyendo nuevas categorías...

Resuena también la manera sutil pero potente en que estos espacios debilitan, desdibujan las etiquetas que con tanto poder el mundo adulto impone. Poder sostenido por la mercantilización de la vida cotidiana, la medicalización de la cotidianeidad, la estigmatización de las diferencias, la desubjetivación del desarrollo infantil, la negación de LAS infancias en pos de una "infancia" tan paradigmática como inexistente. Porque estos espacios naturalizan la inclusión, en ellos caben todos, todos los chicos y las chicas, para encontrarse y observar los aconteceres desde su mirada, y expresarlos desde sus palabras, y son acompañados para interpelar al poder adulto y proponer un mundo diferente, desde sus necesidades.

Finalmente, es la sencillez de este dispositivo lo que más conmueve. La posibilidad de generarlo, replicarlo y sostenerlo donde quiera que haya adultos dispuestos a prestar su escucha, su cuerpo y su corazón para que las necesidades de los chicos tomen forma de demanda y se hagan sentir. Pero también dispuestos a asumir una postura crítica y sostenida en esta lucha, a incorporar criterios, conocimientos y recursos para sostener sólidamente. Sencillez y complejidad a la vez. Aunque suene paradojal.

Y traigo las sabias y generosas palabras de un niño consejero: "Que haya más consejos, porque si tienen una idea, que se escuche la idea que dijiste, y además que la idea que dijiste se pueda hacer realidad".[24]

Algunas categorías de Buenas Prácticas que se destacan en este dispositivo

- Un rasgo distintivo es que *van allí donde los niños trascurren sus vidas cotidianas.* Los consejos se instalan en cada lugar, salen a invitar a los niños de cada vecindario, permanecen en él, generando un movimiento que se construye durante dos años. Y luego eligen otro barrio, se instalan allí y generan otro proceso...
- Cuentan con *supervisión externa,* esto refleja la responsabilidad y el compromiso ético de los coordinadores y del CONyA.
- *Motivan y favorecen la multiplicación del dispositivo,* presentan la experiencia en diversos espacios, transmitiendo los conceptos filosóficos y políticos que lo sustentan, y también promoviendo la vivencia (taller) de los procesos que los atraviesan.
- La *aplicabilidad* es valiosa, ya que el dispositivo puede generarse en espacios sencillos, con la coordinación de una dupla de adultos preparados y dispuestos.
- El dispositivo trasunta *respeto por las necesidades e intereses de los chicos,* promoviendo que puedan articularse en demandas y encontrar respuestas concretas.
- Refleja *solidaridad e inclusividad* como valores que promueve entre los niños, y entre ellos y los adultos que los escuchan y respetan.
- Otorga un importante lugar al proceso de posicionar a *los niños como actores sociales y políticos.*

---

24 Consejero del Barrio Alfonsina Storni, 2013.

- Constituye un interesante aporte a la *despatologización de las infancias,* a romper con el estigma de "niño problema", aplastado por diagnósticos que, en los Consejos, desaparecen.

Fuentes de información consultadas

- Primarias: entrevista con coordinadores. Observación y participación de actividades abiertas en la vía pública con los consejeros.
- Secundarias: consulta de material impreso:
    - Artículo publicado en la *Revista Clepios*: "Consejo de Niños/as: un espacio de participación política en la Infancia".
    - Noticias en periódico digital local.
    - Fotografías de reuniones de los consejos expuestas en las presentaciones.
    - Legislación referenciada.
    - Documentación sobre el CONyA.
    - Manifiesto de ideas y propuestas. Consejo de Niños del Barrio Alfonsina Storni, General Roca 2013- 2014.
    - Proyecto Día del Chiste en General Roca
- Audios radiales grabados con expresiones de los chicos y chicas presentándose como Consejo de Niños, audios radiales invitando al Día del chiste.

Bibliografía

Barcala, A. (2013). "Sufrimiento psicosocial en la niñez: el desafío de las políticas en salud mental". *Revista Actualidad Psicológica,* Marzo 2013.

Burijovich, J. (2011). "El concepto de buenas prácticas en salud: desde un enfoque prescriptivo a uno comprensivo". En Rodigou Nocetti, M. y Paulín, H. (2011). *Coloquios de Investigación Cualitativa*. Córdoba.

Fernández, Julio y De Cristófaro, Francisco (2014). "Diagnóstico de Situación". Residencia de Medicina General. Hospital Gral. Roca.
Floria y García Belsunce, *Historia de los Argentinos*. Editorial El Ateneo, 2° ed., Bs. As., 2005.
Illa, Emmanuel. "Diagnóstico de Situación". Residencia Interdisciplinaria de Salud Mental Comunitaria. Hospital Gral. Roca, 2017.
Maida, Ester (2001). *Inmigrantes del Alto Valle de Río Negro*. PubliFadecs, Universidad Nacional del Comahue, Gral. Roca.
Salviolo, C. (2014): "20 años de Derechos Infantiles. Debates y perspectivas. Publicación de la Diplomatura Superior Infancia, educación y pedagogía", FLACSO.
Artículo publicado en la *Revista Clepios*: "Consejo de Niños/as: un espacio de participación política en la Infancia".

La Huerta para Compartir. Villa Regina, Río Negro

Silvia Morales

Introducción

El presente escrito es un relato del dispositivo *La Huerta para compartir,* realizado por el equipo de investigación del proyecto *Dispositivos de atención en salud mental orientados a niños y niñas. Estudio descriptivo en los Sistemas Públicos de Salud de Río Negro y Neuquén, período 2014-2016* de la Universidad Nacional del Comahue. Esta narración tiene como objetivo contar y sistematizar el trabajo compartido durante el período 2014-2016 entre las siguientes instituciones: Centro de Salud de Barrio Este, Escuela primaria N° 235 y el INTA delegación Villa Regina.

El contexto de la experiencia: La huerta en el terreno

El proyecto "Nuestra Huerta para compartir" se inserta en el Barrio Este de Villa Regina, Río Negro, las organizaciones participantes tienen su sede en dicho Barrio, pero la comunidad que atiende es más amplia y abarca fundamentalmente Barrio Matadero, Barrio el Trabajo, Barrio 201 Viviendas y Barrio loteo Iaria.

Históricamente Barrio Este y El Trabajo fueron comunidades pequeñas de cinco y tres manzanas respectivamente, insertadas cerca del casco urbano pero como primer eslabón con la zona rural.

La mayoría de las familias se sostenían con el trabajo rural. Hace unos cinco años, aproximadamente, la zona tuvo un crecimiento exponencial por planes de viviendas, cambiando la estructura de la comunidad en todas sus dimensiones: número de habitantes, rejuvenecimiento de la pirámide poblacional, composición social y laboral (empleados públicos provinciales y municipales, empleados de comercio mayoritariamente).

Por otro lado, Barrio Matadero es uno de los más antiguos de la localidad y toma su nombre del matadero que se asentaba enfrente, situación que resultaba estigmatizante. Este barrio tuvo su propia idiosincrasia, con problemáticas sociales estructurales que se arraigaban y modificaban a través de los años (abuelos alcohólicos, padres alcohólicos, hijos con consumo problemático de drogas, concentración de habitantes con sufrimientos mentales, violencia comunitaria, etc.).

Con el correr de los años, el matadero cerró sus puertas, los aserraderos que lo rodeaban se trasladaron a otras zonas, y en su lugar se construyeron otros barrios, pero las problemáticas comunitarias permanecieron.

En este contexto, distintos actores locales insertos en organizaciones de la comunidad realizan la propuesta de una Huerta comunitaria.

Breve reseña histórica

Inicialmente el proyecto se pensó como una estrategia de promoción y prevención de la salud destinada a adolescentes-jóvenes y adultos.

Durante dos años, el proyecto estuvo dirigido a adolescentes con conductas de riesgo que participaban de un programa provincial de integración comunitaria, cuyo eje era la producción. Esta población destinataria era beneficiaria de un programa asistencial, al cesar este beneficio, dejaron de participar del proyecto. Fue en ese momento cuando el proyecto sufrió un cambio estructural que dio origen a este dispositivo.

¿En qué consiste el dispositivo?

La Huerta para Compartir es una propuesta socioeducativa, que se implementa desde hace tres años, con alumnos/as de la escuela primaria Nº 235.

La creación de una pequeña huerta escolar proporciona una motivación directa y específica para sus participantes. Ofrece un espacio de intercambio de experiencias y saberes, donde se valoran el trabajo y la ayuda mutua.

A través del trabajo grupal y comunitario, se busca estimular el respeto, fortalecer la autoestima, etcétera. Los participantes, a través de la realización de una tarea concreta y del proceso que lleva el crecimiento de una huerta, deben poner en práctica la escucha, ejercitar su oralidad, la expresión de sus opiniones e ideas, interpretar, argumentar y acordar.

Por otra parte, se sustenta en el ejercicio democrático de diferentes estamentos de la comunidad (efectores de salud, docentes, padres, un ingeniero agrónomo) pero fundamentalmente en la participación activa de los niñas/os.

La metodología implementada es la de grupos de tareas a quienes los convoca una actividad: la construcción de una huerta. En los períodos de meseta en la producción hortícola se planifican talleres para profundizar sobre algunos de los emergentes (generalmente problemáticas familiares y comunitarias) surgidos durante el año. Estos talleres son socioeducativos.

El objetivo general del proyecto

Promover la creatividad, la corresponsabilidad, el aprendizaje compartido mediante una huerta comunitaria.

Los objetivos específicos reflejan en gran medida la organización a la que pertenecen los socios fundadores del proyecto, por ejemplo, objetivos pedagógicos específicos según las áreas de la docentes a cargos: Ciencias Naturales, Matemática, Geometría, Lengua y/o Ciencias Sociales.

El Programa Pro-Huerta también aportó su propio objetivo orientado básicamente a: "Mejorar la seguridad alimentaria de la población [...] con enfoque agroecológico, de acuerdo con las particularidades y costumbres de cada región", y "favorecer la participación y la organización de las comunidades [...] para que sean actores plenos del proceso".

¿Cómo se implementa?

Desde que la experiencia comenzó, en la escuela han participado los niños de 2do, 3ero y 6to grado, un grado por año, salvo en la 2da Cohorte, en la cual participaron niños de dos grados a la vez. En estos grados siempre han existido niños dentro del programa de inclusión educativa.

La organización de la tarea se realizó a través de talleres teóricos-prácticos una vez por semana durante dos horas, en el período escolar. El resto de los días de la semana, fines de semana y vacaciones, los niños se han organizado para realizar las tareas de mantenimiento y cuidado de la huerta, con la colaboración de alguno de los talleristas o algún miembro de la organización.

La Huerta tiene tareas específicas programadas durante el año, que guardan estrecha relación con el ciclo de producción de verduras, hortalizas y plantas:

1) Preparación de la tierra, siembra, cuidado, crecimiento y cosecha. Toda la producción es orgánica.

2) Construcción de las herramientas, sistemas de trabajo como riego por goteo, producción de abonos. El programa Pro-Huerta provee los insumos materiales.

En algunas actividades se ha incorporado a los padres, especialmente en la preparación del suelo.

3) En los períodos de meseta de la huerta se planifican talleres para profundizar sobre algunos de los emergentes surgidos durante el año. Estos talleres son socio-educativos.

Los agricultores

La elección de los beneficiarios directos fue direccionada. La escuela eligió los grados, valorando aquellos que tuvieran mayor cantidad de alumnos en integración o con dificultades sociales, considerando que la huerta era un espacio diferente al áulico donde los niños podrían desarrollar nuevas formas de comunicación y recuperar sus conocimientos.

Los capacitadores

El plantel fijo de la huerta está compuesto por un psicólogo social del Centro de Salud del Hospital Área Programa de Villa Regina, un ingeniero agrónomo del INTA Agencia de extensión rural Villa Regina, y seis docentes (estas fueron rotando según el año).

Como colaboradores externos participaron: el personal el Centro de Salud, el plantel directivo y maestranza de la Escuela Nº 235, y personal del INTA Delegación Villa Regina: un licenciado en Alimentación, administrativos, etcétera.

Los obstáculos para el crecimiento

Al comienzo, la huerta se asentó en un reducido patio del Centro de Salud. Las mayores dificultades recayeron en su cuidado, puesto que algunos jóvenes del barrio (incluso algunos adolescentes ex miembros del proyecto) entraban en el predio, rompían las plantas y arrancaron las mangueras para el riego. Para superar estas situaciones, el equipo de trabajo buscó aliados en la comunidad (algunos de ellos fueron los mismos que estaban rompiendo el lugar) para que cuidaran la huerta, y a cambio les facilitaban hongos del Programa Huerta y la obtención de turnos para la atención médica. Así, con el correr del tiempo, estas situaciones se fueron superando y el espacio fue incorporado en la localidad.

El último año la huerta tuvo que ser trasplantada, puesto que se comenzó con la ampliación de la escuela y se tomó parte del patio del Centro de Salud, por lo cual tuvieron que buscar un nuevo espacio.

Así se encontraron con el ofrecimiento de una familia de la comunidad que brindaba parte de su terreno, pero finalmente se asentó en un patio lateral de la escuela. Fue un año de paros docentes, seguido por varias semanas de lluvias prolongadas, pero pese a ello, por insistencia de los niños y con el compromiso del equipo en colaboración con los padres, sortearon estas dificultades y se empezó la huerta desde la nada en otro espacio.

La Huerta como dispositivo de Salud Mental y de Buenas Prácticas

Al momento de la selección de las experiencias, se contaba con una descripción general de estas, al ir adentrándonos en el proceso de investigación, con los datos brindados por los servicios de Salud Mental y su análisis, se pudieron detectar en esta experiencia los siguientes criterios de buenas prácticas:

a. El proyecto responde a necesidades y demandas de la comunidad[25]

Desde el servicio de Salud Mental se evaluó la necesidad de realizar actividades en los barrios, ya que la mayoría de las prácticas eran hospitalarias e individuales, por lo cual el psicólogo social que se designó a dicha zona realizó un diagnóstico comunitario.

De este primer diagnóstico surgieron los siguientes ejes temáticos: Inseguridad, falta de espacios recreativos y la exclusión de los espacios comunitarios de los niños y adolescentes, siendo utilizados por grupos de adultos jóvenes con actividades marginales y/o ilegales.[26]

Por otra parte, desde los efectores de Salud se planteaba como una necesidad el trabajo preventivo y promocional, considerando las enfermedades prevalentes de la zona.

Evaluando los recursos existentes, se convoca al programa AER (Agencia de Extensión Rural), que podía brindar los recursos para una huerta comunitaria y capacitación a tal fin. Así, la huerta se fue transformando en un dispositivo que permitió responder a diversas demandas comunitarias.

b. Es innovador

En comparación con otras experiencias presentadas, era la única propuesta que tenía un eje productivo a través del trabajo de la tierra; donde los niños son los productores, y el resto de los participantes del proyecto, colaboradores activos.

---

25 Entendiendo que la comunidad no solo está conformada por sus habitantes, sino también por las organizaciones que la integran, la trama de interacciones que entre ellos se genera.

26 Dato aportado por los integrantes del grupo en las entrevistas individuales al psicólogo social Sebastián Pracilio y al ingeniero agrónomo Juan José Ciccioli.

c. Presenta garantía de continuidad y sostenibilidad

Esta experiencia está en marcha desde 2013, pese a que cambiaron los actores intervinientes. Inicialmente el proyecto tuvo como socios fundadores al Centro de Salud, el INTA mediante el programa AER, y el Municipio local mediante un programa de becas para jóvenes en situación de riesgo. Al darse de baja el programa municipal, la escuela local se integra al proyecto y los niños comienzan a ser los actores protagónicos.

En el transcurso de estos años el proyecto se ha sostenido pese a los avatares derivados del uso del suelo (ampliación edilicia de la escuela local).

d. Es replicable

Durante este año les solicitaron desde otras escuelas que compartieran la experiencia para poder replicarla en otros barrios de la localidad. Un facilitador lo constituye el hecho de que el programa Pro-Huerta tiene alcance nacional.

e. Promueve transformaciones reales[27]

El impacto de la experiencia se observa no solo en los niños que participaron de la experiencia y en los miembros del equipo organizador, sino que también los ha trascendido a nivel familiar, organizacional y local.

> Tuvimos un nene, por ejemplo que tenía mutismo selectivo, pero en la huerta comenzó a hablar y a participar y esto se vio reflejado en el aula. Nenes que tomaron un rol protagónico en la huerta porque podían compartir sus conocimientos, en la huerta ellos sabían algo, y podían mostrarlo a los demás.[28]

---

27 En algunas clasificaciones puede mencionarse como Generar Cambios.
28 Entrevista personal con la docente Lucía Bertoldi.

f. Posibilita la creación de nuevos espacios institucionales y simbólicos, promoviendo cambios en la concepción y práctica de crianza en las familias y en las instituciones

> En un primer momento lo tomé como un proyecto pedagógico. Pero después me pasó lo de los chicos, se volvió algo personal, de valor. Su entusiasmo me motivó... al principio la actividad al aire libre era un lío, lo veía como un juego, y luego ellos se pusieron límites, disciplina para poder sostenerlo... se ayudaban.[29]

Se observó una práctica real, una manera distinta en la cual "todos" enseñan y "todos" aprenden, cada participante desde su saber, sus experiencias. "Colmó las expectativas, superó los aspectos pedagógicos... los chicos que pasaron por la Huerta ahora arreglan los canteros de la escuela... voluntariamente".[30]

g. Participación democrática de distintos actores, propiciando un mayor compromiso de estos y la integración de nuevos aliados[31]

"Todos los grados querían hacer la Huerta", "los papás se mostraron más colaborativos con las tareas concretas", "ver participar a todos juntos con los chicos, como iguales, iguales a los docentes"...[32]

En esta experiencia en particular se puede apreciar cómo, fuera del tiempo formal de las organizaciones, los participantes sostuvieron la actividad (vacaciones, fines de semana, feriados). Tanto los niños que se organizaron para el cuidado de la huerta, como el personal no docente de la escuela que facilitó la tarea.

---

29 Entrevista personal con la docente Gloria Chiachirini.

30 Entrevista personal con la vicedirectora Sandra Scarpeli.

31 Primeros años, Programa Nacional de Desarrollo Infantil. Buenas Prácticas. Tres experiencias destacadas: Chubut, Chaco y San Luis. CABA, 2011, p. 10.

32 Entrevista personal con la docente Lucía Bertoldi.

También se destaca este aspecto en los momentos de crisis, cuando por circunstancias externas tuvieron que mudar la huerta de lugar, y los padres y/o vecinos ofrecieron otros espacios. Y específicamente cuando los padres se pusieron a preparar el terreno para que sus hijos pudieran reconstruir la huerta.

h. Rescata saberes previos, saberes que no están legitimados

Esta es una categoría que se podría considerar como buena práctica, si se analiza desde la visión de Paulo Freire quien considera:

> ... el quehacer del educando y el educador como funciones interpersonales, lo cual habilita el intercambio cultural entre el campesino brasileño y el maestro. Al otorgarle valor a a los saberes adquiridos por el educando en su medio cultural, ubica la relación educativa fuera del laberinto teórico que presenta el reproductivismo, cuando reduce la educación a la imposición de la cultura dominante. Freire redobla su valoración positiva de la educación y la vincula con la prospectiva: enseñando y aprendiendo pueden adquirirse saberes que permiten imaginar y construir futuro...[33]

Desde el comienzo de la experiencia se hizo hincapié en recuperar saberes de las familias de los niños, saberes comunitarios y culturales, pero a su vez, niños que tenían una posición marginal dentro del grupo o que tenían limitaciones en su educación formal, pudieron desarrollar habilidades resignificando los saberes que traían de su mundo cotidiano. "Para que las plantas no mueran, con mi abuelo lo preparamos para matar a los pulgones".[34]

---

33 Puiggrós, Adriana (2004), *De Simón Rodríguez a Paulo Freire. Educación para la integración iberoamericana*, Buenos Aires, Colihue.

34 Grupo conformado por Sol y Macarena de 2do y 3er grado.

Los niños han destacado el valor de su trabajo, el ser reconocidos: "Lo que más me gustó fue poder llevar la verdura a mi casa"; "poder regalarle a mi mamá una planta para el día de la madre... ella se sintió feliz".[35]

Los adultos que integraron el proyecto también pudieron reconocer esta correlación del conocimiento:

> Empezábamos hablando de los enemigos de las plantas y terminábamos hablando de los peligros que ellos confrontaban en el barrio, nos contaban cosas que nosotros no sabíamos y podían reconocerlos, hablar de estos temas y pensar en maneras saludables para superarlos...[36]

Conclusión

Las huertas como dispositivo se han replicado en diferentes ámbitos pero apuntando al cuidado del medioambiente y la alimentación saludable; o como herramienta para talleres terapéuticos o de rehabilitación, pero en esta experiencia escolar se logró articular exitosamente los objetivos pedagógicos con los del cuidado del medioambiente y la alimentación; dando un salto cualitativo al incorporar el aspecto psicosocial de sus participantes, el contexto histórico y cultural de las familias que sustentan a estos niños, dándoles una real participación a los diferentes actores, no excluyendo a ninguno de ellos por diferente que fueran sus disciplinas, dispares sus edades o conocimientos.

Esta experiencia rescata el valor de la producción de alimento y lo resignifica espontáneamente al darle los niños un valor subjetivo, quizás relacionado con la mística de compartir el pan, de nutrir al otro, de dar algo a quienes aprecian: sus compañeros, sus hermanos, su familia. Ellos... niños,.. miembros de una comunidad con marcadas limitaciones materiales, son quienes ahora tienen algo para dar.

---

35 Evaluación de un niño de 2do grado, pero que representa las expresiones registradas por el resto de los compañeros.

36 Entrevista personal al psicólogo social Sebastián Pracilio.

Fútbol Callejero: "Dame pelota... y muevo un mundo". El Bolsón, Río Negro

Laura Alejandra Cordero
María Gabriela De Gregorio

La experiencia de Fútbol Callejero

El Fútbol Callejero nace como una estrategia de trabajo con las juventudes, y es inicialmente impulsada por Fundación Defensores del Chaco[37] (Moreno, Prov. de Buenos Aires). En aquel inicio, la propuesta fue recuperar un espacio de protagonismo y de diálogo entre jóvenes, en un contexto donde la violencia estructural atravesaba todas las relaciones: familiares, en el barrio, en la escuela, con la comunidad, con los identificados como "otros". Luego se van incorporando otras miradas: la de la igualdad de género, promoviendo la participación de las mujeres junto a los hombres y en igualdad de condiciones; la incorporación de valores como elementos que se integran al sentido de "partido ganado"; la figura fuerte del mediador deportivo social como facilitador de las interacciones.

La metodología de Fútbol Callejero pronto se fue expandiendo y fue adoptada por organizaciones de toda América Latina.

¿Por qué Fútbol Callejero? Fútbol, para atraer la atención y vincular a los participantes desde una experiencia que recogiera sus intereses y gustos. Callejero, porque proponía volver a las raíces del fútbol de "potrero", donde los

---

37 La Fundación Defensores del Chaco es una organización sin fines de lucro, que funciona desde 1994 en el barrio Chaco Chico de Paso del Rey, partido de Moreno. En www.defensoresdelchaco.org.ar.

participantes coinciden en llevar adelante un partido de fútbol de manera autorregulada y tácitamente estableciendo un marco de respeto.[38]

> Es una metodología inventada en Argentina, en Moreno, Buenos Aires... Algunos jugadores de fútbol veían que en ese barrio había dos grupos muy antagónicos y que terminaban todos los partidos muy mal. Entonces, empezaron a introducirles algunas maneras para mitigar lo que estaba ocurriendo en el campo de juego y además que los chicos empezaran un proceso de aprendizaje distinto, siempre con la pelota, siempre con el juego. Así nació Fútbol Callejero. Rápidamente se extendió en otros lugares de Argentina, en Latinoamérica y en el mundo. Ahora hay más de 50 países que hacen Fútbol Callejero...[39]

Historia local. Fútbol Callejero en El Bolsón

La ciudad

Enclavada en un valle de la Cordillera de los Andes, en la frontera con Chile, la ciudad de El Bolsón se ubica al Sudoeste de la provincia de Río Negro, justo en el límite con la provincia de Chubut.

Según el censo 2010, cuenta con 19.009 habitantes (9.454 hombres y 9555 mujeres). Dado que concentra una gran variedad de servicios, constituye la puerta de entrada a la Comarca Andina del Paralelo 42º, integrada además por: Lago Puelo, El Manso, El Maitén, Cholila, El Hoyo y Epuyén.

La comarca es una comunidad agrícola-ganadera y los distintos poblados que la integran se hallan estrechamente ligados tanto en el aspecto económico como en la vida

---

38 *Fútbol Callejero: juventud, liderazgo y participación. Trayectorias juveniles en Organizaciones Sociales de América Latina*, Buenos Aires, Fundación Fútbol para el Desarrollo (FuDe), 2012.

39 Presentación de Heraldo Mora en las Jornadas de Salud Mental Comunitaria, El Bolsón, octubre 2016.

social y las actividades culturales. Sus actividades principales son la fabricación de dulces, cerveza y artesanías, los cultivos orgánicos y el turismo.

El inicio de la experiencia

La experiencia comienza en el *Barrio Los Hornos*, como una oportunidad para dar continuidad a un trabajo iniciado por el Equipo Técnico de Apoyo Pedagógico (ETAP) con adolescentes y jóvenes del barrio. "La oportunidad vino de una persona de salud mental. Julieta Sanz me acerca un recorte de diario que habla de Fútbol Callejero, me dijo 'a vos te va a gustar esto'. Y realmente sí me gustó".[40]

Esta práctica era implementada en San Carlos de Bariloche por la "Asociación Cre-Arte",[41] pionera de ello en la Patagonia.

Desde el Programa Jóvenes de la Subdelegación de Protección Integral de Derechos de Niños y Adolescentes (Matías Úbeda y Matías García), y el Equipo Técnico de Apoyo Pedagógico (Heraldo Mora), se convocó a referentes de dicha Asociación y se originó un proyecto conjunto que permitiera el desarrollo de la metodología en el Barrio Los Hornos.

El contexto

El Barrio Los Hornos está unido al centro por un puente de una sola mano.

Es un barrio de calles angostas, de tierra, sin veredas. Las casas son precarias, de madera cantonera, techos de chapa o de cartón, piso de tierra, baños tipo letrina afuera. Apenas cuentan con electricidad y agua de alguna canilla externa, y la calefacción es a leña.

---

40 Ídem.

41 Cre-Arte es un centro educativo y cultural para personas con discapacidad. http://www.cre-arte.org.ar/

Los núcleos familiares tienen gran número de miembros. En ocasiones, los niños deben asumir responsabilidades no adecuadas para su edad (cuidado de hermanos más pequeños, trabajos por hora, cosecha). En muchos hogares el padre y la madre se encuentran sin trabajo y están asistidos por diversos planes sociales.

La mayor parte de la población se dedica a actividades sin relación de dependencia: jornaleros, servicio doméstico, trabajos en aserraderos, cosecheros, sin ingresos adecuados, sin aportes jubilatorios ni obra social.

Se trata de familias en situación de riesgo, con pobreza estructural crónica, inmovilizados por una marcada vulnerabilidad y frustración.[42]

La actualidad

En el Barrio Los Hornos, esta experiencia de trabajo con la metodología de Fútbol Callejero comenzó el 1° de abril de 2011 y continúa hasta la actualidad. Participan chicos del barrio, así como también de los barrios colindantes: Loma del Medio, Usina y Primavera.

Los encuentros se realizan con frecuencia semanal, los días martes por la tarde: "Los chicos del barrio sabían que el martes a las 2 se hacía, y era llamativa la puntualidad, en el horario pautado ya estaban todos esperando que llegaran Heraldo o los profes para arrancar con los partidos".[43]

Si bien esta metodología se inició localmente en el mencionado barrio, luego comenzó a implementarse también en distintas *escuelas.*

---

42 "Puente Viejo" - Fútbol callejero. Metodología de Inclusión y Aprendizaje. Comarca Andina del paralelo 42. El Bolsón - Lago Puelo. Asociación "Al agua todos". Diciembre 2015.

43 Conversación con Gustavo García, ex residente de Salud Mental Comunitaria, Servicio de Salud Mental Hospital El Bolsón, noviembre de 2016.

> Como equipo técnico, pudimos ver que la metodología se podía aplicar en el ámbito educativo. Aquellos grupos, grados, en los cuales había conflicto, donde costaba mucho el tema de resolver los conflictos mediante la palabra, donde imperaba una cuestión machista y las chicas quedaban relegadas en la palabra, en el juego, en el desarrollo hasta de los conceptos áulicos, veíamos que era una herramienta eficaz y posible de ser utilizada.[44]

Actualmente, esta metodología se lleva adelante en 6 espacios, tanto escolares como comunitarios, 4 en El Bolsón, y otros 2 en El Hoyo y Puelo, localidades de la provincia de Chubut. Se ha trabajado hasta la fecha con aproximadamente 300 chicos.

Hay dos lugares en los cuales está planificado empezar y otros 5 que lo han solicitado pero donde aún no es posible comenzar por falta de recursos humanos. Es por ello que se están formando mediadores sociales para poder extender la metodología a estos espacios requeridos y en donde se observa como importante iniciarla.

Población destinataria

Se trata de un proyecto socio-escolar-comunitario con enfoque de Derechos, orientado a la población infanto-juvenil en general y en particular a aquellos en situación de vulnerabilidad social.

Necesidades a partir de las cuales surge

Esta experiencia surge como propuesta de trabajo con aquellos grupos en los cuales se presentan dificultades relacionales, de comunicación, con inconvenientes para resolver conflictos mediante la palabra.

---

44 Presentación de Heraldo Mora en las Jornadas de Salud Mental Comunitaria, *op. cit.*

La metodología de Fútbol Callejero permite abordar problemáticas como la exclusión, la discriminación y la violencia.

Metodología

Quienes participan del Fútbol Callejero se refieren a las características del juego con el concepto genérico de "La Metodología", abarcando tanto las reglas de juego como los valores involucrados en esta práctica.

La Metodología del Fútbol Callejero tiene como punto de partida el fútbol convencional (el juego se estructura a partir de un partido de fútbol), pero al pasar a ser callejero el deporte se resignifica completamente.[45]

"La metodología en sí es simple pero tiene mucho contenido".[46] Tiene dos particularidades: que *los equipos son mixtos* y que *no cuenta con la figura de un árbitro*, sino con la de mediadores sociales (que habitualmente son una pareja).

Consta de *tres momentos* en su desarrollo:

Primer momento: se definen, de común acuerdo entre los dos equipos y con la fiscalización de los mediadores sociales, las reglas con las que van a jugar el partido; estas se constituyen como condiciones al ser aceptadas por ambos grupos. Las reglas establecidas son anotadas por el mediador en una planilla.

> Todas las reglas, deportivas o conductuales, se pueden cambiar en cada partido, de acuerdo al espacio en que juegan, y de acuerdo a lo que ellos estiman mejor para el desarrollo de la práctica.
> Por ejemplo, en el Barrio Los Hornos los chicos dicen que si la pelota pega en el palo es medio gol, y lo juegan de esa manera; que 3 caños a favor es un penal; que si la jugada es muy linda vale doble; en el principio el gol de la mujer valía

45 *Fútbol Callejero: juventud, liderazgo y participación...*, *op. cit.*

46 Presentación de Heraldo Mora en las Jornadas de Salud Mental Comunitaria, *op. cit.*

> doble, pero después las chicas se ponderaron de otra manera, y los hombres se avivaron también, y dijeron no, todos somos iguales, acá todos somos personas, por lo tanto el gol vale para todos igual. Y hubo un momento que alguien dijo que la agresión verbal, la puteada, el insultarse, era una agresión y le cabía una pena. Y pusieron 2 maneras, una era dos minutos afuera, y la otra era un penal a favor del equipo al cual le cometían la falta. Ahora ya no ponen más esa regla porque el insulto no existe. Si ustedes ven el proceso desde que empezaron hasta ahora, es fantástico, da gusto verlos jugar.[47]

¿Hoy con qué reglas jugamos? suele ser la pregunta que da inicio a este primer momento. "Se ponían las reglas, que son inventadas, a veces de semana a semana se repetían las mismas reglas".

> Todos juegan, no hay persona que quiera jugar que se la deje afuera. Se contaban cuántos eran, se elegían algunos para formar los equipos. Lo hacían los mismos chicos. Podía haber uno de 8 años, otro de 16, de cualquier edad, y elegía cada cual a sus jugadores, uno cada uno, y así se armaban los equipos.
> La duración de los partidos dependía de la cantidad de chicos y de la cantidad de equipos que quedaban armados. Podía ser a un gol, a veces a 2 goles, o de 5 o 10 minutos, más allá de que se hiciera o no un gol.[48]

Segundo momento: se juega al fútbol en el tiempo establecido.

Tercer momento: una vez finalizado el partido, los chicos se reúnen con los mediadores, se dialoga, y por medio del consenso se establecen los puntos que corresponden a cada equipo, en relación no sólo con lo *deportivo* (cantidad de goles), sino también con los valores que se ponen en juego. Estos son: la *solidaridad* (cómo se relacionó un equipo con el otro), el *compañerismo* (cómo se trataron los jugadores del

---

47 Ídem.

48 Conversación con Gustavo García, ex residente de Salud Mental Comunitaria, Servicio de Salud Mental Hospital El Bolsón, noviembre de 2016.

mismo equipo) y el *compromiso* (respeto con las reglas acordadas). Todo ello acompañado por la figura del mediador social, que utiliza una planilla e interviene facilitando los diálogos y la participación.

> Ahí está la labor comprometida del mediador, para establecer un canon de justicia, para inquietarlos, para darles preguntas que los lleven a una reflexión y que determinen ellos mismos a quien le corresponden los puntos. Puede ser que el equipo que metió más goles no gane el encuentro.[49]
> En relación al "tercer momento", era para darle un cierre a la actividad. Así como había una ronda inicial, donde se ponían las reglas, había una ronda final. Llamaba la atención que los chicos en general no se iban, participaban de la ronda. Con la coordinación de Heraldo, o alguno de los chicos, se hablaba sobre cómo había estado el partido; la consigna del cierre era retomar lo que se había acordado previamente. Y si no circulaba solo, ponerlo en discusión (habíamos dicho tal cosa... ¿qué opinan?). Era un momento de reflexión. También salían cosas que pasaban en el medio y que no se habían planteado.[50]

Asimismo, es importante mencionar que, además de la práctica del fútbol callejero, en cada uno de los espacios donde se lleva adelante esta experiencia se van agregando otros componentes y actividades, de acuerdo a las necesidades o intereses grupales (murga, fotos, videos, murales, emprendimientos sociales), lo que posibilita además interacciones entre los distintos grupos.

---

49 Presentación de Heraldo Mora en las Jornadas Salud Mental Comunitaria, *op. cit.*

50 Conversación con Gustavo García, ex residente de Salud Mental Comunitaria, Servicio de Salud Mental Hospital El Bolsón, noviembre de 2016.

Objetivos

La metodología descripta tiene los siguientes objetivos:[51]

- Estimular la práctica del Fútbol Callejero, como marco de referencia de la concientización de valores, en un marco de *inclusión* y *diversidad.*
- Abordar los conflictos negativos del grupo e intentar que sus integrantes construyan acuerdos de convivencia. Reconocer aspectos positivos individuales y grupales.
- Incentivar al grupo a que participe en la creación y organización de las reglas y en el ejercicio de respeto que suponen, reflexionando en relación con el espacio de juego.
- Promover la visibilidad de lo importante que resulta llegar a acuerdos, la búsqueda del consenso y la construcción de una política común.
- Favorecer la integración de grupos diversos, promoviendo una mirada inclusiva.
- Fomentar la *solidaridad, cooperación, respeto, colaboración* y *responsabilidad* como valores que orienten la conducta.
- Posibilitar la oportunidad para desenvolverse, compartir y llegar a ser modificadores y constructores del juego.
- Promover la comprensión y la aplicación de los conceptos del juego de *fútbol,* alentando la ampliación de las habilidades técnicas del juego.
- Fomentar trabajos grupales y la utilización de la asociación como forma de resolver los problemas comunes.

---

51 "Puente Viejo" - Fútbol callejero. Metodología de Inclusión y Aprendizaje. Comarca Andina del paralelo 42. El Bolsón - Lago Puelo. Asociación "Al agua todos". Diciembre 2015.

- Dar lugar a todo aquello que se propone como beneficioso para el grupo, abordaje de problemáticas o inquietudes y/o intercambio en espacios lúdicos, expresivos, constructivos.
- Relacionar toda esta metodología con aspectos áulicos e institucionales, o de la vida comunitaria, intentando que se logren aprendizajes que apunten al mejoramiento del clima institucional o barrial.
- Producir material de registro de la experiencia.
- Posibilitar la realización de encuentros de *Fútbol Callejero,* como experiencias de intercambio, lo cual enriquecerá su potencial.
- Formar promotores y mediadores para extender la metodología a otros ámbitos de la localidad y la Comarca Andina.
- Generar con otros actores de la comunidad en general proyectos que apunten a brindar oportunidades y que alienten a efectivizar el pleno ejercicio de derechos de nuestras niñas, niños, adolescentes y jóvenes.
- Conceptualizar y entender el fútbol como una estrategia para crear y acompañar procesos de aprendizaje e inclusión social, recuperar los valores humanos, impulsar el desarrollo de liderazgos y generar procesos comunitarios solidarios de transformación
- Formar parte del Movimiento Latinoamericano que se constituye por un conjunto de organizaciones sociales que a través del Fútbol Callejero comparten la misión de construir ciudadanía, defender los derechos humanos y de la naturaleza, abogar por la justicia, promover una sociedad inclusiva y reconocer la diversidad cultural, étnico-racial y de opciones.

Recurso humano

La coordinación de la experiencia de Fútbol Callejero en la zona está a cargo del Lic. Heraldo Mora, que es trabajador social del área de educación, ha sido técnico y juega al fútbol actualmente.

El equipo de mediadores en este momento cuenta con seis integrantes, 3 varones y 3 mujeres; la mayoría juega al fútbol, son profesores de educación física y trabajan en escuelas, y en Puelo hay un operador de salud mental.[52]

En el caso de los espacios de Fútbol Callejero en Río Negro, no hay en este momento una participación activa y directa por parte de referentes del área de salud mental.

Articulaciones intersectoriales y redes

Las articulaciones intersectoriales y redes que se establecen son diversas. Estas se mantienen y se acentúan según las necesidades y oportunidades, y son las que hacen posible y facilitan la implementación de la metodología.

Algunas de las instituciones y organizaciones con las cuales se trabaja son las siguientes: Municipalidad de El Bolsón, Consejo de Niñas, Niños y Adolescentes Rionegrino (CONIAR), Consejo Municipal de Protección Integral de Derechos de niños, niñas y adolescentes, Subdelegación de Protección de Derechos de niños, niñas y adolescentes (Ministerio de Desarrollo Social), Hospital Zonal El Bolsón, Supervisiones de Educación Primaria y Secundaria y diferentes establecimientos educativos (Consejo Provincial de Educación), Centros de Actividades Infantiles y distintas ONG como la Asociación Al Agua Todos, de El Bolsón y la Asociación Cre-Arte de San Carlos de Bariloche.

En cuanto a la articulación con el Servicio de Salud Mental, actualmente, esta se acota a la participación de usuarios en el dispositivo. Y, como proyecto, se están realizando reuniones

52 Registro de observación y conversación con Heraldo Mora, 21-10-16.

para llevar la experiencia a una reserva mapuche para trabajar adicciones, lugar donde además se observó que se presentan muchas situaciones de violencia.[53]

Por otro lado, se mantiene contacto con asociaciones locales, latinoamericanas y mundiales que integran el Movimiento de Fútbol Callejero.

Esto ha facilitado que se pueda participar de distintos encuentros y actividades, tanto dentro como fuera del país.

En 2012 se concurrió, con dos jugadores locales y un mediador, a un encuentro en Buenos Aires, haciendo fútbol callejero en villas.

Luego se participó también del V Encuentro Latinoamericano desarrollado en Montevideo (Uruguay), del V Encuentro Mundial de Fútbol Callejero en Brasil, paralelo al Campeonato Mundial de la FIFA (julio 2014), de la Copa América "Nelsa Curbelo", Encuentro Latinoamericano desarrollado en la Ciudad de Buenos Aires, con 19 delegaciones de 14 países (mayo 2015).

En diciembre 2015 se viajó a la ciudad de Puerto Madryn (Chubut), invitados por la Secretaría de Deporte de ese lugar que lleva adelante Fútbol Valorado – Fútbol Noche, donde por espacio de cinco días se realizaron diversos encuentros.

Resultados observados

Inicialmente,

> ... la pregunta que hicieron fue: ¿vos sabés qué va a pasar con esta experiencia, van a lograr generar cambios en la realidad de estos chicos? La respuesta fue: sé a qué apuntamos, pero si bien no puedo precisar qué va a pasar con esto, puedo intuir qué va a pasar si no hacemos nada...[54]

---

53 Ídem.

54 "Puente Viejo" - Fútbol callejero. Metodología de Inclusión y Aprendizaje. Comarca Andina del paralelo 42. El Bolsón - Lago Puelo. Asociación "Al agua todos". Diciembre 2015.

Habiendo transcurrido más de 5 años, quienes llevan adelante esta experiencia señalan algunos de los resultados observados mediante implementación de la misma. Estos son:[55]

- Participación activa y continua de un número importante de niñas, niños, adolescentes y jóvenes, que mantienen su cohesión grupal y fuerte compromiso con la metodología.
- Modificación de conductas individuales y grupales, con avances notorios en la resolución de conflictos usando el diálogo. "Cambiaron mucho los chicos, el trato entre ellos, la conflictividad en la escuela".[56]
- Aprendizaje paulatino y visibilización de un proceso progresivo de evolución.
- Estrecha relación afectiva de los jugadores y los adultos; éstos pasan a ser referentes válidos.
- Para algunos de sus participantes es sustancial esta oportunidad. Les resulta un elemento de contacto y de proyección de vida. Se pueden transmitir vivencias precisas en donde logran, a partir de este espacio, resolver situaciones de vida personales complejas de adicciones y/o violencia, yendo aún más allá en cuanto a decidir a conformar otros grupos, incluirse como jugadores en clubes de fútbol, continuar con su escolaridad interrumpida, integrarse a otros espacios como orquesta infanto-juvenil, capacitarse y realizar tareas de mediadores, encontrarse con otros.

Fútbol Callejero: una Buena Práctica en Salud Mental Infantil

Puede señalarse que una práctica se considera buena cuando presenta determinadas características y atributos.

---

55 9 Ídem.

56 Registro de observación y conversación con Heraldo Mora, 21-10-16.

Algunos de los criterios de buenas prácticas definidos previamente desde el Equipo de Investigación, que están presentes en la experiencia de Fútbol Callejero y por los cuales esta fue seleccionada como una buena práctica en salud mental, son los siguientes:

Tiene carácter inclusivo

Esto se observa en distintos aspectos de la actividad. Por un lado, para destacarse en el juego, la habilidad deportiva deja de ser una cualidad excluyente y pasan a tener mayor importancia los valores que se ponen de manifiesto. Por otro lado, y siendo esto una de las particularidades del Fútbol Callejero, es mixto, incluyendo tanto varones como mujeres en igualdad de condiciones, aunque respetando sus particularidades. Asimismo, se incluyen personas con discapacidad.

"Es una metodología que nosotros concebimos como netamente inclusiva, que recupera la autoestima, que trabaja los valores, que integra la cuestión de género, la discapacidad".[57]

"Todos juegan, no hay persona que quiera jugar que se la deje afuera".[58]

Promueve derechos

Entendemos que hay una mirada de los niños como sujetos de derecho, sujetos activos y protagonistas. A través de esta experiencia, pueden ejercer, entre otros, el derecho a la participación, al juego y a las actividades recreativas, a que su voz sea oída y su opinión tenida en cuenta; derechos contemplados en la Convención sobre los Derechos del Niño, así como también en leyes nacionales y provinciales.

---

57 Presentación de Heraldo Mora en las Jornadas Salud Mental, *op. cit.*

58 Conversación con Gustavo García, ex residente de Salud Mental Comunitaria, Servicio de Salud Mental Hospital El Bolsón, noviembre de 2016.

Es sostenible en el tiempo

La actividad, que se desarrolla desde 2011 en Barrio Los Hornos, así como también en otros espacios comunitarios y educativos, no sólo pudo sostenerse hasta la actualidad, sino que también se proyecta su continuidad en el futuro, además de su extensión a nuevos espacios.

Creemos que el sostenimiento y continuidad en el tiempo de la experiencia, está en relación con el compromiso, la predisposición y el convencimiento de quienes llevan adelante este trabajo.

> Para quienes aportamos a esta experiencia y tenemos la camiseta de Fútbol Callejero, es una iniciativa muy importante, le damos un valor considerable. Porque además, podemos dar fe de los cambios individuales y colectivos que se producen mediante la metodología.[59]

Tiene efecto multiplicador

Desde los responsables de llevar adelante la experiencia, se posibilita que otros actores del barrio y de la comunidad se sumen a la propuesta, aprendiendo su filosofía y sus diversos aspectos, a fin de poder multiplicar aún más los espacios de puesta en práctica.

> Fútbol Callejero siempre está abierto a que nuevas personas se sumen. Hemos tenido la suerte de que dando charlas o talleres específicos, se sumara más gente, no sólo localmente sino en otros puntos de la provincia y del país. Fútbol Callejero se está extendiendo.[60]

---

59 Presentación Heraldo Mora en las Jornadas Salud Mental, *op. cit.*

60 Ídem.

Implica interdisciplina e intersectorialidad

Ya fue mencionado en párrafos anteriores el recurso humano que interviene y los distintos sectores con los cuales se trabaja y se lleva adelante la experiencia.

Su carácter interdisciplinario e intersectorial permite la articulación y optimización de recursos y saberes, y en consecuencia posibilita brindar efectivamente respuestas más integrales.

Se origina en la identificación de una situación de necesidad y/o de riesgo por parte de los niños y niñas

Como fuera señalado anteriormente, la experiencia surge como una alternativa para dar respuesta a situaciones de conflicto, de relación y comunicación entre los chicos.

En este mismo sentido, en cada uno de los espacios donde se desarrolla se tiene en cuenta la realidad de cada lugar, así como también las necesidades e intereses de los chicos que participan.

Otros criterios...

Nos interesa destacar otras características que pudimos observar a partir de tomar contacto y profundizar en la experiencia de Fútbol Callejero, y que también se podrían pensar como criterios que definen buenas prácticas en salud mental, a saber:

Se realiza "donde los chicos están"

Si bien la actividad se realiza en días y horarios establecidos, en los cuales se los convoca, los espacios donde se desarrolla son aquellos en los cuales los chicos se encuentran y en los que transcurre parte de su cotidianeidad.

"Nosotros no sacamos chicos de la calle, nosotros trabajamos en la calle con los chicos, en las plazas, en las escuelas, en el lugar donde estén".[61]

Genera una situación de aprendizaje y producción de conocimiento

En el Fútbol Callejero los participantes toman decisiones, negocian reglas, las hacen valer y asumen el compromiso de respetarlas, ven las consecuencias de sus propias decisiones, debaten sobre las respuestas correctas, desarrollan confianza en su capacidad de pensar, corrigen y defienden sus propios esquemas de pensamiento, interactuando, participando y respetando las ideas de los demás. Todos estos *aprendizajes,* necesarios para el desarrollo de la autonomía, se convierten en significativos ya que además de escucharlos se viven. Ellos construyen todo esto, dentro de su proceso de interacción, acompañados por los mediadores sociales.[62]

Promueve una transformación real

En relación con lo anterior, se observa que los valores en juego, de solidaridad, respeto y compañerismo, se vivencian y se adoptan. Es decir, lo aprendido a través de esta metodología puede trasladarse a situaciones de la vida cotidiana, observándose modificaciones tanto individuales como grupales.

Quienes llevan adelante esta experiencia prefieren hablar de "encuentros", más que de "partidos" de fútbol, entendiendo que "se produce encuentro cuando ambas partes deciden darse un espacio para la transformación".

Tomando las palabras de su coordinador, lo más importante de esta actividad es *encontrarse y transformarse.*

---

61 Presentación de Heraldo Mora en las Jornadas Salud Mental, *op. cit.*

62 "Puente Viejo" - Fútbol callejero. Metodología de Inclusión y Aprendizaje. Comarca Andina del paralelo 42. El Bolsón - Lago Puelo. Asociación "Al agua todos". Diciembre 2015.

Bibliografía

Barcala, A. (2013). "Sufrimiento psicosocial en la niñez: el desafío de las políticas en salud mental". *Revista Actualidad Psicológica,* Marzo 2013.

Burijovich, J. (2011). "El concepto de buenas prácticas en salud: desde un enfoque prescriptivo a uno comprensivo". En Rodigou Nocetti, M y Paulín, H. (2011). *Coloquios de Investigación Cualitativa.* Córdoba.

Fútbol Callejero: juventud, liderazgo y participación. Trayectorias juveniles en Organizaciones Sociales de América Latina. Fundación Fútbol para el Desarrollo (FuDe). CABA. Noviembre 2012.

"Puente Viejo" – Fútbol callejero. Metodología de Inclusión y Aprendizaje. Comarca Andina del paralelo 42. El bolsón – Lago Puelo. Asociación "Al agua todos". Diciembre 2015.

Otras fuentes consultadas

https://youtu.be/UsMqxDymI98
https://vimeo.com/147663507
www.movimientodefutbolcallejero.org
www.defensoresdelchaco.org.ar

Grupo de apoyo a padres de bebés prematuros. Hospital Regional Castro Rendón, Neuquén

Valeria Acevedo
Marcela Alejandra Parra

Introducción

El siguiente relato acerca de la experiencia del Grupo de apoyo a padres de bebés prematuros está elaborado a partir de lo contestado por el equipo que lleva adelante la experiencia en una *encuesta* que realizamos desde el proyecto de investigación; del *material escrito* (planificaciones, trabajos, etc.) y *presentaciones* realizadas en distintas jornadas por el equipo que desarrolla el dispositivo; de las *observaciones de las reuniones* de padres realizadas desde el proyecto de investigación durante dos meses (fines de abril – fines de junio de 2016) por dos miembros del equipo; y de las *conversaciones formales e informales* mantenidas con profesionales y padres durante ese tiempo. Asimismo, se revisaron algunas noticias en el periódico acerca del Servicio de Neonatología aparecidas en ese tiempo; y la información surgida en un programa de televisión.

Contextualización de la problemática que se aborda

Según los datos suministrados por el Ministerio de Salud y Desarrollo Social, en la provincia de Neuquén nacen por año aproximadamente 11.600 niños de los cuales alrededor del 90% nacen a término y aproximadamente el 8% nace pre-término, entendiendo por esto último los nacimientos que acontecen hasta la semana 36 de gestación inclusive. Se define como "a término" a los nacimientos acaecidos entre las 37 y las 41 semanas de gestación completas. Se define como "postérmino" a los nacimientos acaecidos a las 42 semanas completas o más.

¿Dónde y cuándo se desarrolla?

El Subsector Público de Salud de la Provincia de Neuquén comprende: un nivel central normativo y de conducción general y una red integrada por los establecimientos prestadores de servicios.

El sistema responde a un modelo organizacional regionalizado e integrado a través de una Red de Establecimientos escalonados en niveles de complejidad creciente, agrupados en Zonas Sanitarias, para lo cual se divide el territorio en Áreas Programáticas locales, bajo la administración de una Zona Sanitaria, que es responsable del funcionamiento de los Servicios de Salud de su área y capacitada para articular el funcionamiento de los recursos.

En este momento, el sistema de salud neuquino está integrado por seis zonas sanitarias, además del Hospital Provincial Neuquén que, al depender directamente de la Subsecretaría de Salud, tiene el rango de una zona sanitaria más.

La experiencia que aquí relatamos es realizada en el Hospital Castro Rendón de la Ciudad de Neuquén y, aunque en ella participa personal de diferentes servicios, *depende del Servicio de Neonatología* de dicho hospital. Este servicio posee dos áreas: una es la Unidad de Cuidados Especiales (UCE) que funciona en el 1° piso del hospital, donde se encuentran los bebés más estables; y la otra es la Unidad de Terapia Intensiva Neonatal (UTIN) que funciona en el 2° piso y donde se atiende a los bebés más graves.

La UTIN es

> ... un lugar que dice a la entrada "prohibido pasar" y donde, si pasás a la parte de la internación intensiva, tenés que lavarte las manos hasta los codos para evitar la transmisión de enfermedades. Sin embargo, a la neo pueden pasar cuando quieran la mamá, el papá, los hermanitos (previa revisión de que ellos no vayan a estar enfermos) siempre que no haya un episodio de urgencia con el bebé. Los abuelos pueden venir los fines de semana cuando están en el primer piso.[63]

Cerca de la neo también está el *lactario*, que "es el lugar donde las mamás se van a sacar la leche".[64] Una mamá comenta en una de las reuniones: "vengo todas las mañanas y vengo a la tarde a sacarme leche"[65].

---

63 Registro del Diario de Campo de A. Grupo de padres, martes 03-05-16.
64 Ídem.
65 Registro del Diario de Campo de V. Grupo de padres, martes 31-05-16.

El grupo de padres *funciona los días martes a las 14 en una sala de la UTIN.* Esta sala tiene la característica de ser un espacio reducido dentro del Servicio de Neonatología y se constituye en un lugar de paso de profesionales –"entra y sale gente"[66]–, ya que es el acceso a la secretaría y, además, contiene *lockers* con las pertenencias del personal. Asimismo, desde este lugar, siempre se escuchan muchos ruidos internos al servicio y también externos (ambulancias que entran al hospital, etc.).

¿Quiénes desarrollan la experiencia?

Esta experiencia es desarrollada por un *equipo interdisciplinario* conformado por profesionales que forman parte de la planta permanente del hospital y personal contratado: un médico *neonatólogo* del Servicio de Neonatología, una *psicóloga* del Servicio de Salud Mental y una trabajadora social del área de Servicio Social; también participan *cuentacuentos* (la participación de ellos es rotativa, no asiste siempre la misma persona) que son contratados por el hospital para distintas actividades. Asimismo, según los momentos, también han participado del equipo una enfermera y una especialista en atención temprana del desarrollo. Sin embargo, ninguna de estas dos últimas profesionales estaba participando en el momento del trabajo de campo de esta investigación.

Se trata de *una actividad* que se inició en 1989 y lleva, por tanto, *más de 25 años de realización.* De los profesionales que actualmente forman parte del equipo interdisciplinario, algunos están desde el inicio de la actividad mientras que otros se han incorporado a lo largo del tiempo. Los que hace menos que están, se fueron incorporando en el transcurso de los últimos dos años.

---

66 Registro del Diario de Campo de A. Grupo de padres, martes 24-04-16.

Actualmente, desde el equipo que desarrolla esta actividad, se la denomina *Grupo de Apoyo a Padres de Recién Nacidos Prematuros* y se la define como "un dispositivo de reunión de los padres de RNP, coordinado en forma interdisciplinaria por profesionales, donde se ofrece apoyo y asesoramiento".[67]

Los destinatarios

Los *destinatarios* de la actividad son los *padres/madres u otros familiares* –preferentemente adultos– *de los bebés internados* –o que hayan estado internados en neonatología– aunque no hayan nacido prematuros.

Según la planificación actual del equipo, la idea es convocar a todos los padres de recién nacidos prematuros (RNP) en los primeros días de internación, en función de que puedan asistir a la reunión en la fecha más inmediata a la internación. Quedan de alguna manera exceptuados de esta invitación los padres que se encuentran atravesando un momento agudo de duelo o los padres de bebés recién nacidos (RN) no prematuros internados cuyo alto riesgo les ocasione una expectativa angustiosa intensa. Ello, en función de evitar que los desbordes emocionales puedan interrumpir de forma contraproducente el "clima" grupal de la reunión de los martes. A las familias que se encuentran en esta última situación, se les ofrece desde el principio apoyo profesional individual/familiar.

Aunque no esté así explicitado, entendemos que también son destinatarios de la actividad los mismos *bebés internados* quienes se benefician del alivio y bienestar que la participación de sus padres/familiares en el grupo reciben y para quienes el sostén de su familia es fundamental.

67 Grupo de Apoyo a Padres de Recién Nacidos Prematuros. Hospital Provincial Neuquén.

Asimismo, también son beneficiarios no explicitados de la actividad *los hermanitos de los bebés*, respecto de los cuales se habla bastante durante las reuniones aunque no se promueva su presencia en estas por los riesgos que puede tener el ingreso de niños a un ámbito hospitalario: "quizás puedan mostrarle una foto del bebé para que ella lo vaya conociendo", comenta uno de los médicos del equipo, y agrega: "la mamá también puede viajar a ver a sus otros hijos, desde aquí se puede vehiculizar alguna ayuda para el tema de los pasajes".[68]

Por último, es una actividad abierta también a *familias cuyos bebés estén internados o hayan nacido en otras instituciones* de salud –del sector público o privado– y también abierta a las *familias cuyos bebés ya han sido dados de alta.*

A veces los familiares que van son poquitos –"eran los únicos que habían venido el día de hoy"[69]– y otras veces son muchos los que se acercan –"casi no entrábamos"[70]–.

Hay mucha diversidad entre las familias que participan: algunos son papás muy jovencitos (de 15, 17, 18 años), otros son más grandes. Algunos vienen del interior de la provincia (Bajada del Agrio, Plaza Huincul, Villa la Angostura, Zapala, etc.), otros son de la capital neuquina o de lugares muy cercanos a ella (Senillosa, Plottier, etc.). Algunos papás tienen ya otros hijos que generalmente quedan al cuidado de familiares, para otros el bebé internado es su primer bebé. Algunos viven juntos, otros no. Algunos tienen mucho apoyo de sus familiares, otros se encuentran más solos.

El cómo cada familia participa también es muy diferente. Algunas prefieren escuchar más que hablar –"F. no se quiere presentar, dice que ella viene sólo a escuchar"[71]– y otras relatan con mucho detalle cada una de sus vivencias y sentimientos, preguntan las dudas que tienen, etcétera.

---

68 Registro del Diario de Campo de A. Grupo de padres, martes 03-05-16.
69 Registro del Diario de Campo de V. Grupo de padres, martes 07-06-16.
70 Registro del Diario de Campo de A. Grupo de padres, martes 31-05-16.
71 Registro del Diario de Campo de V. Grupo de padres, martes 24-05-16.

Las circunstancias que precedieron a cada uno de los nacimientos también son muy diferentes (contracciones antes de tiempo, rotura de bolsa, desprendimiento de placenta, etc.) y las condiciones de peso, salud, evolución de cada uno de los bebés también son múltiples.

Las necesidades a partir de las cuales surge la experiencia

Las *necesidades a partir de las cuales surge* tienen que ver con la necesidad de apoyo y orientación a padres con estrés reactivo y estado de incertidumbre ante el nacimiento prematuro de sus bebés y ante las complicaciones médicas. Asimismo, la presencia de padres del interior de la provincia sin apoyo familiar, desarraigo y desorganización de la familia hicieron conveniente la constitución de este espacio.

En ese sentido, en la planificación que hace de esta experiencia, el equipo fundamenta que

> El nacimiento prematuro de un niño implica una conmoción que en forma imprevista altera el equilibrio existente en todo el grupo familiar. Cada miembro de la familia afronta el impacto y la nueva situación con sus recursos cognitivos, afectivos y sociales. Las reacciones son similares a las descriptas por Elisabeth Kübler Ross ante situaciones de duelo: negación, enojo, negociación, depresión, y aceptación, pero se suelen sumar un momento inicial de confusión ante lo imprevisto del nacimiento y la internación, el miedo ante los riesgos, y también la culpa de las madres por no haber retenido al bebé hasta completar el período de gestación. En los primeros momentos, predominan la confusión y la incertidumbre. A medida que la situación alcanza un cierto ordenamiento, van apareciendo preocupaciones más específicas. El Grupo de Apoyo a Padres de RNP fue ideado para contener a los padres en la situación de prematurez e internación pero, sobre todo, los ayuda a reorganizarse desde los primeros momentos del impacto, ofreciéndoles el apoyo necesario allí donde los recursos propios y la red social no alcanzan.

En este marco podemos afirmar que, en una situación de nacimiento de un bebé prematuro, resultan imprescindibles no sólo cuidados intensivos neonatales sino también cuidados intensivos emocionales:

> La evolución de la concepción de la atención perinatal con el fin de favorecer procesos de vinculación que tengan más probabilidad de consolidarse como vínculos seguros, exigió una articulación del modelo biomédico con el modelo psicosocial, es decir, una corrección de la violencia institucional en favor de una actitud indulgente y una aceptación de la urgencia psíquica. Pretendemos que en el futuro nuestro trabajo de salud mental pueda contribuir a la orientación de una concepción más holística de la atención perinatal, a una democratización institucional que nos permita avanzar en la valorización de la urgencia psíquica para que cada vez más bebés puedan nacer entre dos miradas. La mirada biomédica y la mirada psicosocial, la mirada de la madre y la mirada del padre.[72]

¿Para qué se realiza?

Los *objetivos generales* de la actividad son *brindar apoyo, orientación y asesoramiento a las familias* (padres, madres, abuelos, tíos, etc.) *de bebés prematuros* que estén o hayan estado internados en el hospital.; y *mejorar la información y los conocimientos de los padres durante la internación y al momento del alta.*

> Estamos aquí para ver y acompañarlos respecto a cómo transcurre el tiempo de internación, cómo está el bebé, que transcurran este tiempo lo mejor posible; que ustedes como papás puedan contarnos cómo se sienten y nosotros contarles cómo es la sala, cómo funciona [...] el espacio también está

72 Kimelman, Mónica, "Salud mental perinatal: urgencia actual, prevención futura", 2004.

para acompañarlos en los distintos trámites que tienen que hacer (darles información, indicarles, etc.), sobre todo cuando son del interior.[73]

Se trata de contribuir a la reorganización adaptativa de los padres/madres ante la situación del nacimiento prematuro de su bebé de manera que puedan estar disponibles para conectarse con su hijo y establecer un vínculo de apego que le permita al niño un desarrollo saludable.

El contexto es el de un bebé prematuro: frágil, pequeño, inmaduro; un lenguaje médico poco comprensible; una unidad de cuidados intensivos con mucha aparatología: incubadora, sondas; la existencia de sentimientos de angustia, soledad y vacío; preguntas acerca de cómo relacionarse con ese bebé: cómo alimentarlo, cómo alzarlo.

Con relación a esto último, en una de las reuniones, la trabajadora social decía: "tienen que tenerlo a upa un tiempo, no un rato nomás. Si no se animan, pidan ayuda a las enfermeras".

De acuerdo a la planificación del equipo, los *objetivos específicos* de la actividad son:

- *Generar un espacio de recepción, encuentro y contención*

"Pudo respirar solo", dice la mamá de C., que ahora tiene dos meses de nacido; lo dice con una sonrisa, con los ojos brillantes, como aliviada. Y luego agrega: "hace dos días que está comiendo como bebé normal, ya no tiene ninguna vía".[74] Otro papá dice: "cuando lo vi con aparatos me asustó".[75]

Otros objetivos tienen que ver con:

- *Ayudar a los padres a orientarse en la situación actual*

---

73 Registro del Diario de Campo de A. Grupo de padres, martes 03-05-16.
74 Registro del diario de campo de A. Reunión de Padres, martes 24-04-2016.
75 Registro del diario de campo de V. Reunión de Padres, martes 31-05-2016.

"Las mamás y los papás pueden entrar en cualquier momento a la neo; si los bebés lloran, los llaman".[76] Se habla también de la "importancia de tomarse el tiempo con cada bebé del contacto piel a piel; los papás cuentan que ya han tenido a upa a la bebé".[77]

- *Transmitir información*

La diferencia, por ejemplo, entre edad cronológica –según la fecha real de nacimiento– y edad corregida –según la fecha en que tendría que haber nacido–; la existencia de una ley específica que establece que hasta los 6 años los bebés prematuros tienen que tener un seguimiento especial.

En este marco, van emergiendo y se va hablando de distintas preocupaciones que aparecen durante la internación:

> … al papá de J le preocupa porque el bebé tiene coágulos; la mamá de otra de las bebés, P, está preocupada porque su hija tiene hemorragias intracraneanas; el médico va explicando qué es y qué implica cada una de estas situaciones.[78]

También se brinda información sobre los trámites del DNI, el consultorio de anticoncepción que hay en el hospital, la existencia de un curso de reanimación para bebés prematuros, la posibilidad de quedarse en el hospital que tiene la mamá y el alojamiento que tiene el papá en un hotel:

> … la trabajadora social explica que, mientras el bebé esté internado en la neo, la mamá siempre va a tener una cama para quedarse en el hospital y que el papá tiene lugar en un hotel con el que el hospital tiene un convenio.[79]

---

76 Registro del diario de campo de A. Reunión de Padres, martes 24-04-2016.
77 Registro del diario de campo de A. Reunión de Padres, martes 07-06-2016.
78 Registro del Diario de Campo de A. Grupo de padres, martes 03-05-16.
79 Ídem.

- *Esclarecer dudas*

En uno de los encuentros, una de las madres pregunta por qué su bebé nació prematuro. El médico neonatólogo contesta que en la mitad de los casos no se sabe. Puede ser por infección urinaria, diabetes, presión alta, y –aunque menos frecuente– por lupus. Enfermedades de la madre en el embarazo pueden producir un nacimiento prematuro.

Otra pregunta que suele aparecer también es si puede repetirse el nacimiento prematuro en una madre que ya tuvo un bebé prematuro. El médico comenta que "conviene cuidarse bien, no embarazarse durante los 2 años siguientes al nacimiento de un bebé prematuro, etc.".[80] La madre vuelve a preguntar, le interesaba saber si su actual bebé había nacido prematuro por su bebé fallecido anteriormente que también había nacido prematuro. El médico dice que "no existe una relación directa" y que su actual bebé no fue tan prematuro, fue casi a término. En este caso, la intervención del médico neonatólogo ayudó a la madre a sentirse mejor, a sentirse más aliviada.

Con relación al contacto del bebé con sus papás, otro miembro del equipo señala: "tienen que tenerlo a upa un tiempo [...] no se sientan obligados, pero empiecen a hacerlo. Al bebé le hace bien pero a ustedes también; fortalece el vínculo".[81] Asimismo, en la medida en que el bebé va estando mejor, "los padres pueden participar más en su cuidado: en el baño, cambio de pañales, etc.".[82]

Otros *objetivos específicos* que aparecen mencionados en los distintos documentos escritos elaborados por el equipo son:

- *Ayudar a aceptar la situación*

---

80 Ídem.
81 Ídem.
82 Registro del Diario de Campo de V. Grupo de padres, martes 24-05-16.

"¡Nunca había visto un bebé tan chiquito! [...] los primeros días fueron muy difíciles...".[83]

- *Trabajar sentimientos de culpa, temor y angustia*

La mamá de I. dice que está angustiada, que faltaban 2 meses... "trabajé hasta los dos días antes, tuve preclampsia, me internaron, nació por cesárea, no quería salir, mis hermanas ninguna tuvo cesárea, no lo esperaba".[84] Otras angustias que aparecen tienen que ver con el dejar al bebé en la internación: "siento que si me voy, le va a pasar algo".[85].

Otra mamá pregunta por qué los bebés nacen prematuros, si tiene que ver con algo que hacen mal las mamás: el neonatólogo explica que "en realidad no se sabe mucho acerca de por qué nacen prematuros salvo algunos casos puntuales"; que "a veces las mamás creen que es porque no se han cuidado pero no es necesariamente así". "Lo mío fue a causa de presión alta, explica una mamá".[86]

En relación con algunas dudas que aparecen respecto al contacto con el bebé, uno de los miembros del equipo explica que "hay momentos en que, según esté el bebé, se lo puede tocar y hablar o no... cuando pueden, es muy bueno que puedan hablarles...".[87]

- *Facilitar redes institucionales*
- *Promover el contacto entre los padres y el equipo*

La trabajadora social dice a las familias que los médicos de la neonatología tienen la idea de que necesitan estar disponibles no sólo para los bebés sino también para las mamás/papás, "atienden a los bebés y a las mamás/papás así

---

83 Registro del Diario de Campo de A. Grupo de padres, martes 31-05-16.
84 Registro del diario de campo de A. Reunión de Padres, martes 24-04-2016.
85 Registro del diario de campo de A. Reunión de Padres, martes 24-04-2016.
86 Registro del diario de campo de V. Reunión de Padres, martes 31-05-2016.
87 Registro del diario de campo de A. Reunión de Padres, martes 24-04-2016.

que pregunten, hablen con los médicos, etcétera".[88] Asimismo, tanto la psicóloga como la trabajadora social ofrecen espacios individuales/familiares si los necesitan.

En el grupo también se trabajan algunas tensiones y dificultades que surgen del mucho tiempo que comparten en el hospital las familias entre sí y con el equipo de salud –"es una situación de estrés, donde uno a veces es menos tolerante"[89]–. En ese sentido, se promueve que si hay alguna queja, se la pueda plantear: "todos somos humanos y tenemos errores [...] no es que uno se tiene que tragar las cosas sino que tiene que plantear las cosas pero de buena manera".[90]

- *Generar un momento de distracción y reflexión*
- *Validar sentimientos*
- *Brindar herramientas para sobrellevar el malestar psíquico*
- *Ayudar a los padres a reorganizarse en relación al cuidado y contención de otros hijos, vínculo de pareja, recursos socioeconómicos, y trámites.*

Estos objetivos han ido variando a lo largo del tiempo lo que da cuenta de la dinámica de la realidad y de la flexibilidad del equipo frente a esta. Una de dichas variaciones ha tenido que ver con intentar que, si bien se comparten vivencias y sentimientos en el espacio grupal, no se promueva el despliegue de situaciones muy angustiosas de alguna de las familias que participan de la reunión ya que esto puede angustiar mucho al resto. Las situaciones más difíciles se las trata de trabajar con un seguimiento más particularizado de la situación.

El equipo no sólo está atento a lo que sucede en las reuniones sino a cómo transcurre el día a día del bebé y las familias, a la relación que establecen las mamás y las

88 Registro del diario de campo de A. Reunión de Padres, martes 24-04-2016.
89 Registro del diario de campo de A. Reunión de Padres, martes 03-05-2016.
90 Registro del diario de campo de A. Reunión de Padres, martes 03-05-2016.

familias con los bebés, a los momentos de angustia, a la preparación del alta, etcétera. La internación conjunta previa al alta también está orientada a preparar el regreso al hogar, a que la mamá y el papá aprendan a ocuparse del bebé sin la ayuda directa del equipo del hospital y a contribuir, cuando hace falta, "a que cada uno ocupe su lugar en la trama familiar y que las abuelas no anulen a las mamás".[91]

Asimismo, cuando fallece algún bebé, el equipo intenta continuar la conexión con la familia para acompañarlos en el duelo siempre con mucho cuidado porque son momentos más que delicados para las familias: "se les ofrece ayuda, se les dice que busquen ayuda, pero que por lo general las personas evitan cualquier contacto con el hospital, como una manera de no conectarse con aquello doloroso que sucedió allí".[92]

Modo de acceso a la actividad

Las familias acceden a la actividad *de manera espontánea* y también *por derivación de los profesionales* del servicio y del hospital.

La *invitación* al espacio se lleva a cabo a través de un *afiche* dispuesto en el Servicio de Neonatología o *en forma oral* desde los médicos u otros profesionales o desde alguna de las mamás que ha participado del espacio e invita a las recién ingresadas.

A veces también se prepara algún *folleto* para repartir entre los familiares.

Según la planificación del equipo, durante los primeros días de internación ellos notifican a todos los padres de bebés recién nacidos que deben asistir a la reunión del Grupo en la fecha más inmediata para recibir "una orientación general" como parte del funcionamiento de la sala. A partir de la primera reunión a la que concurren, las

---

91 Registro del diario de campo de V. Reunión de Equipo martes 14-06-2016.

92 Registro del diario de campo de A. Reunión de Equipo martes 24-05-2016.

familias pueden continuar asistiendo a las reuniones grupales a su criterio y/o acordar entrevistas individuales con los profesionales.

Nivel de abordaje

El *nivel de abordaje* es grupal, aunque siempre se ofrece el acompañamiento más personalizado (individual o familiar) desde las distintas áreas profesionales (psicología, servicio social, neonatología, etc.) que participan en el dispositivo cuando ello es necesario.

Descripción de las actividades y estrategias que se desarrollan

La *dinámica de cada reunión semanal* consiste básicamente en la presentación de los participantes, relato de situaciones, comentarios/preguntas, interacción/orientación /apoyo y, por último, el cierre con relato de un cuento.

La *coordinación* de la reunión es realizada alternativamente por los profesionales del equipo y se cuenta siempre con el acompañamiento de un cuenta-cuentos.

Así, el desarrollo habitual de la *reunión* consta de los siguientes *momentos:*

1. *Presentación de los profesionales y del encuadre grupal*: "la idea es conocerlos, conocer a sus bebés, que tengan información, ayudarlos a que sepan qué tienen que hacer, qué trámites tienen que hacer al tener a su bebé internado".[93]

2. *Presentación breve de las madres/padres/familiares y de los bebés* (semanas de gestación en las que nació, peso, situación actual, etc.): los datos que aquí se van contando se van registrando en una planilla que tiene el equipo.

3. *Información introductoria* acerca del funcionamiento del Servicio de Neonatología y de las características de la prematurez.

---

93 Miembro del equipo.

4. *Espacio para comentarios y preguntas de los padres/madres/familias* donde los profesionales van interviniendo. La consigna es "hablar de lo que quieran" en relación con su situación de madres y padres de un bebé prematuro.

5. *Información de temas de interés y avisos* sobre temáticas como el trámite del DNI, el consultorio de anticoncepción, etcétera. La trabajadora social explica:

> ... los bebés se registran con el apellido de la mamá, cuando la internación es larga se registran con los dos apellidos, del papá y de la mamá. Después en el registro civil, se registran con el apellido del papá o con los dos apellidos, pero acá, por la internación, se registran con el apellido de mamá.[94]

A veces también se acompaña a la familia a realizar alguno de estos trámites;

6. *Narración de un cuento*: el cual generalmente hace alusión a situaciones y sentimientos vivenciados por las familias de bebés prematuros; así, la temática del cuento narrado busca aproximarse, desde la ficción, a la reflexión sobre lo conversado en la reunión.

7. *Evaluación y cierre.*

En algunas oportunidades también las madres y padres de los niños prematuros que alguna vez estuvieron internados en neonatología, vuelven a las reuniones para contar sus experiencias y llevan a sus hijos.

Esa situación generalmente crea una sensación de fuerte esperanza en las familias que, teniendo actualmente a sus bebés internados, ven que otros niños han pasado por esa difícil situación a pesar de la cual hoy se encuentran bien. Un mensaje de optimismo.

Antes de iniciar y al terminar la reunión con los padres, el equipo tiene momentos de intercambio, evaluación y preparación de las acciones a seguir.

---

94 Registro Diario de Campo V., martes 24-05-2016.

Algunos temas recurrentes que van surgiendo en las reuniones según el equipo de trabajo son los siguientes: aspectos clínicos del alta del bebé; impacto en los padres de las conductas de su hijo (establecimiento del vínculo); la situación de los hermanos; el desmembramiento familiar; la relación con el equipo asistencial y la institución.

Algunos otros temas/emociones/vivencias que vimos emerger durante el trabajo de campo también se refirieron a la ansiedad por poder llevar a casa los bebés; las expectativas que van surgiendo en las familias ante la mejora de sus bebés; las angustias ante las dificultades, retrocesos o fallecimiento de alguno de los bebés; los distintos tipos de explicaciones que buscan las familias ante lo que les sucede, etcétera.

El contexto teórico y los conceptos que orientan la actividad

El *contexto teórico y los conceptos* que orientan la actividad son múltiples y se pueden organizar según la especificidad de cada disciplina: distrés, equilibrio defensivo, duelo, apego y crianza, elaboración psíquica, comunicación, etcétera.

Coordinación médica

La *coordinación médica* es realizada desde el Modelo Comunicacional desde el cual se diferencia un primer nivel de locución y escucha donde es posible informarse y reflexionar acerca de lo que ocurre.

Desde este ámbito médico, se abordan distintos tipos de informaciones relacionadas a ítems como los siguientes:

- *Aspectos Clínicos:* específicos del sector de Terapia (fluctuación del peso, apneas, hiperbi, HIC, anemia, riesgo vital, etc.); cuidados al alta (sector de pre – alta); etcétera.

Otros temas que se trabajan tienen que ver con:

- *El impacto en los padres de la conducta del bebé:* distancia física (recuperar el "cuerpo a cuerpo" con el recién nacido); ritmo sueño y vigilia, ausencia de llantos y movimientos; higiene del bebé.
- Cuestiones relacionadas con el *desmembramiento familiar:* ocurrido por la "de repente" desorganización y crisis familiar; lo que esto también implica en la situación de las y los otros hijos; la importancia de la visita de los hermanos.
- *Relación con el Equipo Asistencial y la Institución:* obstetricia, enfermería y la rotación del médico.
- Dificultades para la lactancia y planificación familiar.

En relación con el tema de la planificación familiar, cabe aclarar que en todas las reuniones se informa a las familias que pueden acudir a un consultorio especial que hay para el tema de planificación familiar (ver registros).

Psicología y salud mental

Premisas generales

Se trabaja desde la concepción de que el *nacimiento prematuro de un niño* implica una *conmoción* que en forma imprevista altera el equilibrio existente en todo el grupo familiar y por lo tanto es un evento de riesgo patológico. Cada miembro de la familia afronta este impacto y la nueva situación con sus recursos psíquicos singulares y con su red de apoyo.

Durante el embarazo, un *bebé imaginado* va creciendo en el deseo de los padres. Los padres, que estaban orgullosos y eran felicitados, sufren decepción y baja en su autoestima. Todo lo imaginado se frustra y se instala la *confusión.* Las madres suelen experimentar *culpa* por no haber podido mantener el embarazo y no haber podido darle al hijo un nacimiento normal presentando reacciones de *pesimismo* respecto a sus posibilidades en futuros embarazos.

El enojo y la culpa pueden dirigirse a los profesionales que atendieron el embarazo y el parto. *Se buscan explicaciones y responsabilidades.*

Cada miembro de la familia, en singular, y en una dinámica de interacción particular entre ellos, manifiesta distintas reacciones, similares a las descriptas por Elisabeth Kübler Ross en las etapas del *duelo:* aceptación, pesimismo, culpa, enojo, angustia, negación, confusión. En los primeros momentos predomina la confusión, la incertidumbre. A medida que la situación alcanza un cierto ordenamiento, van apareciendo preocupaciones más específicas.

El Grupo de Apoyo a Padres y Familiares es una herramienta clave para asistir a la familia en todo momento pero, sobre todo, en los primeros momentos del impacto y cuando la *red de apoyo informal* es insuficiente. El objetivo de las intervenciones es contribuir a la *reorganización psíquica* de la familia y, a partir de allí, contribuir al establecimiento de un *vínculo de apego* que le permita al niño un desarrollo psíquico saludable.

El apego

El apego es la vinculación afectiva intensa, duradera, de carácter singular, que se desarrolla y consolida entre dos personas, por medio de su interacción recíproca, y cuyo objetivo más inmediato es la búsqueda y mantenimiento de proximidad en momentos de amenaza, ya que esto proporciona seguridad. Se trata de una conducta refleja.

John Bowlby (1907-1990) fue el primer psicólogo que formuló una *"Teoría del apego".* En el niño, las amenazas de seguridad de cualquier tipo activan las conductas de apego y, con la respuesta de cuidado adecuada de la figura de apego, se restablece la seguridad. La primera función que cumple la madre es la de regular los estados fisiológicos y emocionales del bebé y, en la medida en que lo hace, se constituye en una figura de apego. Esta capacidad de regulación ha sido considerada como un factor esencial para la salud mental del niño.

A medida que transcurren los días, los padres deben aceptar al *hijo real* y vincularse con él que, en el caso de la prematurez, es un niño de apariencia frágil, que posiblemente ofrece poco *feedback*, que tiene amenazada su supervivencia, o que puede sobrevivir con secuelas. Los padres tienen que aprender a vincularse, pero el niño no puede ser integrado al hogar, está internado, este vínculo requiere que deleguen los cuidados en el equipo de salud, y es un vínculo que es intermediado, en mayor o menor medida, por la tecnología. Además de esto, los padres conviven con el dolor de ser testigos permanentes de procedimientos invasivos sobre el recién nacido.

Al *estrés* por el estado de alerta permanente respecto a la evolución del niño, que suele fluctuar, se agrega que los padres suelen descuidar su alimentación, su descanso, y su salud en general. Cuanto más larga es la internación neonatal, mayor es la afección sobre la dinámica familiar, aumentando el riesgo de crisis de roles, desmembramiento familiar, riesgos en los otros hijos que quedan descuidados, pérdida de empleos y quiebres económicos.

Desde la perspectiva psicológica, se puede decir que hay familias que logran adaptarse a estas *crisis vitales* y otras familias en las que el estrés no puede ser manejado y reaccionan en un gradiente que va desde algunas dificultades adaptativas, separaciones, hasta la presencia de psicopatologías, entre las que se destacan, por su frecuencia, los trastornos de ansiedad y la depresión.

Los padres pueden ausentarse físicamente, en una reacción de huida, o estar físicamente presentes, pero psíquica y afectivamente ausentes, por no poder vincularse emocionalmente con su hijo. Un estrés mal manejado no sólo aumenta el riesgo de psicopatología, sino también puede generar problemas en el apego y en el vínculo temprano.

Servicio Social

Desde esta disciplina se trabaja todo aquello que tiene que ver con los siguientes ítems:

- *Hospitalización de un Neonato:* características (cuidado de otros; tiempo incierto; separación física; y dependencia de máquinas y monitores); protagonistas (el niño, la familia y el equipo de salud. Los padres (y la familia) deben sentirse integrados en la toma de decisiones, información y cuidados que recibe el hijo. Son una constante a lo largo de la vida del niño y de ellos depende su futuro desarrollo.
- *La familia:* Miembros en permanente interacción que se determinan e influyen constantemente. Crisis: estado temporal de desorganización al producirse un desajuste en las estructuras básicas. Cada familia es única e irrepetible: la intensidad de la crisis, así como la capacidad para superarla, varían de una familia a otra. No hay formas ni recetas: cada familia hará su propio proceso para reacomodarse ante la situación apelando a sus propios recursos.
- *Familia: crisis.* Riesgo Vital: cuidados intensivos neonatales; lograr la supervivencia. Riesgo Psicosocial: cuidados intensivos emocionales; lograr disminuir el estrés, la ansiedad y la frustración. Lograr el vínculo.
- *El cuidado* debe estar centrado en la familia con el bebé recién nacido incluido en ella: Teoría de los sistemas de integración. Comprensión holística de la situación. Se diferencian distintos niveles: cultural, social, psicológico y biológico. Cada nivel engloba al anterior y soporta sobre sí el peso de los posteriores diagnóstico y estrategia adecuados

Las *dificultades que deben tenerse en cuenta* tienen que ver con la pareja; los hermanos; la familia extensa; el desarraigo; lo económico. Más concretamente, las dificultades en el entorno familiar tienen que ver con los siguientes puntos:

- *Los padres:* diferentes modalidades de presentación; se agudizan conflictos anteriores no resueltos y/o aparecen nuevos, basados en los miedos, dudas y culpabilidad; despejar situaciones de riesgo: judicialización (ley 2785/2302, adicciones).
- *Los hermanos:* viven un abandono real e involuntario por parte de los padres; suelen quedar al cuidado de otros familiares; pueden sentir celos e ira y presentar problemas de conducta; deben ser informados y contenidos emocionalmente, en lo posible visitar al hermanito durante la internación.
- *La familia extensa:* debe reorganizar su estructura para dar apoyo y contención al núcleo familiar.
- *El desarraigo:* conocer cómo llegan derivados cuando la familia debe trasladarse de su localidad a centros de mayor complejidad; evitar que abandonen su entorno social.
- *Económicos:* previos al comienzo de la internación o generados a partir de esta; si la situación económica es estable se resiente y si es precaria empeora; se debe facilitar el desahogo económico.
- *Laborales:* peligra la estabilidad laboral por inasistencias; muchos padres abandonan el trabajo para atender al recién nacido y cuidar de los otros hijos.

Ante dichas dificultades, las *acciones que se implementan* tienen que ver con información, apoyo y formación:

- *Información:* disponer de conceptos claros en cuanto a la enfermedad y su evolución es vital ante la incertidumbre que provoca el desconocimiento.
- *Apoyo:* entendido como facilitador de la expresión de las emociones mediante la escucha activa y la comprensión empática.
- *Formación:* vinculada con el cuidado del paciente y de sí mismos.

El aporte de los cuentacuentos

¿Por qué un cuento? Porque permite vehiculizar afectos, fantasías, valores, ofrece metáforas, gratificación, modelos de conflicto – resolución, emociones, sabiduría.

Los criterios de búsqueda y selección de los cuentos tienen que ver con indagar que cumplan una función de espejo, modelo, mediación, de ofrecer distintos puntos de vista.

Algunos de los cuentos narrados que hablan de la importancia de la figura de la mamá, de la relevancia de la aceptación del otro más allá de las diferencias o dificultades que pueda tener –"yo sé que no va a ser como cualquier otro bebé"[95]– y de la necesidad de las caricias.

Un ángel llamado Mamá[96]

Cuenta la leyenda que un angelito estaba en el cielo, cuando Dios lo llamó y le encomendó una misión. Con dulce voz le dijo: tendrás que ir a la tierra y nacer como los humanos, serás un pequeño niño y crecerás hasta llegar a ser un hombre.

Espantado, el angelito preguntó: pero Señor, ¿cómo haré para vivir tan pequeño e indefenso, quién me cuidará?
–Entre muchos ángeles escogí uno para ti que te está esperando y te cuidará.
–Pero dime, aquí en el cielo no hago más que cantar y sonreír, eso me basta para ser feliz...
–No te preocupes, tu ángel te cantará, te sonreirá todos los días y tú sentirás su amor y serás feliz.
–¿Cómo entenderé lo que la gente habla si no conozco el idioma de los hombres?

95 Registro Diario de Campo A., martes 03-05-2016.
96 Disponible en http://www.reflexionesparaelalma.net/page/reflexiones/id/33/title/Un-Angel-llamado-Mamá. Fecha de consulta: 19-05-16.

–Tu ángel te dirá las palabras más dulces y más tiernas que puedas escuchar y con mucha paciencia y con cariño te enseñará a hablar.
–¿Y qué haré cuando quiera hablar contigo?
–Tu ángel juntará tus manitas y te enseñará a orar y podrás hablarme…
–He oído que en la tierra hay hombres malos, ¿quién me defenderá?
–Tu ángel te defenderá a costa de su propia vida.
–Pero estaré triste ya que no te veré más.
–Tu ángel te hablará siempre de mí y te enseñará el camino para que regreses a mi presencia, aunque yo siempre estaré a tu lado durante todo el tiempo que estés entre los hombres.
El angelito ya empieza a escuchar las voces que venían de la Tierra y atemorizado y con lágrimas en los ojos, dijo…
"Dios mío, dime por lo menos el nombre de ese ángel que me cuidará…".
"Su nombre no importa, tú le llamarás MAMÁ".
"Amor" – José Luis Prieto

Cuento hindú de La vasija agrietada o Todos tenemos nuestras propias grietas...

Un cargador de agua de la India tenía dos grandes vasijas que colgaban a los extremos de un palo y que llevaba encima de los hombros.

Una de las vasijas tenía varias grietas, mientras que la otra era perfecta y conservaba toda el agua al final del largo camino a pie, desde el arroyo hasta la casa de su patrón, pero cuando llegaba, la vasija rota solo tenía la mitad del agua. Durante dos años completos esto fue así diariamente. Desde luego, la vasija perfecta estaba muy orgullosa de sus logros, pues se sabía perfecta para los fines para los que fue creada. Pero la pobre vasija agrietada estaba muy avergonzada de su propia imperfección y se sentía miserable porque solo podía hacer la mitad de todo lo que se suponía que era su obligación.

Después de dos años, la tinaja quebrada le habló al aguador diciéndole: "Estoy avergonzada y me quiero disculpar contigo porque debido a mis grietas sólo puedes entregar la mitad de mi carga y sólo obtienes la mitad del valor que deberías recibir".

El aguador apesadumbrado, le dijo compasivamente: "Cuando regresemos a la casa quiero que notes las bellísimas flores que crecen a lo largo del camino".

Así lo hizo la tinaja. Y en efecto, vio muchísimas flores hermosas a lo largo del trayecto, pero de todos modos se sintió apenada porque al final, sólo quedaba dentro de sí la mitad del agua que debía llevar.

El aguador le dijo entonces: "¿Te diste cuenta de que las flores sólo crecen en tu lado del camino? Siempre he sabido de tus grietas y quise sacar el lado positivo de ello. Sembré semillas de flores a todo lo largo del camino por donde vas y todos los días las has regado y por dos años yo he podido recoger estas flores para decorar el altar de mi Madre. Si no fueras exactamente como eres, con todo y tus defectos, no hubiera sido posible crear esta belleza".

Moraleja: Todos tenemos defectos, debilidades y cualidades y debemos sacar provecho de todos ellos, nunca debemos sentirnos menos o más que otros, porque todos tenemos una meta que cumplir, un trabajo que hacer. Cada uno de nosotros tiene sus propias grietas. Superarlas implica un trabajo personal profundo y comprometido.

Cuento con caricia

No sabía lo que era una caricia. Nunca lo habían acariciado antes. Por eso, cuando el changuito rozó su plumaje junto a la laguna –alisándoselo suavemente con la mano–, el tero se voló. Su alegría era tanta que necesitaba todo el aire para

desparramarla. –¡Teru! ¡Teru! ¡Teru! ¡Teru! ¡Teru! ¡Teru! –se alejó chillando. El changuito lo vio desaparecer, sorprendido. La tarde se quedó sentada a su lado sin entender nada.
–¡Hoy me han acariciado! ¡La caricia es hermosa! –seguía diciendo con sus teru-teru...
–¡Eh, tero! ¡Ven aquí! ¡Quiero saber qué es una caricia! –le gritó una vaca al escucharlo. El tero se dejó caer: un planeador blanco, negro y pardo, de gracioso copete, aterrizando junto a la vaca...
–Esto es una caricia... –le dijo el tero, mientras que con el ala izquierda rozaba una y otra vez una pata de la vaca–. Me gusta tu cuero, ¿sabes? No imaginaba que fuera tan distinto de mi plumaje...

La vaca no lo escuchaba ya. Pasto y cielo se iban mezclando en una cinta verdeazul con cada aleteo del ave. Ni siquiera sentía las fastidiosas moscas...

Con varios felices muuu... muuu... se despidió entonces del tero. ¿Caminaba o flotaba? ¿Soñaba? No. Era tan cierto como el sol del atardecer, bostezando sobre el campo. Era verdad: ella sabía ahora lo que era una caricia... Distraída, atropelló un armadillo que descansaba entre unos matorrales:
–Cuidado, vaca, ¿no ves que casi me pisas? ¿Qué te pasa? ¿Estás enferma?
–Este quirquincho no puede entender... –pensó la vaca–. Es tan tonto... –y continuó caminando o flotando, mugiendo o cantando... Pero el animalito peludo la siguió curioso, arrastrándose lentamente sobre sus patas. Finalmente, la chistó:
–Shh... Shhh... ¿No vas a decirme qué te pasa? –Suspirando, la vaca decidió contarle:
–Hoy he aprendido lo que es una caricia... Estoy tan contenta...
–¿Una caricia? –repitió el armadillo, tropezando con el nudo de una raíz–. ¿Qué gusto tiene una caricia?

La vaca mugió divertida:

–No, no es algo para comer... Acércate que te voy a enseñar... –y la vaca rozó con su cola el duro y espeso pelo del animalito. Su coraza se estremeció. Tampoco a él lo habían acariciado antes...

¿De modo que ese contacto tan lindo era una caricia? Para ocultar su emoción, cavó rápidamente un agujero en la tierra y desapareció en él. La noche taconeaba ya sobre los pastos cuando el armadillo decidió salir. La vaca se había ido, dejándole la caricia... ¿A quién regalarla? De pronto, un puercoespín se desperezó en la puerta de su grieta. Era la hora de salir a buscar alimentos.

–¡Qué mala suerte tengo! –exclamó el armadillo–. ¡Encontrarte justamente a ti!

–¿Se puede saber por qué dices esa tontería? –gruñó el puercoespín, dándose vuelta enojado.

–Pues... porque tengo ganas de regalar una caricia... pero con esas treinta mil púas que tienes sobre el cuerpo... voy a pincharme...

–¿Una caricia? –le preguntó muy interesado el roedor–. ¿Te parece que mis dientes serán lo suficientemente fuertes para morderla? ¿Es dulce o salada?

–No, amigo, una caricia no es una madera de las que te gustan tanto...ni una caña de azúcar... ni un terroncito de sal... Una caricia es esto... –y frotando despacito su caparazón contra la única parte sin púas de la cabeza del puercoespín, el armadillo se la regaló.

¡Qué cosquilleo recorrió su piel! Un gruñido de alegría se paró en la noche. Su primera caricia...

–¡No te vayas! ¡No te vayas! –alcanzó a oír que el armadillo le gritaba riendo. Pero él necesitaba estar solo... Gruñendo feliz, se zambulló en la oscuridad de unas matas. La mañana lo encontró despierto, aún sin desayunar y murmurando:

–Tengo una caricia... Tengo una caricia... ¿A quién podré dársela? Ninguno me la aceptará... Tengo tantas púas...

–¿Estás loco? –le dijo una perdiz. –¡Se ha emborrachado! –aseguró una liebre. Y ambas dispararon para no pincharse. El puercoespín se enroscó. Su soledad de púas lo molestaba por primera vez... Ya era tarde cuando lo vio, recostado sobre un tronco, junto a la laguna. El changuito sostenía con sus piernas la caña de pescar. Un sombrero de paja le entoldaba los ojos. Dormitaba...

El puercoespín no lo pensó dos veces y allá fue, llevándole su caricia. Su hociquito se apretó un momento contra la rodilla del chango antes de escapar –temblando– hacia el hueco de un árbol. El muchachito ni siquiera se movió, pero a través de un agujerito de su sombrero lo vio todo.

–¡El puercoespín me acarició! –se dijo por lo bajo, mirando de reojo su rodilla curtida–. Esto sí que no lo va a creer mi tata... –y su silbidito de alegría rebotó en la laguna.

–¿Dormita el chango? ¿Sonríe? ¿Pesca o silba? –se preguntó la tarde. Y siguió sentada a su lado sin entender nada.

El marco normativo-legal

El marco normativo-legal provincial, nacional e internacional de esta experiencia está compuesto por las siguientes normativas:

A nivel provincial: la Ley Provincial 2895 sobre los Derechos de los Niños Prematuros; Ley provincial 2611 sobre los Derechos de Pacientes; Ley 2302 sobre la Protección Integral del Niño y del Adolescente; El Programa de Seguimiento de Niños con Bajo Peso al Nacer;

A nivel nacional: la Ley Nacional 25.929 de Parto Respetado;

A nivel internacional: la Convención Internacional de los Derechos del Niño; el Decálogo de derechos del bebé prematuro (UNICEF)

La *Ley Provincial 2895 sobre los Derechos de los Niños Prematuros* tiene por objeto establecer los derechos de los niños nacidos prematuros, así como también los de la mujer con riesgo de tener un hijo prematuro, tomando como base el decálogo elaborado a tal fin por la UNICEF.

En el Artículo 2 se sostiene que, a los efectos del cumplimiento de dicha ley, se establecen los siguientes derechos para:

- La mujer con riesgo de tener un parto prematuro:

1. A tener los controles que sean necesarios durante su embarazo a efectos de prevenir la prematurez.
2. A dar a luz en lugares adecuados para que su hijo reciba la atención apropiada.

- Los nacidos prematuros:

1. A ser atendidos en lugares adecuados a sus necesidades, considerando sus semanas de gestación, su peso al nacer y sus características individuales. Cada paso en su tratamiento debe ser dado con visión de futuro.
2. A recibir cuidados de enfermería de alta calidad, orientados a proteger su desarrollo y centrados en la familia.
3. A ser alimentados con leche materna.
4. A la prevención de la ceguera por retinopatía del prematuro (ROP).
5. A acceder –en caso de que el parto haya sido de alto riesgo– a programas especiales de seguimiento, cuando sale del hospital o clínica.
6. A que su familia cuente con la información y participe en la toma de decisiones sobre su salud durante toda su atención neonatal y pediátrica.
7. A ser acompañado por su familia todo el tiempo.
8. A tener los mismos derechos a la integración social que los niños que nacen a término.

La *Ley Nacional 25.929 Parto Respetado y de Derechos de padres e hijos en proceso de nacimiento,* establece que:

- Artículo 3º.- Toda persona recién nacida tiene derecho:

a. A ser tratada en forma respetuosa y digna.

b. A su inequívoca identificación.
c. A no ser sometida a ningún examen o intervención cuyo propósito sea de investigación o docencia, salvo consentimiento, manifestado por escrito de sus representantes legales, bajo protocolo aprobado por el Comité de Bioética.
d. A la internación conjunta con su madre en sala, y a que la misma sea lo más breve posible, teniendo en consideración su estado de salud y el de aquella.
e. A que sus padres reciban adecuado asesoramiento e información sobre los cuidados para su crecimiento y desarrollo, así como de su plan de vacunación.

- Artículo 4º. El padre y la madre de la persona recién nacida en situación de riesgo tienen los siguientes derechos:

a. A recibir información comprensible, suficiente y continuada, en un ambiente adecuado, sobre el proceso o evolución de la salud de su hijo o hija, incluyendo diagnóstico, pronóstico y tratamiento.
b. A tener acceso continuado a su hijo o hija mientras la situación clínica lo permita, así como a participar en su atención y en la toma de decisiones relacionadas con su asistencia.
c. A prestar su consentimiento manifestado por escrito para cuantos exámenes o intervenciones se quiera someter al niño o niña con fines de investigación, bajo protocolo aprobado por el Comité de Bioética.
d. A que se facilite la lactancia materna de la persona recién nacida siempre que no incida desfavorablemente en su salud.
e. A recibir asesoramiento e información sobre los cuidados especiales del niño o niña.

El *Decálogo de derechos del bebé prematuro (UNICEF)*

1. La prematurez se puede prevenir en muchos casos, por medio del control del embarazo al que tienen derecho todas las mujeres.
2. Los recién nacidos prematuros tienen derecho a nacer y a ser atendidos en lugares adecuados.
3. El recién nacido prematuro tiene derecho a recibir atención adecuada a sus necesidades, considerando sus semanas de gestación, su peso al nacer y sus características individuales.
4. Los recién nacidos de parto prematuro tienen derecho a recibir cuidados de enfermería de alta calidad, orientados a proteger su desarrollo y centrados en la familia.
5. Los bebés nacidos de parto prematuro tienen derecho a ser alimentados con leche materna. La leche humana es el mejor alimento para los bebés, incluidos los prematuros. Si un niño nace prematuro, lo mejor es que la madre permanezca junto a él y lo alimente con su leche.
6. Todo prematuro tiene derecho a la prevención de la ceguera por retinopatía del prematuro (ROP). Un niño prematuro necesita controles oftalmológicos desde las primeras semanas de vida.
7. Un niño que fue recién nacido prematuro de alto riesgo debe acceder, cuando sale del hospital, a programas especiales de seguimiento.
8. La familia de un recién nacido prematuro tiene pleno derecho a la información y a la participación en la toma de decisiones sobre su salud a lo largo de toda su atención neonatal y pediátrica.
9. El recién nacido prematuro tiene derecho a ser acompañado por su familia todo el tiempo. Para un bebé prematuro es muy importante sentir las caricias, la voz y el olor de sus padres. Para eso, debe estar junto a ellos el mayor tiempo posible.

10. Las personas que nacen de parto prematuro tienen el mismo derecho a la integración social que las que nacen a término.

En cuanto a la *normativa sanitaria local* podemos decir que, a nivel provincial, existe el Programa de Seguimiento de Niños con Bajo Peso al Nacer (Probapen), que se inició en 2005 y se desarrolla en todos los establecimientos de salud con el objetivo de ofrecer acompañamiento ambulatorio de niños y niñas que nacieron con un peso menor a 2.500 gramos. El seguimiento se realiza hasta los seis años.[97]

Es un programa dedicado al acompañamiento ambulatorio de los niños (y sus familias) que nacieron con peso menor a 2.500 gr, desde la llegada a su casa, luego del nacimiento, hasta los 7 años inclusive. Alrededor del 70% son niños prematuros y alrededor del 30% son niños que, habiendo llegado a término, pesan al nacer menos de 2.500gr.[98]

Es un programa –básicamente preventivo– desconcentrado porque requiere y jerarquiza los diagnósticos y las decisiones locales, teniendo en cuenta que todos los efectores forman parte de la red PROBAPEN, integrada por las microrredes de cada zona sanitaria.[99]

El control es de vital importancia, dado que el 60% de los menores de un año que mueren en la provincia nacen con bajo peso, según la información brindada por la Subsecretaría de Salud. Además, señalaron que "los niños de

97 Salud actualiza controles para bebés con bajo peso. Artículo aparecido en La Mañana disponible en https://www.lmneuquen.com/salud-actualiza-controles-bebes-peso-n190825. Fecha de consulta: 08-12-17.

98 Información disponible en la página web del Ministerio de Salud de la Provincia de Neuquén: http://www.saludneuquen.gob.ar/programas-y-comites/departamento-de-salud-infantil-y-adolescencia/probapen/. Fecha de consulta: 11-12-17.

99 Información disponible en la página web del Ministerio de Salud de la Provincia de Neuquén: http://www.saludneuquen.gob.ar/programas-y-comites/departamento-de-salud-infantil-y-adolescencia/probapen/. Fecha de consulta: 11-12-17.

bajo peso al nacer son un grupo vulnerable porque tienen mayores posibilidades de enfermar, tener complicaciones y morir".[100]

Es el grupo de más vulnerabilidad de la provincia, razón por la cual fueron mostrando a través de la historia que, dentro de la población infantil, tienen mayor posibilidad de enfermar y/o morir. Siendo solo del 6,5% al 6,9%, aproximadamente según los años, de todos los partos, aportan del 65% al 70% aproximadamente de las muertes infantiles.[101]

Articulaciones intersectoriales y redes que establecen

Se establecen articulaciones con *distintos sectores del hospital* (consultorio de anticoncepción, etc.) *y de la red sanitaria:* hospitales del interior, hospitales de menor nivel de complejidad, centros de salud de las zonas donde pertenecen los bebés una vez que son dados de alta.

También se establecen articulaciones con *instituciones* como el Registro Civil en función de la inscripción y el trámite del DNI de los bebés; etcétera. Asimismo, se establecen articulaciones con *organizaciones de familiares* de bebés prematuros como la FAPREM, Familias Prematuras Neuquén.

Resultados observados

Los *resultados observados* por el equipo son: disminución de la angustia en los padres; mayor organización y resolución de conflictos; mejor contención del niño y contención de hermanos.

---

100 Salud actualiza controles para bebés con bajo peso. Artículo aparecido en La Mañana disponible en https://www.lmneuquen.com/salud-actualiza-controles-bebes-peso-n190825. Fecha de consulta: 08-12-17.

101 Salud actualiza controles para bebés con bajo peso. Artículo aparecido en La Mañana disponible en https://www.lmneuquen.com/salud-actualiza-controles-bebes-peso-n190825. Fecha de consulta: 08-12-17.

Según un trabajo proporcionado por el médico neonatólogo del equipo, la concurrencia al espacio propicia la elaboración de duelos de los padres, al facilitar la palabra. Asimismo, la ruptura en la homeostasis del grupo familiar como consecuencia del nacimiento prematuro puede ser elaborada. En las reuniones de padres, con un tiempo distinto del de la emergencia de la sala de internación en un área crítica, se pueden explicitar y poner en palabras las distintas preocupaciones y vivencias que acompañan a la internación.

Formas de registros existentes

Las *formas de registro escrito* existentes son: planificaciones del equipo de trabajo, el registro que se hace en cada reunión en las fichas de las familias que participan y trabajos sistematizados y presentados en distintas instancias (jornadas, congresos, etc.).

Formas de evaluación de la actividad

Desde los padres: *oral espontánea* (en forma individual y en forma grupal). Y desde el Equipo Multidisciplinario: *estadística anual.*

Asimismo, *al finalizar cada encuentro,* después de que todos los padres/madres/familiares se retiran, los integrantes del equipo se toman un tiempo para hacer una evaluación de lo ocurrido en la reunión y durante la semana. Asimismo, hay una evaluación anual realizada a partir de la *implementación de una encuesta a las familias.* Dicha encuesta tiene los siguientes ítems:

Guía de Evaluación que completan padres/familia

¿Qué opinión tiene de la actividad grupal de padres? (*Marque con una cruz. Puede elegir más de una opción)* ¿En qué le ayuda?	¿Por qué motivos no asiste?
Le brinda información médica	Horario de la reunión
Conoce a otros padres	Tensión o angustia
Comparte experiencias	No le encuentra utilidad
Se siente escuchado/a y contenido/a	La información es conocida, repetida
Otro: (¿cuál?) Otro: (¿cuál?) ¿Sobre qué temas le gustaría conversar que no se han tratado aún? .... ¿Qué cambios o sugerencias realizaría? .... Si lo desea, puede hacer algún comentario:	

Algunos de los comentarios surgidos de esta evaluación son los siguientes:
Pediría que este espacio no se termine, a los padres creo que nos ayuda mucho.
En mi caso me ha ayudado a comprender y tratar todos los días de salir adelante.
Lo que noté es que se necesita un poco de material informativo en folletos para llevar a casa a familiares y amigos.
Poder leer y que se enteren de cosas de prematuros que nadie sabe y también prevención para los padres para después del alta y prevención durante el tiempo de internación y tratamiento.
Gracias al grupo me sentí contenida y conocí a muchos padres que sus bebés se encontraban en la misma situación que el mío.
Me gustaría saber qué sienten los demás mientras tienen sus bebés acá.

Sólo quiero agradecer a este grupo lo que aprendí y jamás me voy a olvidar, gracias.
Con respecto al grupo de padres que hemos formado tengo algo que comentar y es un "gracias", una palabra tan simple pero que encierra en estas siete letras todo lo que uno siente en estos momentos de angustias, alegrías, miedos y muchas pero muchas dudas; pero gracias a la idea de estos encuentros podemos disipar las mismas con ustedes los profesionales y por qué no con nuestras propias experiencias y expectativas con respecto a la paternidad y más en nuestro caso la paternidad prematura.
Estamos conformes con las charlas, nos sentimos cómodos, contenidos; pero sería bueno que asistieran más padres para compartir y conocer otras experiencias.
Más que nada agradecer toda la información brindada por cada uno de los profesionales y por los demás padres es muy importante todo lo que hacen para que uno no se sienta solo y pueda expresar sus dudas.

Asimismo, se realiza el *procesamiento anual de datos estadísticos* cuantitativos acerca de la cantidad de padres/madres/familiares que participaron de las reuniones, cuántas veces lo hicieron, etcétera. Por ejemplo, en 2014 se procesaron datos relacionados con la cantidad de reuniones a las que asistió cada padre: a una reunión: 78%; a dos reuniones: 12%; y a más de dos reuniones: 10 %.

A lo anterior, caben agregar algunos carteles que pudimos observar y fotografiar en neonatología, donde de distintas maneras las familias expresan su reconocimiento al trabajo del equipo de ese servicio. Esto, aunque no se refiere directamente a la experiencia del grupo de padres, nos parece importante rescatarlo.

Según conversaciones informales con la psicóloga y la trabajadora social, a partir de estas evaluaciones, recientemente se han replanteado los objetivos del espacio, surgiendo de esto la nueva planificación, lo que de algún modo da cuenta de la flexibilidad del equipo de trabajo y su capacidad de escuchar e incorporar las demandas de los participantes re-planteando los encuentros a partir de sus necesidades y de lo que se va evaluando.

En cuanto a *las debilidades* de la experiencia, el equipo detecta las siguientes: espacio físico inadecuado; falta de mobiliario; fallas a veces en la convocatoria y difusión de la actividad; falta de integrante del sector de enfermería en el equipo coordinador; dificultades en la integración de hermanos del bebé. En cuanto a *las fortalezas*, el equipo menciona: la continuidad semanal del grupo; la asistencia de profesionales; evaluaciones positivas en general; los testimonios; y el apoyo institucional.

Interés en sistematizar la práctica

El equipo manifestó interés en sistematizar su práctica lo cual nos dio pie para ingresar a la experiencia.

Re-elaborando el concepto de buenas prácticas en salud mental infantil desde esta experiencia

Son muchos los criterios que definen las buenas prácticas en salud mental infantil que hemos conceptualizado desde el principio de esta investigación que están presentes en esta experiencia: el constituir un *espacio colectivo* en donde las familias son escuchadas, reciben información e intercambian vivencias y saberes; *el trabajo interdisciplinario e intersectorial del equipo* en una actividad que involucra a distintos servicios del hospital con otros integrantes del sector salud y del área de educación; la *continuidad en el tiempo*, siendo la experiencia seleccionada que más continuidad en el tiempo ha tenido.

No obstante, lo que más nos interesa destacar aquí son aquellas características novedosas específicas que, además de las mencionadas, *también están presentes en esta experiencia a las cuales quisiéramos incorporar conceptualmente como criterios posibles para definir las buenas prácticas en salud mental infantil: un abordaje integral* que apela a un modelo donde no sólo el bebé/niño no puede ser pensado sin su entorno familiar inmediato sino donde el bebé y su familia son pensados en términos bio-psico-sociales; no sólo *abordar* un momento crucial del desarrollo del ser humano como es la infancia sino *un momento más que crítico como es el nacimiento y, especialmente, el nacimiento prematuro; la apertura de los profesionales a dar a conocer su trabajo*, lo que consideramos que contribuye potencialmente a la multiplicación de buenas prácticas en contraposición a actitudes que a veces tienen tanto recelo por la propia actividad que dificultan que esta sea apropiada por otros; *la complejidad del dispositivo* que no sólo implica el momento de la reunión sino todo un acompañamiento antes, durante y después de ese momento desde una multiplicidad de intervenciones (contención, información, acompañamiento concreto en trámites, visitas domiciliaria de preparación para el alta, etc.).

Bibliografía

Equipo Interdisciplinario (2015). Grupo de Apoyo a Padres de Bebés Prematuros. Power presentación Jornadas de Junín.

Kimelman, M. (2004). "Salud mental perinatal: urgencia actual, prevención futura". Publicado en *Prévention précoce, parentalité et perinatalité,* M. Dugnant. Ed. Arip Érès 2004.

Salud actualiza controles para bebés con bajo peso. Artículo aparecido en *La Mañana,* disponible en https://www.lmneuquen.com/salud-actualiza-controles-bebes-peso-n190825. Fecha de consulta: 08-12-17.

Schiavoni, A.; Marcellino, M.; Melano, V. y Álvarez, A. (s/d). "Grupo de Apoyo a Padres de Recién Nacidos Prematuros Hospital Provincial Neuquén. Planificación del Equipo de Trabajo". Inédito.

Grupo de Niños. Hospital Horacio Heller, Neuquén

Moira Ale

Características Generales Hospital Horacio Heller

El Hospital Dr. Horacio Heller es un Hospital General de Agudos nivel VI de complejidad hospitalaria, que se caracteriza organizativamente por presentar una estructura de tipo matricial[102] y una internación basada en la priorización de cuidados de enfermería, los Cuidados Progresivos de Pacientes.[103]

Geográficamente se ubica dentro de la ciudad de Neuquén en la zona oeste, circunscrito por las calles: Godoy, Liguen, Quimey y Marín, dando respuesta a la demanda de mediana y baja complejidad de su área de influencia, siendo hospital de referencia del área oeste de la Zona Sanitaria I, (Plottier, Senillosa, El Chocón), para los problemas que no superen esta complejidad.

Los Barrios con denominación catastral que se encuentran en su área son: Gran Neuquén Sur, Gran Neuquén Norte, Melipal, una fracción del Barrio Unión de Mayo y

---

102 Es el modelo organizativo adoptado por la conducción se basa en la premisa de la incorporación de equipos de trabajo para el desarrollo de las diferentes actividades hospitalarias. Este modelo de organización también es llamado de organización por proyectos. En este tipo de organización se transfiere la autoridad y responsabilidad del trabajo a un Jefe de Sector, Jefe de División, para la realización de la actividad, al cual se le asigna el personal necesario que se extrae de las estructuras funcionales del establecimiento. Surgen dos líneas de dependencias funcionales, una horizontal en relación a la actividad específica a realizar con un responsable, y otra vertical que tiene que ver con las líneas de mando formales y el apoyo institucional a cada proyecto u objetivos de trabajo.

103 La OPS adoptó la siguiente definición para el tema: "el Cuidado Progresivo de Pacientes es la concepción mediante la cual se organizan los servicios según las necesidades de atención del mismo, de tal forma que el enfermo reciba los cuidados en el grado que los requiera, en el momento más oportuno, en el sitio o área de hospital más apropiado a su estado clínico, independientemente de la especialidad por la que recurre".

un segmento de la sección bardas al norte que se comparte el Sector La Estrella, compartido con el Centro de Salud Progreso y una fracción (Sector Belén-Paraíso) del denominado Barrio HIBEPA, delimitado por Calle Necochea, Calle N. Barros, Calle L. Muster, Calle Rosario, Calle Thomas hasta Calle V. Tuerto y por esta hasta Calle 1° de Enero retomando su límite con Sector Hipódromo.

En el documento elaborado por la Comisión de Organización y Puesta en Marcha referente a la reestructuración del Área Metropolitana, se definen los límites para la atención de pacientes de especialidades quirúrgicas y de aquellas con las que no cuenta el otro efector hospitalario de la zona: el Hospital Bouquet Roldán, y que llega hasta la calle Cristóbal Colón hacia el este y el trazado de las vías del ferrocarril hacia el sur.

La población total de su zona de influencia es de aproximadamente 120.000 habitantes (según Subsecretaria de salud de Neuquén), pero en esta área se encuentran cuatro Centros de Salud: San Lorenzo Norte, San Lorenzo Sur, Progreso, Almafuerte y Colonia rural Nueva Esperanza, todos con dependencia administrativa del Área Sanitaria Metropolitana, y capacidad para resolver gran parte de la demanda del primer nivel de atención, de la población más cercana a dichos Centros (zona de referencia o programática).

Por las características en la migración poblacional, se generaron profundos cambios en la estructura demográfica de la ciudad, con una importante concentración de la población emigrante en la zona oeste de la ciudad. La desigual distribución de la obra pública, el mejoramiento de caminos y la construcción de espacios verdes en un sector de la ciudad, contribuyó a acrecentar estas divisiones, agregándose a la clásica fragmentación de la ciudad en "el alto" y "el bajo", los "barrios del oeste" y "las tomas". Todo esto motivó una marcada segmentación social visualizada y reconocida por los distintos estilos de viviendas, asentamientos irregulares, lugares de recreación y diversión.

La dirección de Estadística y Censos publicó en su último Boletín Oficial un informe sobre los barrios de la ciudad de Neuquén en base al censo realizado en 2010. Entre los datos analizados, se destacó la composición etaria de la ciudad según el sector en cuestión. En líneas generales se determinó que la población más joven reside en el oeste, mientras que la de mayor edad lo hace en el este.

Grupo de niños

En Argentina, se iniciaron las psicoterapias de grupo de niños en instituciones hospitalarias, a saber Rojas Bermúdez (1956), Salas Subirat (1956), S. Resnik (1960), A. Aberastury (1961), E. Pavlovsky (1960, 1962, 1965), entre otros. *En su técnica convergen el psicoanálisis postfreudiano y la teoría de los pequeños grupos.* Su práctica se ha difundido en ámbitos públicos y privados.

Como antecedente dentro del Hospital Heller, en 2007 la Lic. María Eugenia Urraza y la Lic. Mariana Ceballos, junto a la trabajadora social Lic. María Vallejo y el acompañante terapéutico Daniel Bruno, llevaron adelante el *Grupo de juegos para niños con trastornos de conducta,* con el objetivo de brindar un espacio psicoterapéutico de contención y socialización para niños de 6 a 11 años con dicho diagnóstico o problemáticas afines.

Necesidades a partir de las que surge

La creación del grupo surgió de la necesidad de ofrecer a los niños y a los padres otro espacio diferente al tratamiento individual, donde el grupo actúa como catalizador de las problemáticas que se encuentran atravesando los niños. Asimismo, cuenta la Lic. Urraza que en el hospital hay una gran demanda de tratamiento para niños, y es tan insuficiente el espacio físico como la cantidad de profesionales especializados para trabajar individualmente con aquellos.

Según la descripción de la profesional, muchas de las familias que acuden al Servicio de Salud Mental del Hospital Heller, se encuentran en situación de riesgo por procesos de exclusión laboral y marginación social. En el Servicio se considera que los niños atravesados por situaciones sociales desiguales, con problemas de violencia, y/o con familias con dificultades de sostén, pueden beneficiarse con la psicoterapia de grupo, ya que les proporciona un marco de contención y un sentimiento de pertenencia en momentos en que prevalece la ruptura del lazo social y el aislamiento.

Objetivos del dispositivo

El objetivo general de la actividad es generar un espacio psicoterapéutico con los niños, como así también contribuir a la constitución subjetiva. De esta manera, el espacio se orienta a:

1. Propiciar un espacio para generar un juego compartido, que permita pasar de la acción a la palabra; reconocer al otro, y a ellos mismos, reconociendo sus sentimientos y emociones.
2. Crear lazos sociales (modos de relación).
3. Posibilitar la reproducción de modos de relación no violentos.
4. Trabajar con los límites.
5. Promover la autorregulación con el otro y favorecer la empatía.
6. Ofrecer a los niños diferentes medios de expresión, para facilitar la elaboración de situaciones traumáticas.
7. Rescatar la singularidad del niño.
8. Reducir la deserción de los niños en tratamientos individuales, propiciada por la resistencia de los padres.
9. Mejorar los resultados obtenidos en el tratamiento individual de niños.

Indicación del tratamiento

La indicación para el tratamiento grupal con niños es muy amplia: niños/as de 5 a 11 años de edad que presentan dificultades de conducta que no se despliegan en el tratamiento individual, niños con dificultades de comunicación y vinculación con los otros, problemas de aprendizaje, como así también niños con patologías graves en las que se pueda estimular lo social. Igualmente, podría decirse que cualquier niño y cualquiera fuese su psicopatología, se beneficiaría de un espacio terapéutico grupal.

Marco teórico

Los sustentos teóricos que guían el trabajo del grupo fueron expuestos por la Lic. Urraza, quien sostiene *que*

> ... el proceso de socialización transcurre en diversos contextos: la familia, la escuela, la comunidad, el grupo de amigos, entre otros. Y mediante el proceso de aprendizaje social, el niño se apropia del sistema de creencias y conductas culturalmente aceptadas para cada lugar, aprendiendo a controlar su comportamiento, incorporándose a un grupo social y a una comunidad más amplia.

Y continúa:

> Los procesos psicológicos se agrupan en torno a las relaciones que el niño establece con los demás, consigo mismo y con el mundo que lo rodea, fundando la capacidad de interacción, el respeto de las reglas, la identidad, y reconocerse a sí mismo como diferente de los demás.

Formar parte de un grupo les permite a los/as niños/as manejarse en un ambiente de respeto mutuo, fomenta el ejercicio de la solidaridad, la cooperación, como así también participar en la toma de decisiones. Precisamente, el grupo les permite practicar progresivamente la determinación del qué y el cómo de su acción, participando, diciendo y combinando sus intereses individuales con los del grupo. Igualmente, el grupo les permite la simbolización de sus emociones y sentimientos, reconocer sus actos, ponerlos en palabras y construir lazos sociales cooperativos y con reglas claras, lo que les permite combinar sus intereses individuales con los grupales, mediar, tolerar la frustración y pactar acciones.

El primer ámbito donde un niño manifiesta sus dificultades u obstáculos tanto a nivel emocional como conductual es, generalmente, el socio familiar. Sus reacciones pueden llegar a provocar perturbaciones para él y los que lo rodean; todo esto obstaculiza sus relaciones interpersonales, cuyas dificultades pueden evidenciarse en comportamientos variados como inhibición, hipersensibilidad, retraimiento, ansiedad de separación, temor, excesiva dependencia, dificultades para establecer relaciones, tendencia hacia el aislamiento, hostilidad, agresividad, transgresiones de normas, etc.

La Lic. Urraza refiere que buscando estrategias de abordaje adecuadas para aquellos niños resistentes a los tratamientos individuales se encontraron con dos estrategias básicas y necesarias para ser incluidos en la asistencia: el juego y el grupo.

El juego, en tanto forma básica de expresión y comunicación a través de la cual los niños se manifiestan. En toda actividad lúdica se pueden descubrir dos niveles: el juego como intento de elaborar situaciones traumáticas y el juego como expresión de la potencia creadora, por ello lo lúdico puede ser pensado como terapéutico en sí mismo. El jugar corresponde –siguiendo los lineamientos de Winnicott– a un espacio potencial, entre la realidad interna y externa, espacio en el cual el niño puede elaborar, modificar, cambiar situaciones que le producen sufrimiento y crear nuevos espacios de encuentro que le facilitan el crecimiento personal y el desarrollo bio-psico-social.

El grupo como dispositivo permite la constitución de un espacio transicional común a todos los participantes; espacio intermedio, zona en la que se está protegido y que puede ser usada para ensayar escenas que luego se jugarán en la realidad externa.

Por último, la Lic. Urraza refiere:

> ... el grupo y el juego, en una actividad psicoterapéutica bajo un encuadre estable, y con la contención y el sostenimiento adecuado, posibilitarán que el niño despliegue sus potencialidades en la interacción con los pares. Brindando posibilidades de intercambio y cooperación, así como también ayuda a ir "tejiendo" redes solidarias que permitan "acompañarse" en la elaboración de situaciones traumáticas, construyendo modos de vincularse más saludables.

Conformación de los grupos

Como comenta la Lic. Urraza, los niños acuden al área de salud mental por demanda espontánea de los padres, por derivación interna desde pediatría, fonoaudiología como también por demanda externa desde los juzgados y mayormente escuelas.

Actualmente se encuentran funcionando dos grupos de niños, uno a la mañana y otro por la tarde. El grupo de la mañana cuenta con tres integrantes varones, de 5, 7 y 11 años de edad. Los diagnósticos a trabajar son: problemas de conducta, trastornos del lenguaje y TEA (Trastornos del Espectro Autista). En el grupo de la tarde, encontramos cuatro integrantes varones, de 8, 7, 9 y 10 años. Aquí las patologías diagnosticadas son de menor gravedad en relación con la constitución psíquica, son niños que presentan problemas con los límites, problemas de conducta en la escuela y en la casa.

Ambos grupos son abiertos, la idea es tener un máximo de 10 participantes y un mínimo de 3. La duración es de 1,30 hora aproximadamente, se desarrolla durante los meses comprendidos entre marzo y mediados de diciembre, con una frecuencia semanal, y el lugar es el consultorio de niños del área de salud mental.

Actualmente, ambos grupos se conformaron espontáneamente por varones, ya que la demanda es más alta con relación a dicho género, pero la profesional evidencia como pertinente la incorporación de niñas a los grupos. Incorporación que sería conveniente realizar en duplas y que permitirá el despliegue de otros conflictos e identificaciones, promoviendo resoluciones y desenlaces creativos.

Perfil de los participantes

- Niños y niñas de 5 a 11 años de edad cronológica.
- En tratamiento psicológico individual o con un mínimo de 4 entrevistas previas, con el fin de establecer el vínculo con la terapeuta que sostendrá la participación grupal.
- Con familias caracterizadas por: dificultad en la puesta de límites, falta de contención, negligencia, abandono emocional, ausencia de referentes adultos, roles poco definidos, violencia.

Excluyendo: trastornos psicopatológicos muy graves, mayores de 11 años con déficit intelectual grave, niños de 6 a 11 años cuya madurez intelectual sea inferior a 6 años de edad, niños que no hayan realizado tratamiento individual o entrevistas previas, niños que no puedan sostener el espacio grupal.

Reglas del grupo: Deseo de participar y respeto por el encuadre de trabajo (horario, tiempo de duración, espacio físico, frecuencia).

¿Cuáles son los criterios que se deben tener en cuenta a la hora de armar un grupo?

Es importante conocer al niño, su problemática familiar e individual, como así también las características de su juego.

Realizada la selección, se prosigue a un segundo paso: ¿Cuál es el grupo adecuado para este sujeto?

Un criterio para el agrupamiento sería integrar a miembros que individualmente ejerzan un estímulo beneficioso sobre cada uno de los restantes. El grupo debe proveer distintos modelos de identificación, aspectos que puedan generar reacciones en el otro. Los ítems a tomarse en cuenta en la agrupación son: edad, sexo, cantidad de integrantes, nivel de escolarización, tipo de dificultad del niño y características del juego.

Desde el punto de vista de la técnica, inicialmente se toman los elementos del análisis individual de niños, como la caja de juegos. En la sala se colocan mesa, sillas, alfombra, pizarrón, tizas, hojas, lápices y juegos de mesa. En este año se incorporó una computadora en el espacio terapéutico, pero solo se incorporó la utilización de programas básicos de escritura y dibujo. El objetivo de la idea es mantener opciones convocantes en relación con las diferentes situaciones del juego que van surgiendo en cada grupo.

Asimismo, se realizan entrevistas familiares, o de padres, una vez por mes, como así también comunicaciones periódicas, las cuales tienen como objetivo apoyar el tratamiento de los niños y servir de contención a la ansiedad que se moviliza en los padres ante los cambios de sus hijos. Además, las entrevistas con los padres sirven de monitorización de modificaciones conductuales evidenciables en el niño en sus ambientes (la familia, la escuela, espacios de deporte u otras actividades) y ayudar a la revalorización de su función parental, procurándoles un apuntalamiento narcisista y promoviendo una identificación con el sufrimiento de sus hijos. Por otra parte, las devoluciones se focalizan en lo positivo del niño y en los avances que han logrado a nivel grupal y personal.

Cómo se desarrolla la actividad

La actividad se desarrolla en los consultorios de Salud Mental, uno de los consultorios es específico para la atención de niños, es amplio con dos puertas, una abre para la sala de espera y la otra para un pasillo interno del servicio. Allí, los niños tienen a su disposición (mientras dura la sesión) materiales para jugar, dibujar, modelar y así armar un relato compartido entre ellos y la psicóloga.

Los niños que acuden al grupo han sido previamente evaluados. La primera entrevista, o Entrevista de admisión, es con los padres o un adulto responsable. Allí los padres presentan el motivo de consulta y la historia vital del niño. En estas entrevistas, se elabora una Historia clínica del niño, se ve la urgencia del caso y se decide el tratamiento: individual con asiento en el niño, tratamiento de los padres, o ambos. Si el tratamiento es con algunos de los padres, se deriva dentro del sector de Salud Mental a los psicólogos que trabajan con adultos. Con los niños se llevan adelante tratamientos individuales y grupales.

Luego, con los padres se acuerda un día para comenzar a trabajar en el grupo. El día del encuentro, los niños con sus padres se encuentran en la sala de espera. Al llegar la hora, se los invita a pasar. Las madres se quedan en la sala de espera, aguardando durante la hora y media que dura el espacio grupal. Algunas de ellas charlan mientras esperan a sus niños. Cuenta la Lic. Urraza que en una oportunidad se debió suspender el trabajo del grupo por una semana, y al comentárselo a las madres, una de ellas, mirando a las demás, comentó: "uh, ¿no nos vamos a ver?", a lo que la Lic. respondió: "Pueden encontrarse en la plaza y llevar a los chicos". Y acordaron llevarlo a cabo.

El primer día de sesión grupal, la profesional enuncia el encuadre. Sobreviene la presentación, se enuncia la tarea del grupo: "trabajar en los problemas de cada uno", el modo de hacerlo: "con la palabra y/o el juego", "diciendo o jugando a lo que a uno se le ocurra", y la necesidad de cuidar y cuidarse para poder trabajar en el grupo: “no se puede pegar”, “no se puede pintar ni romper las paredes”, “no se puede salir del consultorio durante los 90 minutos de la sesión”.

Una vez en el consultorio, se favorece la emergencia del juego y/o del dibujo. En varias oportunidades el dibujo es usado como escenario del juego. De esa manera se puede ir interviniendo en lo que sucede en el aquí y ahora. Y sin que esta intervención sea sentida como un llamado de atención, como, por ejemplo: “uh, pobre, le sacaste el juguete que tenía, podrías pedírselo un ratito prestado… ¿cómo le dirías?”.

Viñeta: 3 niños. B, N, y S.

> B. ingresa y saca el ajedrez para jugar solo con la terapeuta, se aburre, deja, y otro niño (N) toma la posta… cambia las reglas y se arma una guerra entre las piezas. B dice “¡no se juega así!”; S toma un dinosaurio y lo coloca en el tablero para participar de la guerra… B mira sorprendido, mientras se inicia un nuevo juego, un mundo nuevo y creativo.

Cuenta la Lic. Urraza que, al inicio, responden a las invitaciones, para luego beneficiar lo más posible las interrelaciones entre los niños. Por ejemplo:

> … los niños revisan los juguetes, algunos de ellos inician una escena, la psicóloga pregunta acerca de esa escena y si pueden incorporarse otros y de qué manera… Uy, hubo un accidente, ¿cómo podemos ayudar? ¿Necesitan una ambulancia? Y allí se llama a otro… “B, ¿podés ayudar a N porque los autos tuvieron un accidente?”, de esa manera se van incorporando otros al juego u observan.

Se sostiene la interpretación como parte natural de la conversación, que va apenas más allá de lo que están expresando los niños con palabras o con el juego. Es importante oír y participar en lo que se oye, así se promueve el aprendizaje de escucharse e intentar comprenderse, llevándolos con el tiempo al pensamiento reflexivo y crítico.

Objetivos logrados

Poder sostener el espacio y el proceso, puede verse en el momento en que se logra el juego compartido, o también cuando una reacción violenta puede ser frenada, pensada y hablada, tolerando las diferencias y al otro. Los niños esperan el espacio para contar lo que les preocupa.

En 2015 se realizaron 17 encuentros, mientras que en 2016 van 30 encuentros, alcanzando una regularidad mayor.

Por otra parte, se han realizado seguimientos en la escuela, trabajando en relación con los diagnósticos apresurados y errados que etiquetan a los niños en un diagnóstico fijo e inamovible. En las escuelas, y también con otros profesionales del hospital, se promueve la despatologización y desmedicalización de los chicos.

Otro objetivo logrado es la posibilidad de escribir el trabajo, supervisarlo y mantener una evaluación periódica con el grupo de trabajo.

Un objetivo a lograr es la participación de los padres, en un grupo para padres. A fines del último año, se convocó a una reunión grupal para realizar una devolución a los padres. Dicha convocatoria no tuvo la repercusión esperada, cabría la pregunta acerca de si los padres no se sienten cómodos con la grupalidad, con la fecha del año, o la falta de implicación en el grupo terapéutico. O si esta respuesta se puede asociar con las intervenciones escolares donde solo reciben la devolución de aspectos negativos.

Evaluación

- *Individual:* Se realizará mensualmente una entrevista familiar y con los referentes escolares y de otras instituciones en las que participa el niño, a efectos de concretar un monitoreo de la situación conductual actual; y se establecen entrevistas individuales o con mayor frecuencia en aquellas situaciones que requieran una mayor intervención.
- *Grupal:* evaluación de proceso en cada encuentro.

Conclusiones

Sostenemos que el Grupo de niños del Hospital Heller reúne ciertos requisitos para considerarse una buena práctica, ya que promueve una transformación real al propiciar cambios positivos en los niños y en sus familias.

Es importante resaltar que, en dicho dispositivo, se realiza un trabajo conjunto con los padres en relación con los modos y prácticas de crianza en el ámbito familiar. Se fomenta la participación y también se les brinda información, tanto de los procesos evolutivos de sus niños como las modalidades del tratamiento que se llevarán adelante. Del mismo modo, el niño es invitado a participar del espacio grupal de manera voluntaria. En tanto tratamiento grupal, con un marco psicoanalítico, los modos de expresión del niño en sus juegos, dibujos y en su palabra son muy valorados. También, y según la edad, se habla con él de los acuerdos con los padres y las maestras.

Igualmente, se realiza un trabajo conjunto con otras instituciones, como la escuela, donde se propician acuerdos con los docentes sobre cómo abordar diferentes situaciones consideradas problemáticas. También se realizan informes, y se facilitan contactos con colegas psicólogos que trabajan en los Ministerios de Desarrollo Social, en la Defensoría de los derechos del niño y con los juzgados.

Se promueve compartir responsabilidades, tanto con los padres como con la escuela y otros actores sociales, habilitar lazos sociales por fuera del marco hospitalario posibilitando nuevas relaciones intersubjetivas.

El Grupo de niños es pensado desde un reconocido marco teórico que da sustento y herramientas a su accionar. Asimismo, permite su supervisión con referentes nacionales.

El trabajo en el Grupo de niños contempla la posibilidad de tratar niños con patologías graves. Asimismo, el tiempo de tratamiento contemplado es mayor a los 12 meses, acorde a las necesidades inherentes de los tratamientos con niños, cuyo padecimiento psíquico requiere de un lapso más prolongado de atención.

Lo mencionado, da cuenta de un respeto en los derechos del niño, del sostenimiento en el marco legislativo nacional e internacional de protección de los derechos del niño.

Es importante rescatar que el consultorio es un espacio que podría ser considerado amigable, ya que dispone de un lugar propio dotado con juguetes, juegos de mesa, material didáctico y una computadora. Es un espacio acondicionado para el tratamiento con niños. Por otra parte, se observa una optimización de los recursos existentes (humanos e institucionales).

Es por eso que entendemos que el dispositivo implementado en el Hospital Heller, a cargo de la Licenciada María Eugenia Urraza, es significativo para describirlo y así dar a conocer una modalidad de atención que resulta clásica, como es la modalidad grupal, pero que sigue dando respuesta no solo como modo de abordaje, sino que además incluye las complejidades psicosociales actuales.

Bibliografía

Barcala, A. (2013). "Sufrimiento psicosocial en la niñez: el desafío de las políticas en salud mental". *Revista Actualidad Psicológica*, Marzo 2013.

Barcala, A.; Torricelli, F.; Zunino, P. y Marotta, J. (2012). "Hubo un Programa de Atención Comunitaria". Disponible en: http://www.pagina12.com.ar/diario/psicologia/9-192177-2012-04-19.html Consultado: 09-07-13

Burijovich, J. (2006). "La investigación cualitativa en la evaluación de programas y proyectos de intervención". Módulo Postgrado Metodología Cualitativa. Universidad Nacional de Córdoba. Año 2006.

Burijovich, J. (2011). "El concepto de buenas prácticas en salud: desde un enfoque prescriptivo a uno comprensivo". En Rodigou Nocetti, M. y Paulín, H. (2011). *Coloquios de Investigación Cualitativa*. Córdoba: UNC.

Janín, B. (2013). "Intervenciones subjetivantes". Revista *Novedades Educativas* N° 268. Abril 2013, pp. 13-16.

Ministerio de Salud y Seguridad Social, Subsecretaría de Salud Provincia de Neuquén, Concurso Dirección del Hospital Dr. Horacio Heller. Junio de 2008. "Análisis de tres problemas detectados y priorizados en el Hospital Dr. Horacio Heller". Osvaldo Víctor Mario Neder, Neuquén, Hospital Dr. Horacio Heller, 11 de junio de 2008.

Ministerio de Salud y Seguridad Social Subsecretaría de Salud Zona Sanitaria Metropolitana Hospital Dr. Horacio Heller. "Manual de Inducción para los Ingresantes a los Servicios de Salud. Neuquén 2008".

Winnicott, D. (1993). *Realidad y juego*. Editorial Gedisa.

Taller de apoyo a la crianza. Hospital Bouquet Roldán, Neuquén

Ximena Novellino
Maira Ximena del Río Trila

El Hospital Bouquet Roldán es un hospital general de Agudos, de Complejidad IV b perteneciente a la red de establecimientos de la Subsecretaría de Salud de la provincia de Neuquén. Se ubica en calle Teodoro Planas 1915, de Neuquén Capital. La denominación IV b está referida a la carencia de actividades quirúrgicas, que sí la tienen los establecimientos categoría IV a. Administrativamente depende de la Jefatura de Zona Sanitaria Metropolitana.

Podemos encontrar información sobre sus antecedentes que indican que "originalmente –hace 30 años– funcionaba un Asilo de ancianos, y sus instalaciones fueron más tarde sede local de la Liga Nacional de Lucha contra la Tuberculosis".[104]

A principios de los años 80 se convirtió en un hospital general de agudos, debido a la necesidad real de la población que demandaba servicios de atención médica. "Aunque al inicio el establecimiento se encontraba en el deslinde de la ciudad, el crecimiento poblacional trajo aparejada la construcción de nuevos barrios. Esto hizo que el hospital quedara integrado al casco urbano".[105]

En este sentido, el hospital se amplió y remodeló en varias etapas, y se inauguraron en 1985 las nuevas instalaciones diseñadas con una concepción moderna que respetaba pasillos amplios, aire y luz y espacios verdes.

Por la entrada principal se accede al área ambulatoria, y el servicio de Guardia de Emergencias posee una entrada independiente.

---

104 Fuente: http://hospitalbouquetRoldán.blogspot.com.ar.
105 Ídem.

Entendiendo al área programática como la zona geográfica y epidemiológico-social puesta bajo la responsabilidad de un hospital, el Hospital Bouquet Roldán realiza diversas acciones preventivas, de asistencia y educación para la salud en dicha área, tales como actividades integradas e integrales de salud, dirigidas a la población residente y en tránsito, de cualquier edad y sexo, y también tareas de conservación y mejoramiento del medio ambiente.

Los barrios que comprenden dicha área programa son:

- Barrio La Sirena
- Barrio Cumelén
- Barrio Militar
- Barrio Bouquet Roldán

De acuerdo a una nueva estrategia sanitaria propuesta, el hospital tiende a "satisfacer las demandas de salud del vecino, especialmente aquellas que se producen fuera de los muros del Hospital y que traten de promover la salud y prevenir la enfermedad, siendo un verdadero puente hospital-comunidad".[106]

Muchas de las actividades que realizan, precisamente extramuros, abarcan distintos espacios sociales como así también diversas temáticas, como el Programa de Salud Escolar, desde el cual vienen hace algunos años trabajando en las escuelas de la zona (N° 309, N° 16 y N° 132) en actividades de educación para la salud de alumnos, padres y maestros, y también se realizan los controles de salud escolar, vacunaciones, estudios epidemiológicos, etcétera.

Un equipo interdisciplinario lleva a cabo las distintas actividades, estando el mismo constituido por odontólogos, médicos, enfermeros, psicólogos, asistentes sociales, nutricionistas, entre otros.

---

106 Ídem.

Asimismo, cuentan con programas para todos los problemas de Salud del área, que abordan diversas problemáticas de salud que han sido diagnosticadas en dicha área: enfermedades infecciosas, riesgos ambientales, accidentes, adicciones, riesgos laborales, violencia familiar, salud mental, salud bucal, nutrición, procreación responsable y educación sexual.

Algunas de las actividades netamente preventivas de educación para la salud que realizan son:[107]

- El programa radial: un espacio de construcción de la salud, todos los viernes a las 11 hs. en la FM 98.5, que tiene por objetivo promover la salud y los servicios del Hospital Bouquet Roldán.
- Distribución de folletería en las instituciones intermedias, terminal de ómnibus, shopping, comisiones vecinales, transporte urbano (INDALO).
- Se organizan actividades y se ornamenta el hospital para las campañas preventivas y/o el Día internacional de patologías prevalentes.
- Involucran a las instituciones del área en campañas de educación para la salud mediante charlas y actividades de educación para la salud en conjunto.

Programa de recaptación

- Del niño sano menor de 6 años: aquellos niños/as que abandonen el control luego de un período preestablecido son recaptados para saber su situación.
- Del programa de salud escolar: citaciones, coordinación de turnos intrahospitalarios, seguimientos.
- De niños/as con factores de riesgo.
- De embarazadas: aquellas que abandonan control, embarazos de alto riesgo.
- De mujeres con patología ginecológica.

---

107 Ídem.

Programa de tratamientos domiciliarios

Se realiza dentro del área programática del hospital, teniendo en cuenta el riesgo de las personas y el recurso humano disponible.

- En cuanto a los *talleres para la comunidad,* se pueden mencionar los siguientes:
- Grupo amigos unidos por la diabetes
- Actividad física
- Talleres de embarazo
- Talleres de crianza
- Grupo de obesidad
- Taller cardiorrespiratorio
- Taller de columna
- Taller de columna para adolescentes
- Taller para familias con enfermedad psicótica

Taller de apoyo a la crianza

El "Taller de Apoyo a la Crianza" es un taller psicoeducativo abierto, al cual "puede venir quien quiera asistir".[108] Está orientado a padres, madres, abuelos, abuelas, tíos y tías que quieran dialogar/reflexionar respecto a temas relacionados con la crianza. Se sugiere que puedan asistir los adultos sin la compañía de los niños para generar un espacio de mayor atención y participación. No obstante, cada encuentro que presenciamos las madres que asistieron lo hicieron con sus hijos/as.

Actualmente el taller es llevado adelante por la psicóloga Diana Ronis y la trabajadora social Emilia Vergez. El taller se realiza desde hace unos 12 años aproximadamente. En sus orígenes se realizaba con la participación de enfermeras y pediatras, y se abocaba más a temas relacionados

---

108 Registro de campo del 15 de junio de 2016.

a la vacunación, alimentación y cuidados del bebé y el niño, además de temas vinculados a las enfermedades de la infancia.

Hace unos años ya que el taller tuvo dificultades respecto al espacio o lugar donde realizarse dentro del hospital. El primer día que asistimos para participar, tuvimos dificultades para llegar al lugar donde se realizaba, las distintas personas consultadas nos indicaron que fuéramos al Auditorio, sin embargo, el taller se realizaba puertas adentro del sector de Diabetes, que presta una sala al sector de Salud Mental.

En una primera instancia, en el marco de continuar con el proyecto de investigación, tomamos contacto con la psicóloga Diana Ronis, con quien consultamos sobre la posibilidad de sistematizar dicha práctica. De este modo, asistimos y participamos tres veces de los talleres, de los cuales la primera vez realizamos la entrevista con la psicóloga sobre la historia, los objetivos, la población, etcétera.

¿Quiénes asisten?

El Taller tiene por objetivo brindar herramientas a los padres para manejar situaciones de crianza, por lo que está dirigido a padres o familiares que tengan a cargo niños de hasta 10 años. Asisten adultos derivados tanto del sector de Salud Mental como de otros sectores, como el Vacunatorio y Pediatría en su mayoría, del mismo hospital. La sugerencia o indicación a participar suele estar vinculada a la observación de alguna problemática en relación con la crianza. También hay derivaciones del Juzgado, de Rehabilitación y, en menor medida, de alguna escuela cercana, y llegan con la frase "vengo porque me mandan". No obstante, el taller es abierto a toda la comunidad, siendo de esta manera muy flexible en cuanto a quiénes pueden participar.

Si bien el taller no es de asistencia obligatoria, cuentan con un cuaderno donde anotan los nombres y teléfonos de quienes asisten.[109]

¿Qué temas trabajan?

En el primer encuentro del año suelen preguntarles a las familias qué temas quisieran trabajar, y el equipo también propone otros. Los temas que suelen abordarse son:

- Dinámicas familiares: Distintas situaciones de disfuncionalidad familiar y situaciones de violencia.
- Conductas: su naturalización.
- Rutinas.
- Límites: lo que más cuesta es el tema de los horarios, por ejemplo, a la hora de dormir o comer.
- Sexualidad.
- Lactancia: ¿A demanda o con horarios? ¿Pecho o mamadera?
- Retos y castigos: cómo y cuándo.
- Técnicas de resolución de diversos problemas de la vida cotidiana, por ejemplo, la situación de una mamá y su hija que "siempre se agarraba piojos, y gritaba y lloraba y no podían sacarle los piojos, era un problema".

En cuanto al material bibliográfico que se trabajó en varios encuentros, se basaba en el libro *Cuando es preciso ser padres* de Ricardo Levy y Lilian Banderas, editado en 1998. Se utilizaba el capítulo "¿Qué es un límite?", referido al desarrollo de criterios a tener en cuenta en relación con la puesta de límites, tales como la regularidad, la coherencia, la continuidad, la adecuación a la edad del niño, tanto las explicaciones como la sanción/reto, tomando ejemplos y a través de un vocabulario claro.

---

109 Registro de campo del 7 de septiembre 2016.

Cuando asisten las familias, se les ofrece una copia del material bibliográfico para que se lleven y puedan compartir junto con sus familiares.

¿Cómo es la dinámica?

Es un taller psico-educativo y su dinámica se orienta a la lectura y el análisis de algunos textos, a técnicas de resolución de problemas, con señalamiento de pasos, y técnicas como "lluvia de ideas". También se debaten los "pro" y los "contra" de las distintas situaciones a modo de evaluación y luego se arma un plan de acción.[110] En cuanto a los conceptos que se tienden a trabajar, son: el desarrollo del niño, los límites y la prevención. También el marco legislativo y normativo que rige las prácticas: la Ley 2302 de "Protección integral de la niñez y la adolescencia", la Ley 2212 "De Protección y Asistencia Contra los. Actos de Violencia Familiar" y los Derechos del Niño.

Se favorece la participación de todas las familias presentes: "entonces se habla, se hace un debate sobre lo que le pasa a uno, cómo lo maneja, lo que le pasa a la otra familia y qué hacen ellos, y así".[111] Cuando asiste una sola persona, se trabaja sobre las problemáticas concretas que van surgiendo. En ocasiones observan que las familias que asisten son las que menos lo necesitan, cuando hay familias que lo necesitan, son las que más se resisten a llegar al taller.

La psicóloga nos cuenta que para ella es un taller que puede ser útil, pero que en muchos otros espacios también nota que "cuesta lo grupal, que a la gente le cuesta participar de los dispositivos grupales, que a los turnos de atención individual la gente viene sin problema".[112] Asimismo, cuesta que profesionales de otros sectores deriven a talleres, suelen hacerlo para tratamiento individual.

---

110 Registro de campo del 15 de junio de 2016.

111 Entrevista a Psic. Diana Ronis 15.06.16.

112 Entrevista a Psic. Diana Ronis 15.06.16.

También cuenta que "el secretario suele llamar a los que tienen que venir, ya sea por una derivación judicial o porque son pacientes del servicio. Pero aun así no llegan".

¿Dónde y cuándo se realiza?

El taller cambió varias veces de lugar. En ocasiones se realizaba en el Auditorio del hospital. Actualmente se realiza en una sala contigua al sector de Salud Mental, dependiente de sector de Diabetes, que al quedar al interior del sector, tienen que salir al pasillo de fuera para ver si alguien está esperando.

En la experiencia del trabajo de campo, el primer día que tuvimos que llegar se dificultó encontrar el lugar donde se realizaba el taller. Preguntamos en varios lugares antes de arribar; en la puerta donde tiempo atrás habíamos acordado con la psicóloga no encontramos a nadie. Preguntamos en la puerta contigua, donde nos enviaron al edificio que continuaba detrás, indicándonos cómo llegar al Auditorio, en el primer piso. Escaleras arriba, las puertas estabas cerradas. Golpeamos en una de ellas en la que se escuchaban voces, allí un señor nos indicó regresar al pasillo de planta baja y consultar en el sector de Diabetes. En dicho sector, una señora nos pidió que pasásemos las puertas vaivén y consultásemos en el Sector de Salud Mental al final del pasillo. Finalmente encontramos el lugar. En el recorrido que realizamos fuimos observando carteles y señales pero no supimos ver algún cartel que se refiriera al taller. Cuando asistimos ya por segunda vez, pudimos encontrar otro ingreso más directo al sector de Salud Mental.

El taller se realiza quincenalmente los días miércoles de 14.30 a 15.30, durante todo el año, excepto los meses de vacaciones escolares (de diciembre a marzo y en julio).

Si bien, la asistencia de las familias suele ser irregular, suelen participar distintas familias a lo largo del año. "Sólo el año pasado hubo una familia que vino casi todo el año, pero después vienen una vez, o cada tanto. Quizás habría que cambiar el nombre del taller".[113] Esta referencia alude a la posibilidad de que el nombre del taller pueda ser vivenciado como una "intromisión" a las pautas de crianza que cada familia tiene, y por ello podría proponerse otro nombre que convoque más a las familias. Sin embargo, las familias se cuestionan sus prácticas y realizan pequeños cambios.

Es por ello que...

Lo que nos interesa es conocer/caracterizar/sistematizar y poner a disposición de todos los que trabajamos en relación con la salud mental infantil, siendo el "Taller de Apoyo a la Crianza" un espacio para considerar dentro de la diversidad de prácticas y dispositivos relevados.

Hemos presentado muy brevemente esta práctica atendiendo a que permite articular criterios seleccionados para caracterizar buenas prácticas. En este sentido, dicho taller tiene un carácter colectivo en la medida en que convoca a diferentes actores de diversos ámbitos (judicial, educativo, médico) apostando a un espacio más allá del tratamiento individual, aun con las dificultades y resistencias que ello conlleva. Asimismo, su carácter participativo a lo largo del proceso, desde la propuesta de las temáticas a trabajar como desde la dinámica propia de un taller, apunta a la construcción de un saber colectivo, junto con otros.

Contar en la conformación del equipo psicosocial con profesionales de distintas áreas permite abordar interdisciplinariamente las problemáticas trabajadas. Cabe destacar que el taller ha perdurado a lo largo de varios años, unos 12 aproximadamente, lo cual daría cuenta de la importancia y utilidad de contar con un espacio que convoque, acompañe y oriente el tan complejo y significativo proceso de crianza desde los servicios públicos de salud.

---

113 Ídem.

Bibliografía

Hospital Bouquet Roldán: https://goo.gl/Jf2LMe.

Novellino, X., Del Río Trila, X. (2016) Registro de campo y entrevista a Psicóloga Diana Ronis. 1 y 29 de junio – 7 de septiembre 2016.

Parra, M. A. (2012) Proyecto de Investigación "Caracterización de las estrategias de intervención de los psicólogos en el contexto de la atención primaria de la salud. Estudio descriptivo-cualitativo en los centros de atención primaria de la salud y hospitales de la Zona Sanitaria Metropolitana de Neuquén, período 2010". Beca "Ramón Carrillo-Arturo Oñativia" Ministerio de Salud de la Nación, Comisión Nacional Salud Investiga. Extracto de Entrevista a la Psic. Diana Ronis, Hospital Bouquet Roldán.

Murga Trapitos de Colores. Centro de Atención Primaria de la Salud Confluencia, Neuquén

Marcela Alejandra Parra
Valeria Acevedo
Maira Ximena Del Río Trilla

Las violencias hacia los niños: una de las problemáticas más frecuentes que reciben los equipos de salud mental/psicosocial

La violencia familiar ya no es un tema privado como lo era décadas atrás sino que es *un problema social* porque implica vulneración de derechos. Es también, según la Organización Mundial de la Salud (OMS), *un problema de salud* debido no sólo a su dimensión epidemiológica sino también a la magnitud de la afección que implica a nivel de la salud integral. Se trata de una problemática compleja, con múltiples causas y que no puede ser resuelta a través de una sola intervención ni puede ser abordada por una sola disciplina ni institución.

En términos generales, la *violencia* puede ser definida como *un proceso de control o de dominio que ocasiona daño visible e invisible.* Se trata de *un abuso de poder para lograr obediencia del otro. Se ejerce sobre el cuerpo, el pensamiento, la libertad, la sexualidad y la economía de la persona a subordinar.*

Los niños que sufren de maltratos físicos o emocionales suelen recibir dichos maltratos de sus propios padres o de un cuidador. Dichos maltratos tienen impactos muy graves en sujetos que están en plena constitución de su subjetividad y pueden presentarse de las siguientes maneras:

Maltrato físico: un niño que presenta heridas visibles como quemaduras, mordidas, moretones y fracturas o se siente atemorizado cuando un adulto se le acerca, podría ser víctima de maltrato físico.

Abuso sexual: las víctimas de abuso sexual son forzadas a tener relaciones sexuales o reciben caricias inapropiadas por parte de un adulto. El sentirse incómodos al cambiarse de ropa puede ser una señal de que están siendo abusados.

Abuso emocional: un niño que sufre de abuso emocional es a menudo expuesto a vergüenzas y humillaciones públicas o privadas. También podría presentar cambios en su conducta y actuar de forma violenta.

Abandono o negligencia: en casos de abandono el niño muestra signos de descuido en cuanto a higiene personal, vestimenta y problemas de salud debido a una mala alimentación.

A estas formas de violencias domésticas que nunca están desligadas del contexto social en el que se insertan sino profundamente articuladas con él se suman las violencias estructurales originadas fundamentalmente en las situaciones de injusticia social fruto del sistema capitalista en el que vivimos.

En este marco cobra relevancia el hecho de que, a partir de algunos resultados parciales de la primera etapa del trabajo de campo, podemos decir que *las violencias hacia los niños son una de las problemáticas más frecuentes que reciben los equipos de salud mental/psicosocial.*

La Murga Trapitos de Colores: una buena práctica de salud mental infantil y una acción de resistencia creativa y de crítica social realizada por y con los niños y jóvenes que viven en contextos de violencia

El contexto de la experiencia: el "peligroso" barrio confluencia[114]

La posibilidad de convocar a los niños y jóvenes del barrio Confluencia –barrio antiguo y populoso de la ciudad de Neuquén signado por un fuerte contexto de violencia social– *a la realización de una murga surge a inicios del año 2014 desde una iniciativa del área psicosocial del Centro de Salud ante la falta de espacios recreativos de sostén para los niños y jóvenes de esta zona y debido a la necesidad de generar ofertas culturales que se adecuen a la idiosincrasia de la comunidad.*

El *nombre del barrio,* "Confluencia", surge por la unión/confluencia de los ríos Limay y Neuquén, ríos gracias a los cuales todavía hay zonas de chacra que producen y sustentan familias. En ese sentido, el barrio se divide en zona urbana y rural. En época de invierno, por el aumento del caudal del río, suelen ocasionar inundaciones.

El barrio Confluencia *está ubicado* en el ángulo sudeste de la ciudad de Neuquén, siendo sus límites: al sur, el río Limay; al norte, la ruta Nº 22; al este, el río Neuquén; y, al oeste, la calle Saturnino Torres. En total, la superficie aproximada es de unas 210 manzanas en la zona urbana y varias

114 Algunos de los datos que se presentan en este apartado surge de los trabajos realizados por los alumnos del Curso y del Postgrado de Salud Social y Comunitaria de la UNComahue. Años 2012-2014.

hectáreas de chacras cercanas a los ríos, las cuales tienen escasa producción. Este barrio se encuentra a unas veinte cuadras de la zona céntrica de la ciudad de Neuquén.

El barrio posee *calles* asfaltadas en el sector más antiguo y el tramo desde la calle Richieri hacia el río Limay es, en su mayoría, de ripio. Si se recorre el barrio, se observa que muchas de las casas son precarias, que hay muchos perros callejeros y basura tirada en distintos sectores y que, si bien hay plazas, muchas de ellas están descuidadas (DCA).

Este barrio de la capital neuquina *es conocido por el imaginario colectivo como "peligroso"* debido a las recurrentes problemáticas de violencia acontecidas histórica y actualmente.[115] La situación problemática del barrio en repetidas ocasiones es tomada por los medios de comunicación para desarrollar su historia trágica, muchas veces cargada de prejuicios.

El *transporte público* cuenta con 4 líneas (5 A y B, el 15 y el 18), que recorren casi todo el barrio y se dirigen hacia el centro de la cuidad y otros barrios. Estos conectan con los dos Hospitales ubicados en Centro y Oeste de la cuidad capitalina: el Hospital Castro Rendón y el Hospital Heller.

A *nivel educativo,* cuenta con tres Escuelas Primarias: escuelas Nº 103, Nº 136[116] y Nº 180. Además se encuentra la Escuela Especial Laboral Nº 2, el Jardín de infantes Nº 49, el Centro de Cuidados Infantiles (CCI) Los Pumitas,[117] CPEM 41 y los Colegios Secundarios Privados: ECEN, Colegio Bilingüe y Jean Piaget.

Otras *instituciones* que funcionan en este barrio son las siguientes: la Comisaría Nº 19, el Hogar de Ancianos, el Centro de Centro de Abordaje Familiar del Ministerio de Desarrollo Social, El Centro de Atención Primaria de la

---

115 "Lo mataron en la plaza del barrio Confluencia. Un tiro le dio en el abdomen y otro en una pierna. La violencia no cesa en ese sector del este neuquino". Titular aparecido en el Diario *Río Negro* del día 25-02-2015.

116 Ubicada sobre la calle El Chocón.

117 Ubicado en Paimún y Las Grutas.

Salud Confluencia,[118] el Registro Civil, la Comisión vecinal, la Fundación FIPAN,[119] la Biblioteca Rodolfo Walsh, el Club Social y Deportivo, la Iglesia, la UESPO,[120] y la organización Un Techo Para mi País, entre otras. Muchas de estas instituciones conforman una *Red de Trabajo Interdisciplinario e Interinstitucional* destinada a la resolución de las distintas situaciones emergentes.

La población del Barrio según censo 2010 es alrededor de 11.648 habitantes.[121]

Las características de la comunidad, en su *aspecto socioeconómico,* son muy heterogéneas, pudiéndose establecer al menos *cuatro sectores* diferenciados según este criterio:

1. *Una población reducida, con ingresos económicos amplios y estables,* en su mayoría viviendo en barrios delimitados y/o cerrados, con viviendas amplias y modernas que cuentan con todos los servicios básicos;
2. En otro nivel, encontramos *grupos de población con ingresos estables y moderados,* con trabajos relativamente fijos (empleados públicos provinciales y municipales), técnicos, profesionales, trabajadores independientes con diversos oficios y comerciantes; en general, sus viviendas también cuentan con servicios básicos y condiciones adecuadas, gran porcentaje en calidad de alquiler y otras provistas por el IPVU y/o Cooperativas de Viviendas;
3. Encontramos también en la comunidad *una población con ingresos bajos e inestables* (empleadas domésticas, cuidadores/as, obreros varios no calificados con empleos eventuales y precarios y trabajadores en el área rural

118 Ubicado en Tandil y Calvuqueo.

119 Fundación Neumológica y Gastroenterología Pediátrica Provincia de Neuquén dedicada a la atención de niños con enfermedades respiratorias crónicas como así también del aparato digestivo.

120 Fuerzas Policiales.

121 "Barrios de la Ciudad de Neuquén". Publicación Interactiva. Censo 2010. Dirección de Estadísticas y Censo de la Provincia de Neuquén.

como crianceros, huertas, etc.). En paralelo a esta situación, encontramos a jubilados y pensionados, planes de empleos inestables subsidiados, obreros de la construcción, en su mayoría con ingresos mínimos e inconsistentes, que en su mayoría no poseen vivienda propia, con carencia de algunos servicios básicos.

4. Por último, *un gran número de personas sin ingresos fijos*, constituido por los desocupados, ancianos y discapacitados sin beneficios previsionales e inmigrantes provenientes de países vecinos. Muchos de ellos ubicados en las distintas tomas, un número reducido cuenta con vivienda de material, pero en su mayoría son casillas de madera, nylon y chapas de cartón. Un alto porcentaje cuenta con todos los servicios, pero fundamentalmente carecen de algunos tales como cloacas, agua corriente de uso individual, electricidad y gas natural. Es frecuente observar condiciones de hacinamiento, debido a la convivencia de varias familias o al gran número de miembros que componen a cada una de ellas.

Con respecto a la *población de inmigrantes* antes mencionada, predominan los de origen boliviano, chileno, peruano y paraguayo, y en menor medida, dominicanos y brasileños. Asimismo, se puede decir que dicha comunidad ha pasado de estar compuesta por una población relativamente envejecida, a una preponderantemente joven.

Con respecto al *medioambiente*, llama la atención la persistencia de un canal a cielo abierto con aguas servidas que atraviesa el barrio de Oeste a Este, el cual constituye el primer factor de riesgo ambiental, empeorando esto en época estival ya que actúa como reservorio de insectos transmisores de enfermedades infectocontagiosas. Hay también plazas pero que evidencian cierto descuido.

La *recolección de residuos domiciliarios* se efectiviza regularmente, en casi todo el barrio. Aun así, se observan algunos basurales en terrenos baldíos y en la zona aledaña al río favoreciendo la proliferación de roedores. En ese sentido, se señala que

> ... la basura se quema en frecuentes ocasiones; este "basural espontáneo a cielo abierto", es generador de roedores e insectos además de los olores nauseabundos derivados de la descomposición de la basura; en muchas de las calles de las zonas descriptas, el camión de la basura no realiza sui recorrido, y en otras pasa 3 veces por semana, esto genera un barrio lleno de basura en las calles y descontento entre las y los vecinos que no cuentan con el servicio.[122]

Hay gran cantidad de perros callejeros y animales domésticos, y persiste la cría de cerdos sin control sanitario, que al quedar dentro de zonas urbanas genera un impacto ambiental negativo.

¿Qué es una murga?

> *El murguero canta, el murguero recita*
> *Las necesidades del pueblo.*
> *El murguero critica desde la alegría.*
> *El murguero propone un cambio distinto*[123]

La murga es *una expresión popular,* de barrio, *que integra diferentes lenguajes expresivos.* En ella conviven lo corporal, la música, la plástica, la palabra: "la murga tiene muchas facetas [...] tenés la música, la letra de las canciones, la parte de pintura, el maquillaje, vestuario..." (CEPS). *Esta diversidad*

---

122 Nota titulada "El Defensor del Pueblo participó en una reunión en el barrio Confluencia". Fecha: 29/12/2011. Disponible en https://goo.gl/BcPm8H. Fecha de consulta: 29/12/2011.

123 Escrito realizado por integrante de la Murga De Tal Palo citado en el libro de Bonvillani, A. (ed.) (2015). *Callejeando la alegría y también el bajón. Etnografía colectiva de la Marcha de la Gorra.* Córdoba: Encuentro Grupo Editor.

permite que cada participante pueda encontrar su lugar y sentirse partícipe: "todos van encontrando su espacio [...] yo canto, bailo en la murga, toco el bombo –decía uno de los nenes de la murga–" (CEPS). Cada uno va desarrollando un rol y encontrando su tarea para las cuales, al momento de preparar alguna presentación, se busca siempre algún suplente por si el responsable se enferma o no puede ir por algún motivo (DCA). Las actividades principales tienen que ver con el baile, las canciones, el maquillaje, los instrumentos musicales, los accesorios, el estandarte, las banderas, etc. No es un taller, "es una murga, es la murga del barrio Confluencia, es de ahí" (CM).[124]

La murga es *una filosofía de vida* que atraviesa todos los momentos de la vitales:

> M. siempre me cuenta que los chicos están en la plaza y se ponen a hacer murga con el tobogán y usan la lata del tobogán como bombo y están todo el tiempo bailando y pensando pasos; pasa que cuando sos murguero tenés el bombo todo el tiempo sonando en la cabeza; quizás vas en el colectivo, escuchás una canción y pensás "¡uh, esa esta re buena para hacerla!" y te imaginás los pasos y lo que podés hacer, te termina atravesando cualquier momento de tu vida (CM).

> ... vos te metés en el mundo murguero y es muy rico porque son súper-solidarios entre ellos, porque son familias, son una gran familia y se van acompañando unos a otros (CEPS).

---

124 Conversación con Murgueros Coordinadores de la Murga Los Trapitos de Colores. Neuquén, 02-07-16. La entrevista puede concebirse como una forma especial de conversación profesional. En nuestro caso, hemos preferido llamar "conversaciones" a dichas entrevistas para resaltar el intercambio entre investigador y sujeto protagonista de las experiencias. el término "conversación" nos permite resaltar el carácter dialógico a la vez que enfatizar el hecho de que el conocimiento es producto de una interacción humana y no algo que se "extrae" de informantes.

Asimismo, quienes coordinan la murga. comentan que ellos quieren transmitirles a los chicos que las cosas se ganan con esfuerzo pero que a veces eso se les hace difícil porque en el barrio hay también mucho clientelismo (DCA).[125]

La murga también implica *una forma de crítica social y una apuesta por una forma solidaria de vivir en comunidad*:

> … la murga nace como crítica, crítica a la sociedad, crítica a la política o a las situaciones; porque la murga es de barrio, nace en cada barrio, la murga es una crítica a la situación que vive cada barrio; también es el sentido de pertenencia que tienen los chicos.[126]

En ese marco, puede decirse que la crítica y la denuncia social de unas condiciones de vida injustas son los propósitos centrales de la práctica murguera (Bonvillani, 2015).

En consonancia con lo anterior, una de las letras de las canciones que tiene esta murga se llama "Crítica Trapera" y va en este sentido:

> *No te calles, yo quiero escuchar tu voz*
> *No te pares, yo voy a bailar con vos.*
> *No te calles, que tu voz se haga un grito*
> *Y que ese grito se esparza al infinito*
> *El barrio está en llamas,*
> *Y no lo pueden apagar*
> *El barrio está en llamas,*
> *Y no lo pueden apagar*
> *El barrio está en llamas,*
> *Y no lo pueden apagar.*
> *No te calles, yo quiero escuchar tu voz*
> *No te pares, yo voy a bailar con vos*
> *No te calles, que tu voz haga un grito*
> *Y que ese grito se esparza al infinito.*

---

125 Anotaciones Diario de Campo A., miembro del equipo de investigación.

126 Entrevista realizada a lo murgueros que coordinan la Murga Trapitos de Colores.

El barrio está en llamas,
Y no lo pueden apagar
El barrio está en llamas,
Y no lo pueden apagar
El barrio está en llamas,
Y no lo pueden apagar.

Los mismos trajes que se utilizan en las murgas tienen su propia historia, historia que viene cargada con una fuerte crítica social:

> ... la murga empieza en la época colonial, de los negros [...] en Buenos Aires, en todo lo que es Río de la Plata [...] los negros se vestían como sus dueños, usando la ropa vieja de los dueños, la daban vuelta y eran levitas [...] por eso, tienen forma de frac, la cola y el traje es un frac [...] es la burla hacia los dueños (CM).

Siendo ellos esclavos, era una burla hacia sus patrones:

> ... por eso son brillantes [...] entonces, por eso nace, como te dije yo, nace como crítica; en realidad ellos eran esclavos, ellos tenían prohibido todas las reuniones sociales, no tenían derecho a divertirse; entonces, por las noches se juntaban en secreto y se ponían los trajes que los patrones tiraban, los daban vuelta, los cocían –por eso los parches–, los zurcían todos y bailaban haciéndole burla a los patrones; como que se disfrazaban de señores, y burlándose; y de ahí, bueno con el tiempo se fueron animando a salirse, por eso de ahí surge el carnaval, el desfile (CM).

Como parte de esta misma historia y de este sentido crítico de la murga, el baile que se realiza tiene tres grandes momentos:

> ... al principio, vas abajo, bailando como más agachado que eso simboliza las cadenas pesadas, vos vas pesado caminando; después la parte de las tres patadas es cuando vos ya te liberás, rompes las cadenas, te liberás; y ya después bailas más arriba, ya liberado (CM).

Esta historia y este sentido crítico de la murga se va conversando a veces con "Los Trapitos" pero la mayor parte de esta transmisión se hace a través de la práctica misma: "cada tanto hay que ir refrescando, como el grupo se va renovando, vienen chicos nuevos. Pero los más grandes ya eso lo tienen claro porque siempre se lo explicamos. Qué es la murga" (CM).

Asimismo, la murga es una actividad que a veces está muy estigmatizada –"está muy mal vista" (CM)– *pero atrás tiene todo un trabajo muy valioso,* hay que "dar a conocer el laburo que hay detrás, como para cambiar también esa visión" (CM).

Las letras de las canciones las van componiendo los mismos chicos con la orientación de los murgueros que coordinan la actividad:

> ... la estructura de la murga siempre es así: es tomar canciones populares, cambiarle la letra; canciones populares de lo que sea, las que te gusten a vos, las que le gusten a la murga; agarran el tema y le cambian la letra; con los chicos hicimos así, canciones futbolísticas que eran conocidas [...] pegadizas para que la aprendan más rápido. [...] pero casi todas, partieron de ellos la participación; no es que nosotros escribimos las canciones y se las enseñamos. [...] ellos han hecho sus canciones. [...] por ahí traen la idea, escriben y nosotros después se la vamos acomodando para que quede; pero la idea principal es la de ellos, que ellos expresen (CM).

A veces, de un sábado para otro, los coordinadores les piden a los chicos que vayan escribiendo algunas letras y que las traigan la próxima vez.

En relación con el proceso de investigación, podemos agregar que *el baile* fue algo que compartimos con los chicos durante el trabajo de campo y que materializó con mucha fuerza esto de la necesidad de *poner el cuerpo* –bailar, cantar y jugar– para conocer aquello que estamos investigando.

El equipo de trabajo que interviene

El equipo de trabajo que desarrolla la experiencia está conformado, desde el Centro de Salud Confluencia, por dos psicólogas, dos trabajadoras sociales y dos promotoras de salud; *y desde la actividad autónoma de los murgueros,* por los murgueros que coordinan la murga. Estos últimos inicialmente eran dos –aunque siempre hubo más gente que acompañaba, como las hermanas de A., una de las coordinadoras– pero actualmente son cuatro: D., A., M. J. y M.

Al comienzo de la experiencia el equipo del Centro de Salud no sólo tuvo la iniciativa sino que acompañaba cada sábado los ensayos de la murga aunque siempre la idea y el planteo que se estableciera como actividad autónoma:

> ... se estableció un buen vínculo... nosotros estuvimos acompañándolos; yo le planteé en el principio que no iba a poder estar todo el tiempo con ellos; al principio estaba yo, después se sumó S. entonces al principio los acompañábamos una vez cada uno los sábados.

En ese marco, desde el inicio, el compromiso de quienes coordinan la murga siempre fue muy fuerte: "había que trasladarlos porque tenían la bebé muy chiquita, ellos iban con la bebé; ¡fue todo un esfuerzo para ellos porque estaban con su bebé! Realmente un compromiso importantísimo por parte de ellos" (CEPS).[127]

Actualmente, los murgueros se manejan de manera autónoma aunque siempre cuentan con el acompañamiento del equipo psicosocial:

> ... ellas al principio estuvieron viniendo a los ensayos, nos acompañaban pero habrá sido un mes, dos meses; pero cuando ya vieron que más o menos ya estaba estabilizado con el grupo de chicos, que ya era más o menos constante y podía-

127 Conversación Equipo Psicosocial Centro de Salud Confluencia. Neuquén, 15-06-16.

> mos manejarnos bien, ya nos largaron [...]; siempre laburamos solos, o sea no solos, siempre sabemos que necesitamos cualquier cosa y sabemos que las llamamos y ellas están; pero nosotros siempre nos manejamos solos, con nuestros horarios [...] nosotros tenemos nuestras herramientas, por suerte tenemos instrumentos, nos compramos de a poquito nuestro sonido (CM).

Con dicho equipo a veces conversan algunas situaciones de los niños, gestionan el transporte para asistir a algún evento, obtienen algún recurso para cubrir gastos de trajes, etcétera:

> ... por ahí cuando detectamos algo raro en los chicos, enseguida la llamamos y le decimos "mirá, acá tenemos el nene que no sé qué pasa, porque esta así, asá" y bueno, ellas ahí averiguan, y ven qué pasa [...] nosotros sabemos que si necesitamos cualquier cosa, nos acercamos a la salita y sabemos que están ahí (CM).

> ... veíamos esta necesidad de que tuvieran algunos elementos, entonces S. dice vamos a ver si conseguimos algo e hizo toda la gestión, tuvo apoyo... (CEPS).

> A veces también para la confección de los trajes hacen rifas donde los chicos van vendiendo numeritos y consiguen donaciones en las tiendas que venden telas (DCV).

A. y D., los murgueros que están desde el inicio, hacen referencia a sus ganas y al hecho de creer en la murga como motivación principal que los llevó a asumir la coordinación de esta experiencia: "si no, no podríamos haber seguido; si no lo hacés con ganas... [...] fijate que nosotros sacrificamos fin de semanas, no vamos a ningún cumpleaños porque es la murga" (CM). D. agrega:

> ... ella trabaja doble turno, yo también trabajo a contra turno a la noche, y a veces es llegar y agarrar las cosas, los bombos, con la nena recién nacida; y tenía dos meses, con todos

> los miedos; pero siempre creímos en la murga, sabemos lo que te puede brindar; vamos con pie firme a hacer lo que hacemos (GM).

Esta actividad también tiene el acompañamiento de M., una de las madres que conforma el Grupo de Madres Autoconvocadas de Confluencia: "se propició la actividad desde la red cuando ellas estaban participando y ella quedó como una especie de madrina de la murga…" (CEPS).

¿A partir de qué necesidades surge la murguita Trapitos de Colores?

Según la encuesta contestada en 2015 por el equipo de salud mental/psicosocial del Centro de Atención Primaria de la Salud de Barrio Confluencia como parte de la investigación que estamos desarrollando y tal como expresamos antes, *la experiencia de la murguita surge ante la falta de espacios recreativos para niños del barrio y la necesidad de contar con ofertas culturales y de espacios de sostén*[128] *dirigidas a ellos.*

Este diagnóstico coincide con lo que ya se venía visualizando desde el CAPS Confluencia en el marco del Postgrado de Salud Social y Comunitaria (años 2012-2014), con lo trabajado por *un grupo de vecinos autoconvocados* en 2012 y con lo relevado por un trabajo realizado por alumnos de la cátedra de Salud Pública y Comunitaria de la carrera de Psicología de la FACE-UNCo. Entre las *principales problemáticas del barrio* se encuentran: la alimentación insuficiente que perjudica la educación y salud de los niños; la violencia (familiar y social); la suciedad de los canales que son un gran foco de infección; la basura en los playones y plazas en donde los niños no pueden jugar libremente ni estar seguros (debido a la falta de iluminación); la inaccesibilidad del centro de salud (ya que el existente queda a gran distancia de algunas de las zonas del barrio); la falta de pavimentación

---

128 Preferimos utilizar el término sostén al de contención.

de las calles; la existencia del canal a cielo abierto y de una planta purificadora de agua que largan un mal olor; la inseguridad a causa de enfrentamientos armados sobre todo en las noches; el consumo de drogas en jóvenes; los grupitos de adolescentes en la esquina tomando cerveza; el transporte público y la dificultad de acceso al barrio; la falta de espacios de recreación y deporte; para la recreación; falta de espacios deportivos; falta de iluminación del barrio; y necesidad de guarderías para los niños del barrio; entre otras.

Asimismo,

> ... otras problemáticas que se trataron son las referidas a la falta de regularización de la mensura de algunos loteos (sobre todo los asentados en los terrenos de la antigua huerta comunitaria), y la consecuente falta de provisión de los servicios urbanos (luz, gas, agua y cloaca); [...] la falta de arbolado urbano necesaria no sólo por los servicios ambientales que cumple, sino también como amortiguador de los olores que emite la Planta Tronador.[129]

La problemática de la violencia data de muchos años: "los mismos hechos de violencia y delincuencia han generado marcas en el barrio que han resquebrajado los lazos sociales entre los miembros de la comunidad" (TSPyC)[130]. *El barrio está dividido en dos bandas desde hace años:*

> ... son pleitos que se van heredando las broncas con las nuevas generaciones. Entonces es algo que perdura y que está hace mil años. Y dos por tres, es como todo, ¿viste?, se agarran, se tirotean, matan a uno, está todo muy latente, al tiempo los meten presos, se calma la situación (CM)

---

129 Nota titulada El Defensor del Pueblo participó en una reunión en el barrio Confluencia. Fecha: 29/12/2011. Disponible en https://goo.gl/L28TPK.

130 Trabajo alumnos Salud Pública y Comunitaria, carrera de Psicología, FACE-UNCo.

> ... los chicos no pueden cruzar por ciertas partes, entonces no salen de Los Pumas [...] esos niños y niñas quienes contaban que alguien de su familia estaba enemistado con personas del mismo barrio y, por eso, no les permitían pasar por esos "sectores". En la vida cotidiana esto implica no poder asistir a la escuela 136 o no poder usar las canchas de fútbol de la zona.[131]

También data de hace muchos años la ausencia de lugares de contención/sostén para los más jóvenes:

> ... ausencia de escuelas secundarias y de oficios, de clubes y propuestas saludables de recreación, la lejanía con la salita de salud, con el centro y el asfalto hacen que la juventud desempleada solo tenga como objetivo quedarse en el barrio, finalizar la primaria, tener familia, tomar alcohol y tirar piedras.[132]

> ... no hay clubes de deportes, ni potreros, no hay secundarias, no hay centros de capacitaciones, no hay trabajo, tampoco esperanza y ambición de progreso. El futuro se ve incierto en una generación que pasa muchas horas en la calle sin nada para hacer.[133]

En este contexto, el arriba mencionado Grupo de Vecinos Autoconvocados expresaba ya en 2012, a través del Proyecto Comunitario de Cambio Social en el Barrio Confluencia, sus ganas de trabajar y de hacer algo para revertir la situación de los niños y adolescentes, entendiendo que estos son parte de una población del barrio vulnerable, susceptible y fuertemente expuesta al aprendizaje colectivo de la violencia.[134] *En este contexto también surge la iniciativa de la murga:*

---

131 Extraído de la nota titulada "Un centro comunitario que empieza a rugir". *Revista 8300.* Fecha: 13/12/2016.

132 Fuente: diario *La Mañana de Neuquén,* 11/09/2011.

133 Fuente: diario *La Mañana de Neuquén,* 11/09/2011.

134 Proyecto Comunitario de Cambio Social en el Barrio Confluencia de la ciudad de Neuquén, "El Renacer del Confluencia".

> ... en la búsqueda de alguna actividad que pudiera atraer a los chicos, sobre todo estos chicos que tienen bastantes dificultades familiares, nos parecía que la murga era una actividad importante que podía reunirlos porque tiene muchas facetas y porque además es muy de la calle. Entonces como que podía ser una actividad atractiva (CEPS).

Concretamente la murga surge por iniciativa de la trabajadora social del centro de salud quien contacta por Facebook a A. y D., murgueros desde hace muchos años, y estos se entusiasman con la idea de armar una murga con los chicos del barrio:

> ... la forma de encontrar quiénes los guiaran fue medio... medio improvisada. Mandé mensajes por face y traté de ubicar a las murgas hasta que lograron informarme de que estaba D. acá y A. que eran murgueros. Realmente fue un gran hallazgo (CEPS).

Antes lo habían intentado con murgueros de otros barrios pero nunca se había concretado.

Al principio los murgueros tenían muchas dudas, sobre todo porque no eran del barrio y porque no querían tener ninguna filiación política ni relación de dependencia con ninguna institución, pero luego fueron animándose a partir de la confianza que les fue inspirando la trabajadora social del Centro de Salud: "fuimos conociendo a A, y sabemos que lo hace de corazón y está en el barrio hace muchos años" (CM).

¿Para qué se realiza?

El *objetivo principal* es *brindar un escenario de sostén y pertenencia* para los ninos, "pertenecer a este espacio..." (CEPS); *ofrecer un espacio de aprendizaje* de conceptos generales de música, ritmo y composición de canciones propias; *y proponer una filosofía de vida* que aporte herramientas para que los niños y jóvenes hagan frente a las violencias desde un marco cultural propio.

El hecho de que *la murga* sea un *espacio de identificación y pertenencia* de los niños y jóvenes que participan aparece claramente expresado en la letra de algunas de las canciones que ha ido componiendo el grupo:

> *Baila murguero, baila, baila de corazón*
> *yo soy murguero, negro murguero, pero careta no.*
> *Esto es murga callejera y se baila:*
> *Con el bombo en la vereda*
> *hasta el cielo.*
> *Baila que baila, baila como puedas, siente la murguita*
> *de cualquier manera.*
> *No pares, sigue, sigue, no pares, sigue, sigue, no pares,*
> *sigue la matanza.*
> *Bailo con el compañero murguero.*
> *Baila murguero, baila, baila de corazón*
> *yo soy murguero, negro murguero, pero careta no.*
> *Esto es murga callejera y se baila: ¡más alto!, hasta el cielo,*
> *Vengan todos a la matanza general, vengan todos*
> *a la matanza general,*
> *vengan todos juntemos los colores, vengan todos*
> *que esta murga no va a terminar.*
> *¡Dale, dale vení!, no seas tímido.*
> *¡Dale, dale vení!, que no comemos.*
> *Esta murga te va a dar alegría.*
> *Esto es murga callejera y se baila con el bombo en la vereda.*

Desde el equipo psicosocial destacaban el lugar de pertenencia e inclusión, dentro de un contexto social de violencia y exclusión, que significa la murga para estos niños:

> … la murga está captando chicos que necesitan estar en un grupo, necesitan algún tipo de atención, que son esos los que más nos están interesando [...] en un contexto tan difícil… porque no hay referentes adultos, porque los chicos viven la

violencia todo el tiempo, la violencia social [...] que eran los que queríamos captar nosotros justamente, los que no tienen inclusión en ningún lado (CEPS).

Hay situaciones de fondo que, según expresan los coordinadores de la murga,

> ... uno no puede cambiar, aunque uno quiera [...]: ahora tenemos una nena que la mamá se fue [...] y los dejó tirados a todos los pibitos con la abuela; que la abuela es una mujer mayor, no se puede hacer cargo, que aparte de ellos tiene 10 nietos más, bancándolos a todos; nos ha pasado que estamos en el ensayo y la nena está descompuesta del hambre porque no ha comido nada en días [...]; lo único que podés hacer vos es tratar de, el rato que compartís con los chicos, dar lo mejor de vos, hacer lo mejor posible, que por lo menos en ese rato ellos estén contentos y se olviden de todo lo que les pasa afuera (CM).

No obstante, ante estas situaciones sí se puede ofrecer el espacio de sostén, contención y estructuración de algunas pautas que se genera desde el trabajo colectivo de la murga:

> ... que ellos puedan tener un lugar, un espacio para poder expresarse, que ellos por ahí no tienen otro lugar donde puedan ser escuchados y ahí, ahí pueden decir lo que les pasa ya sea a través del baile, a través de lo que quieran expresar en sus trajes, de lo que quieran decir cantando. Es por ahí el único lugar donde pueden ser ellos mismos, y ser escuchados (CM).

A los chicos les gusta ir:

> ... van, se divierten y se sienten cómodos [...] Ellos van ahí porque se divierten, porque nos quieren, porque saben que nosotros a veces les llevamos cosas ricas, saben que salimos a pasear, disfrutan lo que hacen, la contención, en vez de tener a los chicos en la casa con malas juntas [...] por ahí empezar a dar pautas, que por ahí al principio no te daban

> ni bolilla, pero después con el tiempo empiezan a hacer caso, antes eran terribles los chicos, no daban pie con bola, pero de a poquito va (CM).

Un espacio de escucha, atención, de ser tenidos en cuenta... eso es lo que se propone y se genera a partir de la murga:

> ... porque ellos salen de sus casas, salen de su realidad cotidiana que por ahí no les gusta y esos lugares por ahí son de contención; de ser escuchados [...] saben que les dan atención, que hay alguien que los tiene en cuenta [...] ven en la casa a los padres que no les dan ni bola o hacen la suya, no todos [...] también hay muchos que laburan todo el día, que si no están es porque están laburando [...] hay de todo (CM).

Una experiencia colectiva donde cada niño puede desarrollar sus propias capacidades siguiendo aquello que más le gusta y le interesa:

> ... el hecho de darles un espacio, que puedan desenvolver sus propias capacidades y a la vez formar parte de un grupo; o sea es trabajo en equipo y a la vez superación personal; es trabajo de cada uno, y después el hecho de que cada uno puede ir buscando su lugar: hay algunos que son mejores para bailar, a otros les gusta más la parte de percusión, a otros les gusta la parte de manualidades, de hacer su propio traje, el maquillaje, los más grandes y no tanto los más chiquitos [...] pero es como que no es solamente ir a bailar, tiene una dinámica en donde cada uno va buscando su lugar, o sea encontrar para qué es bueno y desarrollarse en ese aspecto, y bueno, también es una filosofía (CM).

Otro de los aprendizajes más importantes que se realiza a través de la murga es el de compartir con otros:

> ... el hecho de que bueno, nos sentamos, ahora vamos a compartir unos mates, preparamos los sándwiches, tienen que esperar su turno; primero los más chiquitos, respeten el lugar; y son cosas que cuestan pero ya con el tiempo tantas veces machacando con lo mismo, lo van adquiriendo ellos

> solos; pero por más chiquito que sea vos le podés poner una idea en la cabecita que después más tarde, más temprano, vos sabés que pusiste un granito de arena para cambiarle algo en su cabeza (CM).

En ese sentido, *se ha ido conformando un espacio colectivo importante:*

> ... la murga es un espacio que lo que tiene muy marcado es esto de los valores... de grupo, del equipo, entonces se cuidan entre todos... ha habido algún incidente de que se ofenda uno y se vaya o situaciones de ese tipo pero salen todos los compañeros a buscarlo, hay como una dinámica en ese sentido [...] se ha ido logrando esto... [...] antes era una suma de individualidades pero se ha ido conformando esta idea de grupo (CEPS).

Asimismo, más allá de las cuestiones más operativas por las cuales en el último tiempo los ensayos de la murga se han trasladado desde el playón hacia la escuela, A. y D. tienen también la idea de que *uno de los objetivos de la murga es "juntar al barrio"*. Según D. este objetivo *es un "reto"* (DCV),[135] por lo que se proponen seguir ensayando por la zona en la que está la escuela: "la idea es que esas peleas de familia algún día se terminen y que los pibes del barrio se puedan llevar con los otros sectores y no se peleen" (CM).

> ... es que en los barrios está todo así como muy sectorizado.... con este te juntás, con aquél no te juntás, a este espacio vas, a este espacio no vas, con este grupo no, este que está politizado, el otro que está con la policía, ¿viste?, es todo así; es muy difícil juntarlos a todos; juntás un grupo que son afines, que no tienen conflictos entre ellos; es difícil el trabajo... (CEPS).

Los coordinadores de la murga dicen que

---

135 Anotaciones del Diario de Campo de V., colaboradora del equipo de investigación.

> ... a veces logran la unión del grupito con el que trabajan, logran reunir gente, pero por ahí llega un joven nuevo y se van, no quieren ir más, porque ese joven hizo tal cosa, porque es de tal forma, etcétera. A raíz de esto es un volver a empezar (DCX).[136]

Al cambiar de lugar de ensayo, la murga va a tener una llegada distinta a otros sectores:

> ... ahora que salieron del CCI, se fueron a la escuela, van a tener otra llegada, a otros chicos; la idea de ellos es hacer actividades en la escuela para invitar a los chicos de la escuela, que los conozcan y que puedan ir otros chicos (CEPS).

Otro objetivo tiene que ver con hacer también *que la murga sea una actividad familiar:*

> ... la idea nuestra siempre fue como también de poder hacer un nexo con la familia; siempre lo pensamos como una actividad familiar, de que haya acompañamiento de la familia, que los padres se involucren, que colaboren [...] no perdemos la esperanza (CM).

A tres años de su inicio, la murga se realiza como una *actividad autónoma* desarrollada inicialmente por cuatro murgueros quienes *articulan su trabajo con el equipo psicosocial del centro de salud y con talleristas* que desarrollan actividades también destinadas a los niños y jóvenes en la zona. *La autonomía de la murga –que esta constituyera una actividad no partidaria ni dependiente de ninguna institución– fue algo que plantearon los murgueros desde el inicio y también,* de alguna manera, *el Centro de Salud:*

> ... lo que plantearon ellos era un trabajo voluntario que después sí hubo el aporte del Ministerio, pero ellos lo plantearon como un trabajo voluntario porque a ellos les interesa

136 Anotaciones del Diario de Campo de X., estudiante colaboradora del equipo de investigación.

> la murga, porque es su vida la murga, su forma de vida; querían hacer algo por los chicos, estaban preocupados por las cosas que estaban pasando en el barrio; y esto también plantearon que no se querían mezclar con ninguna cuestión partidaria (CEPS).

Ellos lo que dijeron fue: "no queremos que se nos pague, por esta cuestión también de que no queremos que se nos impongan cosas desde las instituciones por esto de que ellos quieren un trabajo libre" (CEPS).

Este trabajo continuo y respetuoso hacia los niños y jóvenes ha ido generando una relación de confianza que no existía al principio:

> ... los chicos eran muy apáticos cuando nosotros empezamos; venían y nos decían: "¡ahhh!, pero ustedes van a estar tres meses y se van a ir como hacen todos acá", que nosotros empezamos las actividades "y después nos dejan tirados, no vienen más, acá no quiere venir nadie..."; y nosotros: "van a ver que nosotros no somos así, nosotros nos vamos a quedar"; y bueno, cuando fue pasando el tiempo y ellos vieron que era así, que nosotros no nos íbamos a ir, como que ya cambió la actitud; pero al principio, nos costó mucho llegar a los chicos (CM).

Al principio los chicos estaban más bien a la defensiva: "para qué nos vamos a enganchar, si van a estar un tiempo y después se van a ir; yo hacía hockey y después la profe no quiso venir al barrio y nos dejó acá tirados" (DCV). Esta *actitud defensiva se explica,* al menos en parte, *no sólo por las malas experiencias previas* con otras personas que han ido a proponer actividades –D. comenta que "lo que falta es constancia; los talleres que da la provincia o la municipalidad son muy cortos y sí no logras nada"(DCV); "cuando pasa algo grave en el barrio, el gobierno pone muchos talleres pero al poco tiempo todo desaparece" (DCA)[137]– *sino por el mismo ambiente en el que viven*: "muy cerrados, también por el ambiente en el que están, están rodeados de violencia, siempre los chicos muy… siempre a la defensiva, siempre desafiándote" (CM). *Luego esto fue cambiando y se generó un vínculo muy fuerte:*

> … hasta que bueno, nos empezamos a conocer más, y terminás generando un vínculo, nosotros a los chicos los amamos. Faltamos un fin de semana y los re extrañamos, y ellos a nosotros también. Y es más, nos dicen: "¿por qué faltaste?", "¿por qué no vinieron?". Te reclaman, te piden explicaciones (CM).

En este momento, el vínculo entre quienes coordinan la murga y los niños está mucho más afianzado: "ya la confianza la tienen, ellos saben que pueden hablar; eso se va dando naturalmente" (CM). Como decía una de las trabajadoras sociales del Centro de Salud, *actualmente quienes coordinan la murga "tienen una buena llegada con los chicos*; como son así muy informales, entonces también enganchan con la informalidad de los chicos" (CEPS).

Por último, el objetivo final también es que la murga pueda generarse como una actividad autónoma que los mismos chicos desarrollen por sí mismos: "la idea es que un día que nosotros

137 "Que las estrategias para enfrentar los problemas de una comunidad surjan de esa misma comunidad, suena como una buena idea. Que las estructuras del Estado las fomenten, suena obvio. Pero ¿cómo suena que el gobierno desaparezca cuando las mismas están funcionando? Esto fue lo que sucedió con el incipiente centro comunitario de Los Pumas, un sector del barrio Confluencia de Neuquén. Dos de sus impulsoras, Carolina y Marta, cuentan que no logran explicarse por qué se les retiró la ayuda. Tanto desde provincia como del municipio se había incluido a algunas de las personas que dictaban los talleres bajo planes sociales, pero "no por desarrollar actividades en el barrio", aclaran. Sin embargo, luego de cinco meses de trabajar en el lugar, las autoridades decidieron que se deje de prestar la capacitación, por problemas de inseguridad, y la gente fue trasladada". Extraído de la nota titulada "Un centro comunitario que empieza a rugir". *Revista 8300*. Fecha: 13/12/2016.

no podamos seguir, ellos tengan las herramientas como para sostenerla y seguir por su cuenta [...] la idea, de un principio, es que la murga sea sola" (CM).

Días y espacio en los que funciona

La murga funciona *todos los sábados*. Hasta el año pasado se juntaban a la vuelta del playón, en el CCI Los Pumitas donde les prestaban un lugar. En este último tiempo, han estado ensayando en el playón y actualmente en una de las escuelas del barrio. Ahora que van a la escuela, la cantidad de chicos ha disminuido porque si bien dicha escuela se encuentra sólo a cuatro o cinco cuadras del playón, está ubicada en una zona que pertenece a una banda distinta, por lo que se dificulta el traslado hasta allá:

> ... los padres saben... en realidad no les dan ni bolilla; primero fue difícil, lo planteamos, estaba esa duda, cómo hacemos para ir para allá, quién se hace responsable, qué sé yo, mucha responsabilidad para nosotros; la primera que salió fue la policía los iba a acompañar; la policía fue un día y después no fue más [...] nosotros vamos todos juntos hasta el playón y del playón hasta la casa; y a la vuelta igual, todos juntos; con el auto, nosotros llevamos nuestro auto si tenemos que ir a buscarlos; no nos da que los chicos vayan solos (CM).

El traslado hasta el colegio es toda una cuestión de mucho riesgo y de responsabilidad que asumen los murgueros para hacer posible la continuidad de la experiencia:

> ... claro, nosotros decíamos "bueno, que se hagan responsables los padres de llevarlos" pero si nosotros estamos esperando eso, nos quedamos sin nadie para la murga; en realidad los padres ni saben dónde están, no es que se preocupan por donde están los chicos; que vamos a tener problemas; llega a pasar algo, y ahí sí van a venir todos por tu cabeza; en realidad es un riesgo que nosotros corremos, no sabemos qué hacer; por ahí nosotros vamos y venimos todos juntos pero tenemos por ahí chicos que se enojan por algo, se quieren

> ir y se van; nosotros no podemos salir corriendo y dejar a todo el resto del grupo solo, es todo un tema, ¿viste?; nosotros igualmente al estar ahí en el colegio tenemos seguro, mientras estemos en el colegio; cualquier cosa que le llegue a pasar tenemos cobertura, y también tenemos servicio de cima por estar adentro del colegio, afuera del colegio ya... (CM).

La actividad de la murga funciona todo el año menos en verano, tiempo en el que los chicos no van porque asisten generalmente a la Colonia de Vacaciones (DCX). *Los horarios* en que se juntan *van variando* porque dependen de las posibilidades de quienes coordinan la murga y son dichos coordinadores quienes se encargan de avisar personalmente, a través de una de las mamás, por Facebook, yendo a la casa de algunos chicos, etcétera, a qué hora será el próximo ensayo:

> ... nosotros por lo general les avisamos sábado a sábado; "el sábado que viene tenemos a tal hora" y si no le avisamos a través de M., los ve todos los días, porque los ve en el colegio, porque los pibes van todos los días a la casa de ella; cualquier cosa que pase la llamamos a M., "che, M., hubo un cambio de horario o no va a haber murga por tal cosa", y ella enseguida les avisa; y después tenemos un Face: "los trapitos". [¿y tienen acceso al Facebook?] y la mayoría sí; y si no, hay dos o tres que tienen WhatsApp y ellos le avisan, porque ellos están todo el día juntos, se ven siempre. Le avisás a uno o dos y ellos pasan la información [...]; cuando estamos organizando alguna salida, algún encuentro, vamos casa por casa a hablar con los padres [...] nosotros por estar en el colegio hicimos una especie de contrato particular de los horarios, y dentro de ese horario y todos los chicos tienen cobertura, seguro; esa es la diferencia de estar en un espacio cerrado y estar en el playón (CM).

La actividad misma

Durante el trabajo de campo asistimos algunas veces a *los ensayos* que se hicieron *en el playón del barrio,* cerca de la policía. Se trata de un lugar con piso de cemento, arcos de fútbol, aros de básquet, algunos juegos en la orilla (hamacas, tobogán, etc.).

Los días sábados, cuando llegan coordinadores de la murga –a quienes los niños les dicen "profe" o "seño"– *los chicos ya están esperando y se acercan con mucho entusiasmo* a ellos, ayudándoles a bajar los instrumentos musicales que utilizan y empezando a tocarlos. Los chicos son muy afectuosos con los "profes", se nota una relación muy cercana entre quienes coordinan la murga y los niños (DCA). A veces los niños se pelean porque dos o más quieren agarrar el mismo elemento pero, en general, los van compartiendo sin mayor problema. Se observa a los niños muy familiarizados con los distintos *instrumentos musicales* que usan en la murga.

La actividad comienza con todos sentados en el piso haciendo una ronda donde se conversa y se presenta, eventualmente, a las personas nuevas. A veces se organiza *algún juego* entre los chicos como el del quemado. Algunos quedan a la orilla *compartiendo el mate,* otros van *tocando los distintos instrumentos*: bombos, trompetas, guitarra, flauta, etcétera. Hay también un micrófono que usan para cantar. *Luego se comienza el ensayo con los pasos y las canciones.*[138] Cuando la canción es nueva suelen tener la letra en algún papel.

Los vecinos del barrio a veces se acercan a mirar la actividad de la murga. Algunos de ellos son parientes de los chicos que participan, quienes se aproximan para acompañarlos. Durante los ensayos o en los ratos "libres" los chicos de la murga o los chicos del barrio que andan por el playón, aunque no participen del espacio, juegan también a otras

---

138 Una parte de estos ensayos se puede visualizar en YouTube. Disponible en: https://youtu.be/REhnMI0byWc. Fecha de acceso: 30-01-17.

cosas, y algunos de esos juegos –como el de colgarse del aro de básquet, hacer malabares con botellas de vidrio, etc.– representan cierto riesgo (DCA).

Los días en que el ensayo es en la escuela la dinámica es otra. Primero se juntan en el playón una media hora antes del ensayo. Luego se van caminando todos juntos hacia la escuela siendo acompañados, en algunas ocasiones, por la policía. El ensayo se hace en un gimnasio grande, cerrado, donde hay bastante ruido y donde retumba bastante la música que hacen. Cuando terminan de ensayar, el regreso es un poco complejo porque generalmente ya es de noche y parece medio riesgoso andar caminando por el barrio. A veces D. lleva a los más chiquitos en su auto pero el resto se vuelve caminando con alguno de los otros coordinadores.

A veces es difícil que los chicos puedan seguir el ensayo o prestar atención a algunas explicaciones. Se dispersan mucho. M. dice que hay que insistirles mucho a los chicos que vayan a los ensayos porque si no van pocas veces, no se aprenden los pasos pero luego quieren ir todos a las presentaciones y la murga queda mal. No obstante ello, en los ensayos en que estuvimos pudimos observar que, aunque dispersos, los chicos están muy entusiasmados en bailar, cantar, estar allí.

En algunos ensayos hay *festejos especiales* ya que, por ejemplo, los chicos que han cumplido años llevan con una tortita, así que también es un espacio de festejo de cumples.

Por último, los *chistes* que a veces circulan entre los niños y quienes coordinan la murga –tanto al inicio como durante y al finalizar el ensayo– tienen que ver con el conflicto con la policía, con "los milicos", con cuestiones de robo, etc. (DCA). Es decir, los chistes y comentarios que van circulando tienen que ver con la realidad cotidiana que viven los niños.

¿Quiénes participan de la murga?

En la murga *participan unos veinte a veinticinco niños y jóvenes de 5 a 15 años* priorizándose, en la convocatoria al espacio, a aquellos que se encuentran en situación de riesgo social y con menores posibilidades de accesibilidad a otras actividades. Lamentablemente, aunque el objetivo era también que se acercaran no sólo los niños, sino que *"la idea inicial era llegar a la población pre-adolescente* [...] los chicos más grandes dejan la murga" (CEPS). Los más grandes terminan más en cuestiones de "bandas... delincuencia [...] llegan a una edad en la cual los capta la banda [...] les da vergüenza que la banda los vea con la murga" (CEPS). Actualmente también sucede que los más grandes amenazan a sus hermanos más pequeños si van a ensayar con la murga a la escuela porque eso pertenece a otro sector/banda del barrio: "si iban, después llegaban a la casa y ligaban" (CEPS).

Los chicos que participan son siempre más o menos los mismos:

> ... es el sector Los Pumitas [...]; ahí los chicos, está ahí la plaza y todos los chicos van a jugar a la plaza; son todos amigos, una vez que salió el taller le gustó a uno, él trajo a otro, a otro... [...] aparte son todos hermanos, era lo que te decía yo, son primos, parientes, cada uno tiene cinco hermanos en la casa, más todos los primos; entonces vienen todos en patota; vos vas al barrio y están todos siempre en la plaza, porque la familia no les da bola y están ellos ahí jugando todo el tiempo; si son siempre los mismos.

Son chicos y familias a los que el equipo psicosocial conoce –"A. conoce mucho a los chicos y a sus familias" (DCA)– *pero en relación a los cuales el mismo equipo reconoce no haber podido llegar desde ninguna otra actividad y donde la murga entonces permite cierta accesibilidad.* Se trata generalmente familias multiintervenidas desde distintas instituciones en relación a las cuales el equipo psicosocial dice no haber podido hacer demasiado hasta ahora:

> … son las familias que no hemos logrado captar… ni a las familias, ni a los chicos, que no van a ningún lado, ahí sí […] son familias multiintervenidas, desde todos los lugares, y lamentablemente no se ha podido encauzar nada; entonces justamente, la idea de la murga es que sea un espacio diferente para los chicos donde ellos puedan encontrar las herramientas que no encuentran en las familias, que no encuentran en otros lugares para generar una vida diferente. Ese es el espacio. Porque la familia ya no es una posibilidad para intervenciones (CEPS).

Los padres/madres/referentes de estos niños y jóvenes tienen escasa o nula participación en el espacio de la murga. Esta es una percepción que está presente tanto desde el equipo psicosocial como desde quienes coordinan la murga y también desde algunas organizaciones del barrio:

> … de todas las actividades que se hacen no participan los papás; ese es un problema que todavía no hemos logrado… a veces sí… a veces sí los van a ver… el primer corso que fuimos fueron los P., fueron los H. […]; después se ha generado, se han invitado a reuniones de padres y no aparecen; los llaman y no aparecen… (CEPS).

> … de los tres años que nosotros estamos trabajando en el barrio con la murga con los chicos, nunca logramos que los padres participen o se acerquen; ni si quiera […] ahí donde ensayamos, hemos hecho muchas presentaciones, ni si quiera ahí van los padres; estando a dos cuadras, no se acercan a compartir y eso es algo que a los chicos los tira abajo porque ellos están siempre esperando que los padres los vayan a ver para mostrarse, no se involucran; hemos pedido colaboración, en cosas sencillas, no sé, vos un día le decís: traigan para la próxima cartón y diario para hacer galeras, y no, ¿viste?, nada (CM).

A lo anterior, M., desde el Grupo de Madres Autoconvocadas, agrega: "hay que decirles a los papás que los vayan a ver, porque no van, tengo que llevar a mi hija de los pelos para que vaya a verlas" (DCV). Una de las coordinadoras nos decía que los padres/madres a veces no van por diferentes motivos: "no pueden por que trabajan todo el día, alguno de los dos está preso o porque no quieren participar" (DCX). A veces también mandan a los chicos a la murga "como para que no molesten en la casa, o porque prefieren que estén en la murga bailando o jugando y no drogándose, robando, peleando, haciendo lio por ahí" (DCX). No obstante, algunos de ellos, sobre todo M., una de las abuelas de dos niñas que participan y parte del Grupo de Madres Autoconvocadas del barrio, suelen colaborar en la confección de los trajes, galeras, etcétera y también acompañando a los niños en las presentaciones públicas que hacen.

Quienes coordinan la murga reconocen que ellos, a pesar de las situaciones de violencia que atraviesan al barrio, nunca han tenido ningún problema:

> ... los pibes al ver que vos vas, que estás, que laburás, que te bancás todas esas cosas, el frío, la inseguridad; entonces, como que te vas ganando ese lugar de respeto; y ahí, nosotros jamás hemos tenido ningún problema, nunca nadie nos molestó; y esos pibes, que se van a sentar ahí, esos son los que están metidos en todo el quilombo; pero a nosotros nunca, y son criaturas (CM).

No obstante, algunos sábados ha habido situaciones previas de tiroteo que han marcado el clima de los ensayos y de las cuales, durante el trabajo de campo, pudimos ser testigos:

> ... ese día que estábamos en el playón, que estaban los pibes una media hora antes se habían tiroteado; pero también los chicos están acostumbrados a todo eso; una vuelta pasó que nosotros, gracias a dios, nunca tuvimos que estar en una situación, pero los chicos nos cuentan; J., uno chiquitito, una de las veces que se tirotearon en el playón estaban los nenes jugando al fútbol y se tuvieron que tirar todos al piso para que no [...] muchos nenes que te contaba yo que por ahí no van a los ensayos los sábados, porque los sábados es día de visita en la cárcel y lo tienen que ver al papá, van a visitar al padre, al tío (CM).

Participación en eventos especiales

Durante el tiempo que duró nuestro trabajo de campo tuvimos la oportunidad de ver participar a los niños que forman parte de la murga de un *Encuentro de Murgueros* realizado en el Parque Central de la Ciudad de Neuquén el sábado 18/06/16.

Ese tipo de encuentros permite conectarse con otras murgas, salir del barrio, conocer a otras personas, compartir:

> ... el hecho de que salgan, de que conozcan otros lugares, otra gente, siempre mirando desde la murga, otros estilos diferentes; que vean que ellos pueden hacer lo que ellos quieran, lo que a ellos les guste, que puedan crecer, que puedan salir del barrio, conocer otros lugares; por ejemplo ahora que fuimos a este encuentro le dijimos a los chicos: "chicos, saluden, compartan con otras murgas aunque sean grandes, preséntense, que los conozcan que sepan que estamos, que existimos, que funcionamos, que traten de mirar los trajes, aprender pasos, miren los pasos, miren cómo bailan, miren los toques", y apenas llegamos empezaron a rodar por todos los grupitos; yo los miraba y un orgullo porque los tipos "hola, nosotros somos los Trapitos, somos del barrio Confluencia", y se vinieron con los trajes llenos de cintas y de cosas que les dieron los murgueros; y eso es algo que ellos aprenden con la murga, a compartir, a sacarse los prejuicios; a hablar con cualquier murguero, no importa el aspecto que tenga, o de la murga que sea; a compartir, intercambiar, valorar lo que hace el otro; capaz es gente que no conocés, terminás de bailar y te abrazás y te felicitás: entonces es eso, vos sabés que el día de mañana vos viajás a algún lugar y vos buscás la murga y no vas a estar solo; vos buscás la murga de ese lugar y te van a abrir los brazos y eso es parte de ser murguero (CM).

Ese día, M. una de las mamás que acompaña el espacio de la murga, dedicó primero algunas palabras que copiamos a continuación y luego los chicos cantaron y bailaron:

> Muy buenas tardes, muchas gracias por invitarnos a este evento, ya participamos de varios eventos. Yo soy una de las mamás y colaboradoras. Le voy a dedicar unas palabras a los chicos y a todos los colaboradores:
>
> *Porque del barrio vengo, porque del barrio soy,*
> *pisando piedras por las veredas voy.*
> *Si me pica el bagre y muerto de frío estoy,*
> *ya no importa nada esta murga se presenta hoy.*
> *Con travesías en los bolsillos y picardías en sonrisa*
> *los pibes de confluencia son una buena semilla.*
> *Son Los trapitos de colores.*

En ese encuentro al que asistimos había murgueros de distintos lados del país y a los niños los acompañaban los murgueros que coordinan la murga, una de las trabajadoras sociales del Centro de Salud, M. y algunos pocos padres/madres. En el *año 2015* también habían asistido a un *encuentro en Cutral Có* donde pudieron viajar con los chicos en una Trafic que consiguieron a través de la Provincia.

También nos comentaron que habían participado de un evento que se hizo en el barrio para *el Día de la Mujer* en marzo de 2016.En la entrevista con el equipo del centro de salud nos habían dicho que cuando hay alguna actividad especial (día del SIDA, día del niño, día de la mujer, etc.), los chicos de la murga siempre participan: "cuando se hicieron actividades acá también ellos siempre vienen a apoyar, vienen con la murga a apoyar… en la escuela, en el centro de salud" (CEPS).

Articulaciones intersectoriales y redes sociales que se establecen

La murga se desarrolla desde un espacio intersectorial donde no sólo están involucrados el equipo psicosocial del *Centro de salud* y el trabajo autónomo de *los murgueros,* sino en el cual también están implicados, según los momentos, espacios de *Acción Social,* las *Madres Autoconvocadas,* el espacio de la *Red Intersectorial,* etcétera.

Al inicio, la idea de armar la murga se planteó desde el Centro de Salud en la Red y desde allí, las Madres Autoconvocadas, dijeron que ellas se iban a hacer cargo de convocar a los chicos: "en realidad, quienes aportaron los chicos a la murga, fueron ellas" (CEPS). También han colaborado en distintos momentos con, por ejemplo, la confección de los trajes que usa la murga: "con el aporte de desarrollo social han ido comprando cosas… las telas, las remeras, tienen remeras […] las galeras las hicieron también así" (CEPS).

En el inicio de esta actividad no sólo fue importante la visualización de que faltaban espacios donde los niños del barrio pudieran hacer actividades sino también el deseo más bien personal de una de las integrantes del Grupo de Madres Autoconvocadas de complacer a su nieta quien había visto a una murga y quería participar de ella: "para un día del niño se le ocurrió traer una murga y a su nieta le gustó y le pidió que traiga una murga para hacer en el barrio" (DCV).

Como dijimos anteriormente, *el Equipo Psicosocial del Centro de Salud Confluencia al inicio tuvo un acompañamiento con mayor presencia:*

> … cuando íbamos los sábados, nosotros por ahí recorríamos el barrio, nos íbamos a la plaza, al playón y buscábamos a los chicos, los invitábamos así que a algunos también los fuimos acercando nosotras; pero quien fue la que más acercó chicos fue M. (de las madres autoconvocadas) porque vive en ese sector, conoce a los chicos, llevó a sus nietas… (CEPS).

Después, a través de reuniones mensuales, *el equipo fue trabajando con los coordinadores de la murga* "algunas cosas de límites, de la responsabilidad que ellos tienen sobre los chicos, un montón de cuestiones que por ahí a ellos les costaba al principio" (CEPS).

Con el paso del tiempo el equipo fue dejando que el grupo y la actividad quedaran a cargo de los murgueros aunque siempre el equipo psicosocial siguió acompañando. Ese fue el planteo inicial y así fue sucediendo:

> ... yo les dije de entrada, no vamos a estar con ustedes, ustedes van a ser las guías del grupo, nosotros vamos a estar apoyando desde afuera [...] sí estamos siempre apoyándolos en lo que necesiten; [...] primero íbamos nosotras dos (con S.), después íbamos las tres (con M.) los sábados; M. fue muchas veces también, toda la primera etapa yo los acompañé mucho; pero la idea era que ellos se hicieran cargo; después incorporaron a la otra chica... (CEPS).

El equipo psicosocial sigue estando presente, observando la dinámica colectiva y el manejo del grupo, colaborando en el tema de los registros de los niños que van, etcétera. Para ello realizan una reunión al menos una vez al mes:

> ... el hecho de ir cada tanto tiene que ver un poco con esa observación; a veces también están como muy saturados con lo que los chicos les exigen y les cuesta hacer algunas cosas más formales como los registros de los datos personales, cosas que necesitan después entonces por ahí uno les da una mano con esas cosas [...]; usamos algo de esta observación para que, en las reuniones que tenemos aparte, poder hacer alguna aportación... (CEPS).

También el equipo psicosocial se ocupa del seguimiento de ciertas situaciones familiares que son detectadas a través del espacio de la murga y de las relaciones a veces complejas con las instituciones del barrio:

> ... ahora había una familia en particular que les había llamado la atención que van tres primitos, están todos muy alterados, entonces había como comportamientos que les llamaban la atención, entonces nos pidieron si les podíamos dar una mano con el seguimiento de esa familia [...] y todo lo que se generó en el Centro de Cuidado Infantil, que también hubieron varias reuniones para ver cómo lo encauzábamos [...] tratamos de ver cómo nos organizamos para estar presentes (CEPS).

Asimismo, para el Centro de Salud la murga es un espacio al cual se invita a algunos chicos en situaciones especiales:

> … yo por lo menos en el trabajo que uno hace acá en la clínica y demás, uso mucho como espacio especialmente para los chicos que necesitan actividades sociales, para ir practicando el tema de habilidades sociales y más que no los capta tanto el deporte; que hay algunas actividades deportivas en el barrio pero hay chicos que tienen otras inquietudes más artísticas y como que no tienen mucho más espacio (CEPS).

Acción Social y otras instituciones han ido brindando también su apoyo a esta actividad: "S. se ha ocupado mucho de lograr el apoyo de desarrollo social y los apoyos institucionales valen mucho en esto" (CEPS). Esto sirve para sentar las bases de una

> … política social en esto […] porque vos estás hoy pero te vas vos y no funciona. Y es así… Hoy estás vos, hoy estamos nosotras, en la continuidad del tiempo si no hay una política desde la institución que sostenga estos espacios, no va a seguir estando (CEPS).

No obstante, desde salud "es muy difícil que vean esta actividad como una actividad saludable, es re-difícil" (CEPS). A pesar de ello, en 2015 ganaron la convocatoria a los Proyectos Locales Participativos que "incluye el club barrial, la murga… o sea que están reconociendo actividades comunitarias como parte de una actividad saludable […] los intentos los vamos haciendo […] mirar la salud como algo integral" (CEPS).

Asimismo, desde Acción Social también se está intentando también coordinar el trabajo con otros talleristas que llevan adelante distintas actividades en el barrio:

> … ahora que hay talleristas, se está empezando a organizarse y quieren proponer reuniones mensuales […] más que nada también porque lo que está pasando es esto, le está costando

> a los otros talleres la convocatoria y bueno como nosotros somos los que llevamos más tiempo por ahí para compartir; es difícil que tanta gente pueda coincidir en un horario, más los fines de semana; y por ahí no todos están dispuestos a sacrificar un fin de semana (CM).

La idea es que la propuesta de los talleres se amplíe, que haya distintas posibilidades para los niños del barrio:

> ... ahora hay dos talleres más pero estamos promocionándolos porque son nuevos, el de cultura y dibujo y el de teatro; pero la idea de traer estos otros talleres es la misma, lograr que se haga algo similar a lo que se hizo con la murga y que haya el nivel de autogestión que están teniendo ellos hoy (CEPS).

La murga esta también incluida en Red Intersectorial de Confluencia aunque, sobre todo, a través del equipo psicosocial del Centro de Salud: "por ahí los chicos no van a la reunión [...] el contacto es más con nosotras" (CEPS). En el marco de dicha red se van gestionando algunas cuestiones que hacen al funcionamiento de ese espacio:

> ... lo que estuvo lindo el otro día en la red es que, cuando se planteó el tema de conseguir el transporte, que el presidente del club de Confluencia dijo "yo por ahí consigo un transporte" y lo había conseguido. Y eso, por ahí encontramos una respuesta en el resto de los integrantes de la red. Estuvo bueno. Y se involucran un poco más en esto (CEPS).

Valoración de la actividad

En cuanto a la evaluación y los resultados de esta actividad, según la respuesta que diera el Equipo Psicosocial del Centro de Salud a la encuesta realizada, se puede hablar de un "gran *sentimiento de pertenencia*"; de la ampliación de la actividad al grupo familiar; y de la *multiplicación de la convocatoria entre los mismos pares.* Hay chicos que han logrado también *construir un "proyecto de vida a través de esta actividad"* (CEPS).

Asimismo, quienes coordinan la murga reconocen que a veces *les faltan herramientas para trabajar con los niños:*

MJ comenta que ellos no son profesores, por lo que a veces se les hace difícil llevar a cabo las actividades que tienen programadas; dice que, muchas veces, ella propone juegos y los chicos no quieren hacerlos; además hay mucha diferencia etaria (DCV).

"Se hace difícil coordinar una dinámica para niños de tan diferentes edades" (DCA).

Como *desafíos* está el querer

> … incluir a los papás de algún modo [...] y por ahí esto del sostenimiento a medida que van creciendo [...] ellos, la vez pasada, vieron una murga de Vista Alegre donde había gente de todas las edades. Había adultos, adolescentes, niños y con una organización impresionante… bellísimo, bellísimo lo que hicieron. Y ellos ven y quieren ser como ellos. Entonces me parece que eso motiva mucho por eso el tema del corso es importante en la participación porque al encontrarse con otros chicos se motivan más, ven cómo funcionan los otros e intentan copiarlos. Es bueno, es bueno ver otros modelos (CEPS).

Otro desafío tiene que ver con *que estas sean actividades que puedan ser reconocidas como parte de la salud integral y que se instalen como política social.*

Algunas reflexiones que surgen de esta experiencia

En las dos provincias que forman parte del estudio se visibilizan una gran diversidad de modalidades de atención y actividades de salud mental orientadas a niños y sus familias, algunas de ellas más convencionales y otras con una fuerte impronta de creatividad e innovación, que buscan dar respuesta a la complejidad de las problemáticas que reciben los equipos.

En ese marco, lo que nos interesa es conocer, caracterizar/sistematizar y *poner a disposición de todos los que trabajamos en relación a la salud mental infantil, las diferentes modalidades de trabajo existentes:*

> ... por ahí puede servir para que en cada barrio haya una murga [...] en Buenos Aires por ejemplo, en cada barrio hay una murga; por eso hay murgueros tan viejos, porque han nacido con la murga. Es como el equipo de fútbol del barrio, que tampoco hay acá. El club social, que ya no existe esas cosas que te dan identidad, te dan amistades, te dan el barrio, te da valores. Cosas que ya no hay, los pibes están encerrados en sus casas. Tener lugares así está bueno. Y la murga es algo que está bueno es muy completo. Te da muchas cosas. Entonces la idea es aportar a esta cultura de murga que vaya creciendo (CM).

Dentro de esta diversidad de prácticas está la que aquí hemos presentado muy brevemente, la murga Trapitos de Colores. *Entendemos dicha murga como una acción de resistencia creativa y de crítica social desarrollada por y con los niños que viven en Barrio Confluencia y como una buena práctica de salud mental/psicosocial que se acompaña desde el sistema de salud y que ofrece herramientas concretas para que los niños hagan frente a las violencias cotidianas en las que ellos viven.*

Son muchos los criterios que definen las buenas prácticas en salud mental infantil que hemos conceptualizado desde el principio de esta investigación que están presentes en esta experiencia: su relevancia, ya que responde a las necesidades del barrio de generar espacios recreativos para los niños; *el carácter participativo* de la misma, ya que si bien no hubo una participación activa de los niños en la planificación inicial de esta actividad, los chicos participan actualmente no sólo como "destinatarios/objetos" sino como "protagonistas/sujetos"; *el carácter interdisciplinario e intersectorial* ya que trabajan personas de distintas disciplinas e instituciones/organizaciones del barrio.

No obstante, nos interesa destacar aquellas características novedosas específicas que, además de las mencionadas, *también están presentes en esta experiencia y que queremos incorporar conceptual-*

mente como criterios posibles para entender las buenas prácticas en salud mental infantil: expresar de alguna manera *la realidad* del barrio *en la que viven los niños; el constituir una fuerte crítica social* a dicha realidad; *el buscar ser una actividad que tienda hacia la autonomía,* es decir, que en algún momento pueda ser desarrollada por los mismos niños sin ayuda externa; *el compromiso de quienes coordinan la actividad* ya que la realizan desde las ganas y el convencimiento de que es algo que les sirve a los niños; *trabajar desde el respeto hacia los chicos y estableciendo una relación de confianza; que sea una actividad que permita otra llegada a la comunidad* ya que posibilita establecer vínculos con los niños y con las familias, a los cuales no se puede llegar a través de otro tipo de intervenciones; *que combine las actividades realizadas desde el estado con las acciones voluntarias de distintas organizaciones y agentes comunitarios; sentar las bases para una política social y de salud* que se considera prioritaria y la cual actualmente no se encuentra legitimada; *que sea un dispositivo de salud mental/psicosocial pero que no requiere la coordinación directa del equipo sino de un acompañamiento más indirecto por parte de este; trabajar desde una concepción amplia de la salud mental/psicosocial* que entiende como parte del trabajo de los agentes de salud el acompañamiento en la vida cotidiana y en los eventos comunitarios en los que las personas –y no necesariamente las personas "enfermas"– participan.

Bibliografía

Documentación consultada

Beltrán R. (2016). "Una experiencia de intervención comunitaria desde el Trabajo Social (año 2007). Reflexión y relectura desde la Psicología Comunitaria". Ponencia presentada en el marco de la Cátedra de Psicología Social de la Licenciatura en Servicio Social, FADECS – UNCo.

Proyecto Comunitario de cambio social en el Barrio Confluencia de la ciudad de Neuquén "El Renacer del Confluencia".

Gómez, A.; Navarro, M. y Saes, J. (2012). Trabajo realizado por alumnos de Salud Pública y Comunitaria de la Carrera de Psicología, FACE-UNCo.

Artículos periodísticos

Trifogli, V. (2016). "Un centro comunitario que empieza a rugir". *Revista 8300.* Fecha: 13/12/2016. Disponible en http://www.8300.com.ar/2016/12/13/un-centro-comunitario-que-empieza-a-rugir/ Fecha de consulta: 30-01-2017.

Dos experiencias de salud mental orientadas a niños y sus familias: Taller de Educación Sexual y Afectiva, y Actividad en la Sala de Espera. Hospital Mariano Moreno, Neuquén

Adriana Cecilia Vallejos
Marcela Alejandra Parra

El contexto de las experiencias analizadas

Acerca de la localidad de Mariano Moreno y parajes aledaños

Esta localidad es un municipio de segunda categoría,[139] situado en el centro del Departamento Zapala en la provincia de Neuquén. Forma un aglomerado urbano con la

139 Los municipios y comisiones de fomento en la Constitución de la Provincia de Neuquén. Art. 274: "Los municipios se dividirán en tres (3) categorías: 1) Municipios de 1° categoría, con más de cinco mil (5.000) habitantes. 2) Municipios de 2° categoría, con menos de cinco mil (5.000) y más de mil quinientos (1.500) habitantes. 3) Municipios de 3° categoría, con menos de mil quinientos (1.500) y más de quinientos (500) habitantes". SAIJ (Sistema Argentino de Información Jurídica), Ministerio de Justicia y DDHH de la Nación: https://goo.gl/dkP3pe.

Villa Militar de Convunco Centro. La población en 2010 se calculó en 2.660 habitantes, distribuida de manera que en la zona urbana era de 2.205 y en la zona rural, de 455.[140]

El asentamiento se originó por la ubicación del Regimiento de Infantería de Montaña (RIM) número 10 en la parte media del Arroyo Covunco. En 2016, el RIM 10 cumplió 79 años, mientras que Mariano Moreno festejó su aniversario número 75. La localidad fue en sus inicios una colonia pastoril, y su diferencia originaria se mantiene respecto al área que los vecinos llaman "el Barrio Militar", ubicado a aproximadamente dos kilómetros.

Dentro del municipio, las principales actividades económicas son: el empleo público, la actividad agrícola, los hornos ladrilleros (una veintena dispersos por la zona) y en época estival, la actividad turística que explota el recurso hídrico (balnearios municipal y privado, campings y el paseo de la costa). Entre las necesidades que más se manifiestan con relación a la infraestructura, se encuentra la extensión de los servicios públicos a los barrios en desarrollo cuya carencia provoca malestar entre los vecinos, principalmente la falta del suministro de agua.[141]

Mariano Moreno posee en el área urbana dos escuelas primarias, la Nº 135 en Mariano Moreno, y la Nº 36 en Covunco Centro (la escuela del Barrio Militar); y siete en el área rural. Los alumnos matriculados en el municipio en 2014 en nivel primario fueron 377 y 165 en nivel medio.

140 Datos tomados del Censo Nacional de Población, Hogares y Viviendas 2010 de Argentina, INDEC.

141 "Mariano Moreno: en busca del despegue económico". Extraído del Diario *Río Negro*. Disponible en http://www.rionegro.com.ar/sociedad/en-busca-del-despegue-economico-FE1341403. "Mariano Moreno, un vergel en la estepa al que bañan las aguas del Covunco". Extraído del Diario *Río Negro*. Disponible en: https://goo.gl/4JSN2Z. Fecha de consulta: 13/11/2016.

El Hospital de Mariano Moreno se halla dentro de la Zona Sanitaria II de la Provincia de Neuquén y es de complejidad III.[142] El Área Programa abarca los siguientes puestos sanitarios:[143]

- *Paraje Los Alazanes:* ubicado a 30 kilómetros de la localidad y habitado por 28 familias, cuenta con una escuela primaria y un salón comunitario; el puesto sanitario cuenta con un agente sanitario y una visita médica odontológica una vez al mes; dentro de este paraje se encuentra la Comunidad Mapuche Millaqueo.
- *Paraje Mallín de los Caballos:* ubicado a 40 kilómetros de Mariano Moreno, se encuentra habitado por 19 familias, cuenta con una escuela primaria, albergue y un puesto sanitario que cuenta con un agente sanitario y una visita médica odontológica una vez al mes; dentro de este paraje se encuentra la Comunidad Mapuche Cheuquel.
- *Paraje Covunco Abajo:* ubicado a una distancia de 50 kilómetros de la localidad de Mariano Moreno, su población es de 230 habitantes; cuenta con dos escuelas primarias, un salón de comisión de fomento y un puesto sanitario donde se desempeña un agente sanitario y se realiza una visita médica odontológica una vez al mes.

142 Dentro de la Provincia de Neuquén, "las características de los establecimientos se clasifican según las pautas nacionales de la Guía para la Clasificación de los Establecimientos de Atención Médica por niveles de complejidad (Secretaría de Estado de Salud Pública de la Nación, 1969). Esta normativa define el nivel de los establecimientos asistenciales teniendo en cuenta la diversificación de las actividades que realizan y, por ende el grado de diferenciación de sus servicios [...].El Hospital Provincial (Nivel VIII) dispone de casi la totalidad de las subespecialidades médicas, además de mantener actividades permanentes de docencia e investigación". Ministerio de Salud de la Provincia de Neuquén. Disponible en: https://goo.gl/P6VdFb.

143 Según diagnóstico del Área Psicosocial del Hospital de Mariano Moreno al que se tuvo acceso en el año 2016.

- *Paraje Los Hornos*: ubicado a 7 kilómetros de Mariano Moreno, tiene una población de 400 habitantes; cuenta con una escuela primaria, un salón municipal, y un puesto sanitario con un agente sanitario, donde dos veces al mes se realiza la visita médica odontológica y una vez al mes concurre el equipo psicosocial.
- *Paraje Mallín del Muerto:* ubicado a 20 kilómetros de distancia de la localidad de Mariano Moreno, tiene una población de 12 familias; cuenta con un salón de la Comisión de Fomento (Los Catutos) y un puesto sanitario donde hay un agente sanitario y se realiza una visita médica odontológica al mes.
- *Paraje Covunco Arriba:* ubicado a 5 kilómetros del Municipio, está habitado por 12 familias; cuenta con una escuela primaria y un puesto sanitario donde se realiza la visita del agente sanitario cada 15 días.

El trabajo del equipo psicosocial del hospital

El Hospital de Mariano Moreno cuenta con un *equipo psicosocial* conformado por una psicóloga y una trabajadora social quienes comparten el espacio físico del consultorio. Ellas son las únicas responsables del área psicosocial en la zona: atienden a los pacientes que asisten espontáneamente al hospital, los que llegan derivados de distintas instancias (Educación, Desarrollo Social, etc.) y los que asisten por casos judicializados. Además, su trabajo incluye la realización de actividades con los objetivos de promoción y prevención de la salud mental en la comunidad.

Según surgió en la entrevista realizada, *las situaciones más frecuentes que motivan las consultas* tienen que ver con violencia familiar, violencia de género, abuso infantil y consumo problemático de sustancias. Lo expresado en dicha entrevista muestra congruencia con los resultados de la primera etapa del trabajo de campo de la investigación, donde podemos observar que el tipo de problemáticas o situaciones relacionadas con la salud mental que reciben los equipos de salud mental/salud psicosocial en Neuquén y Río Negro. están relacionadas con las situaciones de violencia.

Con respecto a las *actividades de prevención y promoción,* las propuestas de las profesionales se ven generadas por las demandas existentes, su propia motivación y el impulso dado desde el hospital; pero suele ocurrir que dichas propuestas deben adaptarse, incluso recortarse o cesar, en función de los recursos existentes. La falta de recursos se siente en diversos aspectos –en lo económico, la movilidad, lo temporal, incluso lo espacial– pero se logra subsanar buscando diversas alternativas como, por ejemplo, desarrollando las actividades en otros espacios, flexibilizando su diseño o con la inclusión de agentes sanitarios, etcétera.

La necesidad de concretar acciones de promoción y prevención, por un lado, y la mencionada falta de recursos que permitan sostenerlas en el tiempo, *por otro, crean las condiciones para actividades más concretas y breves*; por ejemplo, en la semana de la salud bucal, se realizaron en el hospital jornadas pensadas para niños que abarcaron la alimentación, la higiene y otros temas relacionados. En este tipo de actividades, el equipo psicosocial colabora e interviene para contar con más instancias de contacto con la comunidad. En este contexto, surgen las actividades que vamos a relatar a continuación, el taller de sexualidad afectiva y la actividad en la sala de espera.

Taller de educación sexual y afectiva

El trabajo intersectorial

En principio, *el taller de Educación Sexual y Afectiva es pensado como una respuesta al pedido que llega al hospital por parte de las escuelas primarias de la zona de brindar charlas vinculadas a educación sexual:*

> ... surge primero de los docentes que quieren que el equipo de salud vaya a dar charlas de educación sexual y demás [...] entonces nosotros le dimos como la vuelta de poder pensar la sexualidad desde otro lugar, desde los afectos, desde las emociones; hay mucho abuso sexual infantil entonces nos pareció que también por ahí podíamos entrar para hacer prevención.

De esta manera se abre la posibilidad de una *articulación entre el sistema educativo y el sistema de salud.*

Así, *esta actividad comenzó a realizarse en 2010 y se ha hecho todos los años sin parar rotando por distintos lugares:* "es un taller itinerante donde intentamos hacer dos talleres por año y cuando terminamos con todos empezamos de nuevo a dar la vuelta".

Si bien existe una planificación propuesta desde el área psicosocial del hospital, la intención es poder pensar en cada escuela cómo presentar el taller en función de las necesidades o intereses específicos de cada una y desde el aporte de los docentes y directivos:

> ... nosotros llevamos el taller como nosotros lo tenemos pensado, se los mostramos y ellos, en función de que conocen a los chicos, nos van diciendo: bueno, no, esta actividad por ahí no, nos ayudan a pensar en otra; se comprometen bastante en lo que es la planificación... (CEPS).

El equipo psicosocial reconoce el valor del *trabajo en conjunto* entre el hospital y la escuela:

> ... nos parecía que también era como algo positivo que ellos se apropiaran de esto, que no es que viene el hospital otra vez a "traer el saber", sino que también ellos como docentes tienen un saber, y que tienen el saber más importante, que es que conocen a los chicos (CEPS).

Otra cuestión que es necesario *articular con las docentes* respecto al tema de *contenidos* es la base con la que necesitan contar los alumnos para facilitar el taller:

> ... lo que nosotros insistimos mucho con los docentes es que ellos trabajen, sobre todo en Ciencias Naturales, la parte de los aparatos [...] que puedo ir a hablar de cosas que ellos ya tengan incorporadas; porque si no, es como empezar de cero [...] así que cuando ellos terminan de dar esos contenidos, ahí nos metemos nosotros (CEPS).

En este sentido, como la idea del taller es abordar la sexualidad desde la conexión con los planos emocionales y afectivos –aportando también información sobre género y derechos sexuales–, el hecho de que los chicos estén familiarizados con la dimensión biológica de la sexualidad, facilita el trabajo. El conocimiento de la anatomía sirve de base para desarrollar las actividades y, si bien el acento está puesto en ligar dicho conocimiento a la experiencia afectiva, las preguntas e inquietudes respecto a la genitalidad son abordadas de igual manera en caso de que sean presentadas por los niños.

Las *temáticas más frecuentemente solicitadas* por las escuelas y que reflejan las situaciones de violencia a las que los niños están expuestos en este contexto social son: abuso infantil, violencia en el noviazgo, *bullying* y también métodos anticonceptivos. Más allá de estos temas puntuales, lo que el equipo intenta siempre con los chicos es transformar esa demanda que les llega y proponer un *abordaje integral:* "conectarlos con las emociones, conectarlos con el cuerpo" (CEPS).

El *equipo de trabajo* que participa desde el hospital en esta actividad está conformado por un agente sanitario, la trabajadora social, la psicóloga y un médico. Este último acompaña sobre todo el encuentro donde se trabajan los aspectos más biológicos del taller: "el dispositivo casi lo planificamos todo nosotras, hay solamente uno de los encuentros que es más biológico, los médicos se fueron rotando y nos acompañan".

También *se propicia la presencia de las docentes que quieran acompañar la actividad en el aula* y se deja abierta la posibilidad de su intervención. Ellas permanecen con el grupo de alumnos y facilitan la organización de las actividades. En base a su conocimiento y a la confianza construida con los niños, participan organizándolos en grupos para resolver las consignas, ayudándolos a desarrollarlas, acompañándolos en sus inquietudes y, en algunos casos, interviniendo en los momentos de reflexión a la par del equipo que coordina el desarrollo de la actividad.

En ese sentido, el trabajo resulta más eficaz ya que surge de una planificación conjunta que permite adecuar el contenido al grupo destinatario de la actividad. Esto, sobre todo, teniendo en cuenta que el área geográfica abarcada incluye realidades culturales diversas.

Sintetizando, podemos decir que hay una *planificación participativa del taller* que, partiendo de la demanda que llega de las escuelas, resulta en una propuesta que es realizada desde el sector salud pero que se revisa y se reelabora en conjunto entre el equipo del hospital y los docentes de cada institución escolar:

> ... lo que nosotros hacemos cuando llega la demanda de la charlita es ir a contarles cuál es nuestra propuesta, qué es lo que nosotros les podemos ofrecer, qué son los talleres, que para hablar de ciertos temas tiene que haber cierta confianza, que la confianza se va a ir generando si nos van viendo ahí y que necesitamos el acompañamiento docente; entonces nosotros llevamos el taller como lo tenemos pensado, se los mostramos y ellos, en función de que los conocen a los chicos, nos van diciendo: bueno, no, esta actividad por ahí no, nos ayudan a pensar en otra; se comprometen bastante en lo que es la planificación, después sí sentimos que cuando estamos en los talleres como que les asustan algunos temas y se corren un poco, pero están ahí... (CEPS).

Área rural - área urbana

Como mencionamos anteriormente, *la mayoría de las escuelas en las que se realiza el taller* de educación sexual y afectiva *se encuentran en el área rural*, y las dos que están en el área urbana se ubican en un aglomerado con una población relativamente chica, cuyo entorno está rodeado de chacras. Al principio, la actividad se había pensado en el área urbana y luego se optó por la posibilidad de extenderla a las escuelas rurales:

> … dijimos: bueno, ¿por qué no lo hacemos como itinerante?, digamos, que también el taller pueda llegar al área rural; entonces vamos pensando con los agentes sanitarios a ver qué escuela este año; intentamos hacer dos escuelas por año y después volvemos a dar la vuelta (CEPS).

Realizar los talleres en las escuelas del área rural facilita de algún modo la *accesibilidad del sistema de salud* en relación con la población que vive en estas áreas, la cual, generalmente, no es de consultar mucho:

> … porque los médicos hacen la visita médica todos los meses a esos lugares y ahí consultan; alguna que otra situación muy grave llega, sobre todo judicializados más que nada, pero no son mucho de consultar, en el área urbana sí (CEPS).

Uno de los mayores desafíos que encontraron al recorrer extensas distancias en kilómetros, para realizar este abordaje del Área Programa, fue *la movilidad*. El recurso existente para transportarse, sumado a las condiciones climáticas, en ciertas ocasiones influía directamente en la planificación y el contenido del taller:

> … hay grupos por ahí con los que en tres talleres trabajás todos los temas […] y hay otros grupos que necesitás quedarte un tiempo más; pero bueno, está todo sujeto ahí, por ejemplo, en el área rural, al vehículo, que haya vehículo, que ese día no pase nada.

Una manera de contrarrestar esta dificultad es la *planificación anual anticipada*:

> ... al principio nos pasaba esto [...] no es que no la hacíamos pero como que íbamos cambiando la fecha, y ahora ya nos pusimos re firmes y llevamos el cronograma a principio de año y decimos "en esta fecha nosotros necesitamos el vehículo porque tenemos que ir a tal lado", y ahora se respeta bastante (CEPS).

Con respecto a *los destinatarioos,* el taller está dirigido a alumnos del tercer ciclo de la escuela primaria, pero la cantidad de chicos varía:

> ... en el área urbana, entre veinticinco [...] Y en el área rural [...] no están divididos por grados. Están como por ciclos. Pero sí, nosotros ahí ponemos edades. Ahora no me acuerdo bien la edad pero me parece que poníamos de diez en adelante, o de once en adelante, que podían participar del taller. Ellos no están en sexto y séptimo [...] Y en el área rural son poquitos, no sé, ocho. Lo que más hemos tenido, en una escuela albergue, que además es muy conflictiva porque ahí van todos los casos ya judicializados de Zapala, los depositan ahí, ahí sí tuvimos también veinticinco, treinta chicos.

Otra variación se da en las edades de los chicos que participan del taller, "... vamos casi siempre con sexto y con séptimo, y en las áreas rurales los chicos de sexto y de séptimo son más bien grandes. Viste que algunos, o porque repiten, o porque empiezan la escuela tarde, son grandes".

Un atributo necesario para llevar a cabo el dispositivo con la dinámica presentada, *la itinerancia entre entornos sociales y geográficos diversos,* es que este se adapte a la realidad del grupo que participa en cada oportunidad. Esta *necesidad de adaptarse y respetar la realidad cultural de cada grupo* puede observarse, por ejemplo, en las cuestiones relacionadas con la necesidad de solicitar permiso –o no– a los padres de los niños para que puedan asistir al taller:

> No, [...] con la nueva ley [...] y después se propuso todo esto de la capacitación en ESI[144] y demás, no es necesario. Eso también lo trabajamos con los docentes, porque los docentes tienen miedo a hablar todavía. Y sobre todo los del área rural, por ahí los del urbano lo tienen un poco más... (CEPS).

La planificación y realización del taller

Para la planificación del taller se introduce como *eje trasversal* el *Modelo Comprensivo-Reflexivo de la Sexualidad,* que contiene muchos de los aspectos del *Modelo Preventivo* necesarios para cubrir las demandas de salud psicosocial, pero que se destaca en que no hace de la prevención su único objetivo, sino que incluye los elementos afectivos, emocionales y comunicacionales que son determinantes, tanto como los biológicos, de la sexualidad humana.[145]

El equipo psicosocial se ha ido capacitando en estas temáticas y muchas de las ideas que trabajan y del material que utilizan han ido surgiendo de estos espacios de formación:

> Pato hizo el posgrado en sexualidad que lo da Mónica Borile de El Bolsón, no sé si la conocen. Una genia que trabaja mucho con adolescentes y con niños. Y después yo hice uno de promotores, promotores sociales, pero se trabajaba mucho cómo tratar la sexualidad con niños y adolescentes, y de ahí sacamos todo este material, los cuentos, los videos. Este es del... Este debe ser del 2010, 2011, después nosotros fuimos incorporando material nuevo, que apareció, más o menos siempre con la misma idea (CEPS).

---

144 Educación Sexual Integral.

145 Planificación del dispositivo "Taller de educación sexual y afectiva". Documento Interno del Área Psicosocial, Hospital de Mariano Moreno.

Según Mónica Borile,[146] el modelo al que debe tender la educación sexual es el Modelo Reflexivo-Comprensivo, en contraste con el Modelo Represivo y el Modelo Preventivo. El Modelo Reflexivo-Comprensivo de educación sexual se caracteriza por ser amplio e integrador. Desde dicho modelo se considera que la sexualidad constituye un modo de sentir, de expresarse, un medio de satisfacción y también de comunicación. Se trata de un modo de relacionarse con los otros combatiendo los prejuicios y tabúes, aumentando y enriqueciendo experiencias para poder conocer y elegir libremente la construcción de cada sexualidad.

Los *objetivos* a los que se apunta con la actividad son: promover el cuidado del cuerpo y pensar las relaciones interpersonales a partir de un ejercicio responsable de la sexualidad afectiva. Esto teniendo en cuenta, además, que las demandas más frecuentes tienen que ver con embarazos no deseados y abuso sexual infantil.

Dentro del aula, las *actividades* propuestas para cada encuentro están pensadas desde ejes temáticos que se desarrollan a partir de la aplicación de diversas técnicas: juegos con pelotas, recortes de revistas, lecturas y proyección de cuentos, preguntas y respuestas, armado de rompecabezas, entre otros. El material para el taller lo llevan las integrantes del equipo psicosocial, ellas aportan algunos elementos propios, como juguetes, y otros pertenecen al hospital.

Desarrollo de la actividad

Para el *primer encuentro* con los alumnos, por ser el primer contacto, se planifica una *presentación:*

---

146 "Taller de fortalecimiento de Capacidades en atención Integral de Salud de Adolescentes y Jóvenes" de Mónica Borile. Extraído de la página web de La Confederación de Adolescencia y Juventud de Iberoamérica y el Caribe (CODAJIC) Disponible en: https://goo.gl/3LEiUh. Fecha de consulta: 05/03/2017.

> … hacemos como todo un primer recorrido más de conocernos. Como que el primer taller es más de conocernos, de conectarlos con el cuerpo. Qué sé yo, me acuerdo de un juego, [...] con una pelota, que nos pasábamos: "bueno, qué parte de tu cuerpo te gusta más, qué te gusta menos", como ir haciendo una conexión primero con lo corporal, que muchas veces no está (CEPS).

La participación de los chicos es muy buena, "re bien, los chicos trabajan re bien, te sorprenden" (CEPS).

Luego de esta presentación, se realizan actividades para pensar el cuerpo sexuado y el desarrollo puberal, con los cambios físicos y psicológicos característicos. Las *actividades propuestas* son:

- Proyección y lectura del cuento "Un día en la playa". Luego comentar qué parte llamó la atención, qué parte hizo reír, si hay algo que quedó sin entenderse, etcétera.
- Rompecabezas gigante. Armar dos rompecabezas de una mujer y un varón. Repasar los contenidos previos e incorporar los necesarios.
- Identificar emociones y su impacto en el cuerpo, señalar en el rompecabezas del cuerpo dónde se sienten. Emociones y sentimientos: vergüenza, alegría, enojo, miedo, tristeza, dolor, caricias, amor, preocupaciones, nervios.
- Cierre. Juego de la silla cooperativa.[147] En este juego lo que se observa es la interacción desde un objetivo que no es competitivo sino que propicia la cooperación.

---

147 Es la alternativa no competitiva al conocido juego de las sillas. Los participantes se mueven siguiendo el ritmo de una música alrededor de las sillas. Al parar la música nos sentamos en las sillas. Se retira una silla cada vez que esto ocurre, pero en este juego no se elimina a nadie, sino que todos colaboran para que todos nos podamos sentar, unos encima de otros o puestos de pie encima de la silla. El objetivo es conseguir que, aunque vayan desapareciendo las sillas, nadie se quede fuera y que todos encontremos sitio encima de las sillas. Información disponible en: http://catedu.es/dinamicas/actipaz/verjuego.php?juego=40. Fecha de consulta: 15-01-17.

> Que nadie se quede afuera, digamos, sino que todos [...] se pueden ir sentando encima, que también tiene que ver, ahí nosotros vemos mucho qué les genera el contacto cercano con el otro porque ahí vos te tenés que sentar o te tenés que abrazar, o te tenés que agarrar de la pata del otro para quedar todos juntos (CEPS).

La idea también es que, a través de los juegos, se transmitan valores que no tengan que ver con la competencia sino con la integración entre ellos, el mayor conocimiento y la generación de lazos: "nosotros intentamos que ninguno de los juegos tenga que ver con la competencia, que sean más de integrarlos. Porque también te encontrás –y vos decís: bueno, son cursos chicos– que no se conocen entre ellos" (CEPS).

En el *segundo encuentro,* según la planificación escrita, el taller se enfoca en los *cuidados corporales,* la anticoncepción, el embarazo y la fecundación. Las actividades pensadas para este día son:

- Apertura. Técnica: recortes de revistas en el piso del centro del salón. Los chicos caminan alrededor y seleccionan una. Luego explican por qué la eligieron.
- Proyección de los cuentos "El nacimiento de Sara" y "Pablo va a tener un hermanito". Comentar lo visto. Hablar sobre métodos anticonceptivos.
- División en dos grupos: nenas y nenes. Armar la secuencia de la relación sexual. Nenas: lectura del cuento "Mi secreto" y luego analizarlo. Nenes: análisis de mitos con relación a la masculinidad.
- Evaluación y cierre. Técnica a definir.

En función de *facilitar la participación de los chicos,* en este encuentro suele implementarse el uso de un buzón:

> ... ellos ahí meten las preguntas. Lo hacemos en el anteúltimo, las llevamos a las preguntas, y cuando volvemos al próximo, las contestamos. Porque nos había pasado que lo hacíamos

> como en el momento, las leíamos y había preguntas… re complejas, había sobre abu… Había, ¿viste?, sobre cosas que había que trabajarlas (CEPS).

Esto, en el marco también de reconocer, desde el equipo, que a veces conocen y pueden responder a las preguntas que los chicos tienen y otras veces no: "mostrarles que bueno, uno tampoco se las sabe todas, cuando hay algo que desconocemos decimos 'miren, no lo sabemos, vamos a averiguar, y el próximo taller que vengamos les contamos'" (CEPS).

No obstante, en ese sentido, admiten que a veces es a los adultos a quienes les cuesta más participar en estas temáticas que a los mismos niños: "más que como docentes, como adultos, que todo te remite a tu propia sexualidad, entonces si vos tenés algunas cuestiones que te cuesta hablarlas […] da vergüenza" (CEPS). En contraposición, *los niños se animan generalmente a preguntar mucho y de todo:*

> … qué es el sexo oral, preguntan, qué es el sexo anal, la masturbación, qué sé yo, como cosas así, y ahí […] los docentes ahí se quedan, ¿viste?, bueno "¿de esto hay que hablar o no hay que hablar?". Y nosotros, respetuosamente, hablamos de todo. Como que no queremos que se instale la idea de que hay cosas que no se pueden hablar, porque forman parte de la sexualidad, de todos (CEPS).

En algunos temas lo que se ve es *mucha confusión*: "con el tema de la ovulación, cómo tomar las pastillas anticonceptivas, ese… […] entonces nosotros les hacíamos como unos dibujitos, con colores, las pastillas" (CEPS). Se trabaja también con el tema de *los mitos:* "los mitos con relación a la menstruación. Esto de que no hay que bañarse, de que no podés andar en bici". Siempre desde una actitud de respeto a lo que le transmitieron en la casa, a las tradiciones: "somos muy cuidadosas […] nunca en contra de lo que le dijo la madre o el padre […] brindando una herramienta nueva. Ellos verán después qué toman…" (CEPS).

Otro contenido que se trabaja es el de las *enfermedades de transmisión sexual (ETS)* en sentido amplio, no sólo tomando el SIDA:

> ... ahí trabajamos mucho porque siempre que se habla de enfermedades de transmisión sexual se habla de SIDA. Y ahora hablamos mucho de HPV, viste que van y les ponen las vacunas a las chicas y ni les explican para qué, bueno, trabajamos como otras enfermedades (CEPS).

Además, un tema que se ha incorporado en el último tiempo es el de *diversidad sexual:*

> ... ahí tenemos unos videos [...] y ahí te das cuenta también cómo los chicos ya lo viven con más naturalidad que nosotros. Porque [...] por más que uno se hace que tiene la cabeza re abierta, re progre y demás, y cuando ves el video, bueno, a ver, ¿qué nos pasó? Y los docentes, te das cuenta que hasta desde lo corporal se... Y los chicos no, re natural, puede haber otras elecciones, puede haber otras formas de estar en este mundo, digamos. Y no tienen ningún problema. Mucho más relajados. Y eso, bueno, te facilita las cosas también, que los chicos se lo tomen así, más naturalmente, y que está bueno (CEPS).

Para el *tercer* y último *encuentro* previsto, la temática a tratar es la prevención del abuso sexual infantil. Para ello, la propuesta es:

- Apertura. Juego de la pelota. Reflexionar en torno a preguntas ¿Qué me gusta hacer? ¿Qué no me gusta hacer? ¿Qué me gusta que me hagan? ¿Qué no me gusta que me hagan?
- Proyección de los cuentos: "Los secretos de Julieta" y "Decir sí, decir no". Comentarios.
- División en dos grupos: nenes y nenas. Lectura de cuentos de prevención de abuso: tres situaciones. Analizarlas.

El día que pudimos presenciar el taller, las situaciones que se repartieron entre los alumnos fueron las siguientes:

"Había una vez un jovencito llamado Felipe, quien vivía con su abuela, su mamá, su papá y hermano. Un día decidió irse de su casa porque tenía miedo de que su familia y amigos se dieran cuenta de que a él no le gustaban las niñas. Esperó que se hiciera de noche, pero cuando ya se iba, su hermano lo encontró haciendo sus maletas, él le preguntó qué le pasaba y Felipe decidió contarle.¿Cómo puede ayudar a su hermano? ¿Qué le puede decir? ¿Cómo reaccionará su familia cuando lo sepa? ¿Cuáles son sus derechos?"	"Merceditas era una jovencita estudiosa, aplicada, obedecía todo lo que su mamá decía, la maestra y sus compañeros y compañeras la admiraban mucho, se había propuesto apoyar a todas las personas que lo necesitaran. Un día iba de regreso a su casa, cuando uno de los muchachos que siempre se la pasaba sentado en la entrada de la colonia la detuvo, no la dejaba pasar y como ella era muy bonita y a él le gustaba mucho, se la llevó. Ella gritaba pero nadie la escuchó. Él abusó de ella.¿Qué puede hacer Merceditas? ¿A quién puede recurrir?"
"Mariana de 12 años le cuenta a su prima de la misma edad, que un tío que viene a la casa durante los fines de semana le hace caricias, la toca en partes del cuerpo que a ella no le gusta cuando nadie los ve y le dice que no cuente porque nadie le va a creer.¿Qué les parece que debería hacer la prima? ¿Qué les parece que está haciendo el tío? ¿Qué harían ustedes si fueran Mariana?"	"María es una joven que tiene 15 años, está muy enamorada de su novio Armando. Un día andaban de paseo y él, aprovechando que estaban solos, la empezó a besar, ella le correspondió, él le pidió la prueba de amor...¿Qué pasará con María si decide que le dará la prueba de amor? ¿Qué creen que debería hacer María ante este pedido?"

- Cierre y evaluación. Técnica: dibujar lo que más gustó de los talleres.

En este último taller también suelen hacer una *evaluación* con los chicos, evaluación que es más simple –diciendo si les gustó, si les gustó poco o si les gustó más– cuando prevén que los chicos no van a escribir tanto, o haciendo algunas preguntas si creen que los chicos van a poder explayarse un poco más:

> ... depende el grupo. Con algunos grupos usamos el semáforo. Cuando los chicos se van, se van yendo del taller, les dejamos montoncitos de verde, rojo y amarillo, y ellos los van metiendo en una latita: si les gustó poco, rojo, si les gustó

> más, amarillo, y si les gustó un montón, verde. Entonces ahí nosotros evaluamos con lo que sabemos que les va a costar más escribir, y que eso va a ser como más fácil, porque vos pasás, metés el papelito y te vas. Y con otros grupos que pudimos ver que iban a escribir y demás, hacemos cuatro o cinco preguntas así, que nos sirven a nosotros para el próximo, para ver qué gustó, qué no gustó (CEPS).

Como la *planificación* es *flexible,* las actividades varían, algunas de ellas se excluyen y se incorporan nuevas. Por ejemplo, el juego del bowling en el que se ponen en los pinos carteles sobre mitos sexuales que hay que tumbar si son falsos:

> ... para que también fuera como simbólico, digamos, poníamos todos los mitos en una de esas [los pinos], y ellos tenían que tirar con una pelota y derribarlo. Era como derribar el mito. Estuvo re bueno eso. Y ahí, bueno, esto, "esto se tiene que caer", digamos, "esto no puede estar más". Y encima se re enganchaban con esto de tirar... Y con ese nos fue re bien. Ese lo estamos usando todavía, el de los mitos (CEPS).

El recurso lúdico llama el interés de niños y niñas en cada propuesta, y esto es notado y usado como retroalimentación para continuar empleando o no las técnicas.

Algunas *técnicas* que eran utilizadas en los momentos iniciales, al ver que a los niños les costaba participar, se fueron reprogramando para momentos posteriores del taller:

> ... con este juego de la pelota que hacíamos, qué te gusta más y qué te gusta menos de tu cuerpo, nos dimos cuenta de que al hacerlo, al principio no les resultaba tan sencillo conectarse y hablar, entonces lo pusimos a lo último, cuando ya había todo un recorrido. Y ahí sí [...] al final de todos los talleres. Como que ahí sentíamos que sí ya había más posibilidad de poder hablar con más libertad (CEPS).

Los *juegos* que se van planificando también han ido cambiando:

> ... después fuimos cambiando los juegos, qué sé yo, hay chicos que se enganchan más con pelota y otros que... rompecabezas [...] Hay un cuerpo de mujer, un cuerpo de varón en rompecabezas, que después los van armando, después sobre esos mismos cuerpos vamos pegando emociones, bueno, qué sentimos. Como que todo lo que se va haciendo se va poniendo en ese cuerpo. Entonces al final del taller queda todo el cuerpo lleno de cosas (CEPS).

Otros juegos que solemos usar tienen que ver con *la cuestión del género* y su deconstrucción:

> ... en unas cartulinas o en papel les escribíamos cosas como, qué sé yo, "cocinar", "planchar", profesiones y demás, y dividíamos el pizarrón como en tres partes y ellos iban ubicando qué corresponde a la mujer, al varón y demás. Y bueno, todavía siguen apareciendo unas cosas terribles. Y después hacemos una deconstrucción de eso y terminan quedando todas las cosas como en el medio, como que todos pueden... [...] cambiar al bebé sigue estando asociado a la mamá, en las profesiones se ve mucho, por ejemplo, no se piensa una mujer camionera (CEPS).

Al principio también se hacían *talleres con los padres* porque los docentes tenían miedo de que las familias se enojaran al tratar con los chicos el tema de la sexualidad pero ahora ya no los hacemos más:

> ... hacíamos uno o dos talleres con los padres también. Para que se tranquilizaran, digamos, que no... Que de esto se tenía que hablar, que se iba a hablar, que era un tema que se iba a tratar con respeto, con cuidado. Y ahí también, re interesante, porque ahí aparece la sexualidad de los padres (CEPS).

Promoción de derechos

El taller está enmarcado en las *Leyes Provinciales* 2.222, *Programa Provincial de Salud Sexual y Reproductiva;* 2302, de Protección Integral de la Niñez y la Adolescencia; y 2.785, Régimen de Protección Integral para Prevenir, Sancionar y Erradicar la Violencia Familiar; y las *Leyes Nacionales* 26.150, Programa Nacional de Educación Sexual Integral; y 25.673, Programa Nacional de Salud Sexual y Procreación Responsable; además de la Convención por los Derechos del Niño y *Guía de Atención y Cuidado de la Salud de los Niños y Niñas de 0 a 6 años* que guía el trabajo con los niños dentro del Sistema de Salud Público de la Provincia de Neuquén.

La *Ley Provincial N° 2.222* tiene por objeto promover y garantizar la salud sexual y reproductiva de mujeres y hombres de la Provincia de Neuquén, estableciendo políticas que tiendan a reducir la tasa de morbi-mortalidad materno infantil, establecer políticas de prevención y atención en la salud sexual reproductiva de los adolescentes y tender a la disminución de las enfermedades de transmisión sexual. Todos estos objetivos están contemplados en la realización del taller, informando y acompañando a niñas y niños en la construcción de su sexualidad.

La *Ley Provincial 2.785* de Protección Integral para Prevenir, Sancionar y Erradicar la Violencia Familiar tiene como objeto la protección contra toda forma de violencia hacia las personas, ejercida por algún integrante de su grupo familiar, estableciéndose el marco de prevención, protección, asistencia y atención psicosocial junto a los procedimientos judiciales. Dentro de las actividades planificadas hay momentos que son claves para detectar estas situaciones, mediante la creación de un ambiente de confianza donde los alumnos puedan comunicarse. Además, se les hace saber a quiénes pedir ayuda en caso de necesitar asistencia por violencia, para que los niños y niñas los puedan identificar claramente; las integrantes del equipo psicosocial quedan a disposición, pero también pueden acudir a otro personal del hospital, a la policía o al personal del establecimiento educativo. Se informa también que el artículo 17 de esta ley obliga a la persona que con motivo o en ocasión de sus tareas en servicios asistenciales, sociales, educativos o de salud, en el ámbito público o privado, tome conocimiento de un acto de violencia familiar, a realizar la denuncia correspondiente.

La *Ley Provincial 2.302* de protección integral del niño y del adolescente como sujeto de los derechos contemplados en esta ley, y que son complementarios de otros reconocidos en la Constitución Nacional, la Convención Internacional de los Derechos del Niño, los tratados internacionales, las leyes nacionales, la Constitución de la Provincia de Neuquén y las leyes provinciales. Resulta beneficioso difundir el conocimiento sobre esta Ley porque en ella se asientan las políticas públicas de Protección Integral de Derechos y las funciones de los organismos conformados para tales fines específicamente en la provincia, como el Consejo Provincial de la Niñez, la Adolescencia y la Familia.

La *Ley Nacional 25.673/2003*, Programa Nacional de Salud Sexual y Procreación Responsable (Ministerio de Salud), tiene como objetivos los siguientes: a) alcanzar para la población el nivel más elevado de salud sexual y procreación responsable con el fin de que pueda adoptar decisiones libres de discriminación, coacciones o violencia; b) disminuir la morbimortalidad materno-infantil; c) prevenir embarazos no deseados; d) promover la salud sexual de los adolescentes; e) contribuir a la prevención y detección precoz de enfermedades de transmisión sexual, de vih/sida y patologías genital y mamarias; f) garantizar a toda la población el acceso a la información, orientación, métodos y prestaciones de servicios referidos a la salud sexual y procreación responsable; g) potenciar la participación femenina en la toma de decisiones relativas a su salud sexual y procreación responsable. Todos ellos congruentes con lo mencionado para la ley provincial 2.222.

La *Ley Nacional 26.150*, Programa Nacional de Educación Sexual Integral, establece que todos los educandos tienen derecho a recibir educación sexual integral en los establecimientos educativos públicos, de gestión estatal y privada de las jurisdicciones nacional, provincial, de la

Ciudad Autónoma de Buenos Aires y municipal. En ella se entiende que la educación sexual integral articula aspectos biológicos, psicológicos, sociales, afectivos y éticos. Los objetivos del Programa Nacional de Educación Sexual Integral son: a) incorporar la educación sexual integral dentro de las propuestas educativas orientadas a la formación armónica, equilibrada y permanente de las personas; b) asegurar la transmisión de conocimientos pertinentes, precisos, confiables y actualizados sobre los distintos aspectos involucrados en la educación sexual integral; c) promover actitudes responsables ante la sexualidad; d) prevenir los problemas relacionados con la salud en general y la salud sexual y reproductiva en particular; e) procurar igualdad de trato y oportunidades para varones y mujeres. Podemos entender que mediante la incorporación del taller de educación sexual y afectiva dentro del ámbito escolar se cumple también con lo establecido en esta ley, y la actividad se ampara en ella para justificar, dentro de la comunidad educativa, la introducción de estas temáticas que en algunos momentos encontraron ciertas resistencias.

El Taller de educación sexual y afectiva como una Buena Práctica en Salud Mental Infantil

Es posible considerar esta modalidad de atención dentro de la categoría de *Buenas Prácticas en Salud Mental,* porque cuenta con las siguientes *características:*

- Es *inédito y novedoso* respecto de: a) el tipo de dispositivo: un taller de múltiples encuentros, de planificación flexible a la situación y lugar; b) la población con la que trabaja: niños y niños lejanos a los grandes centros urbanos, en zonas rurales, algunos de comunidades mapuches; c) el marco teórico que utiliza: paradigma comprensivo-reflexivo de la educación sexual; y d) articula la asistencia, promoción y prevención en salud;

- *Carácter colectivo:* se realiza la actividad con el mayor número posible de alumnos, se reúnen grupos de cursos distintos y sus docentes;
- *Diversidad:* al ser una actividad itinerante entre diversos contextos, se destaca por su diversidad respecto del lugar donde se realiza, y por la construcción de su diseño y metodología, que incluye juegos de sensibilización sobre la temática, instancias explicativas/pedagógicas, debate y material audiovisual;
- *Participativo:* el personal de las instituciones tiene un papel activo en el proceso de toma de decisiones. Tiene un marco flexible de participación y asociación de actores, se consideran las especificidades culturales de cada contexto y se tiende a la apropiación de los temas por los participantes. En palabras de la psicóloga: "no es que viene el hospital otra vez a 'traer el saber' sino que también ellos como docentes también tienen un saber, y que tienen el saber más importante, que es que conocen a los chicos". Asimismo, se usan estrategias concretas para facilitar la participación de los niños durante el taller. La evaluación de la actividad también ha sido participativa. En términos de la Psicología Comunitaria, podríamos hablar de una articulación entre saber popular y saber académico, o de una ecología de saberes si lo pensamos desde las Epistemologías del Sur.
- *Promueve la participación de las niñas y los niños en la toma de decisiones y en su derecho a ser escuchados*: se les enseña a contemplar sus emociones y sentimientos para tomar decisiones, y se hace especial hincapié en que puedan identificar a quiénes, dentro de sus comunidades, deben acudir en caso de verse vulnerados sus derechos. Este punto está en consonancia con la idea de promoción de derechos.
- *Pertinencia:* con esta actividad se da respuesta a la tensión entre las herramientas teóricas destinadas a abordar la temática de la educación sexual muchas veces centradas en "lo biológico", ofreciéndose un abordaje

más integral y que toma en cuenta la complejidad de las problemáticas emergentes, ya que se responde al pedido de las escuelas al hospital de una charla de educación sexual y se abordan problemáticas muy frecuentes en la población, como la violencia familiar, la violencia de género y el abuso sexual infantil;

- *Efectividad:* en términos de lograr los objetivos que se proponen, se ve la efectividad propiciada por la voluntad y la predisposición del personal del hospital que, a pesar de la carencia de recursos de todo tipo, lleva a cabo los encuentros planificados;
- *Existencia de registros:* en la planificación de la actividad, la recolección de los materiales trabajados por los niños y niñas que incluye devolución valorativa de la actividad, y registros fotográficos;
- *Se ha sostenido a través del tiempo:* desde el año 2010 hasta el momento de caracterización del dispositivo, en 2016;
- *Integralidad, intersectorialidad e interdisciplinariedad*: fundamento de las propuestas de Atención Primaria de la Salud y de la Ley Nacional de Salud Mental, se articulan distintas áreas del hospital con instituciones educativas/albergues del Área Programa del hospital;
- *Se enmarca en la normativa sanitaria regional y nacional:* en las leyes provinciales 2.222, *Programa Provincial de Salud Sexual y Reproductiva;* 2.302, de Protección integral de la niñez y la adolescencia; y 2.785, Régimen de protección integral para prevenir, sancionar y erradicar la violencia familiar; y en las leyes nacionales 26.150, Programa Nacional de Educación Sexual Integral; y 25.673, Programa Nacional de Salud Sexual y Procreación Responsable; además de la Convención por los Derechos del Niño y Guía de Atención y Cuidado de la Salud de los Niños y Niñas de 0 a 6 años que guía el trabajo con los niños y niñas dentro del Sistema

de Salud Público de la Provincia de Neuquén. Además se trabajan cuestiones relacionadas con las normativas de identidad de género.

Asimismo, otros criterios de buenas prácticas que esta experiencia nos enseña son los siguientes:

- *Facilita la accesibilidad al sistema de salud:* especialmente de la población rural; si se entiende la exclusión como la falta de acceso a bienes, servicios y oportunidades que mejoran o preservan el estado de salud, y que otras niñas y otros niños disfrutan, podemos decir que esta experiencia trabaja para la inclusión en salud. En este sentido, el taller de educación sexual y afectiva se destaca por desplazarse geográficamente posibilitando el acceso a una población aislada. Con esto, favorece la disponibilidad, la accesibilidad geográfica, económica y simbólica, y la calidad de los servicios.
- *Articulación de saberes:* se articulan contenidos que vienen trabajando las docentes en la escuela con lo que se plantea en el taller.
- *Adecuación a la realidad cultural de los niños:* ya que se toman en consideración las especificidades de niños que viven en un contexto cultural rural;
- *El trabajo con la primera infancia:* en tanto dicho trabajo es, por definición, un trabajo de prevención y promoción a nivel de la salud mental.
- *Redefinición de la demanda que llega de las escuelas:* ya que se recibe la demanda de la escuela y se la transforma realizando una propuesta de planificación y realización conjunta del taller.
- *Formación de los profesionales a cargo de la actividad en las temáticas específicas que trabajan:* en función de lograr un abordaje más integral de la sexualidad y como forma de cuidado de los mismos profesionales; asimismo, se reformula la demanda proponiendo un trabajo

conjunto donde no es el hospital el que llega con el "saber" sino donde el saber se construye entre el hospital y la escuela.

- *Flexibilidad en la planificación:* ya que, si bien se parte de una propuesta que realiza el equipo psicosocial del hospital, esta propuesta es reelaborada con el personal de las escuelas y se va adecuando permanentemente a la realidad de los chicos. Podríamos hablar de una articulación entre planificación y acontecimiento.
- *Humanización de la atención y mirada integral de la salud mental:* ya que los talleres buscan romper con la mirada más biologicista del abordaje de la sexualidad integrando la dimensión afectiva y realizando un abordaje que no sólo tiene en cuenta a los niños como sujetos sino también la realidad familiar y cultural en la que estos viven.
- *Redefinición de las dinámicas grupales de competitivas a cooperativas:* ya que se utilizan juegos cooperativos en lugar de dinámicas competitivas; hay en esta experiencia también una reformulación de los juegos que se utilizan para que las reglas, en lugar de ser competitivas, sean cooperativas, transmitiendo de este modo otra manera de vivir en comunidad.
- *Una actividad itinerante:* que no convoca al lugar de la institución salud sino que va hacia los lugares donde los destinatarios de la actividad están.

Actividad en la Sala de espera

La Actividad en la Sala de espera se inició en agosto de 2014 y se realiza *en la sala de espera* –que es un espacio bastante chiquito– los días *lunes y viernes.* Esos son los días en que *se hacen los controles de niño sano en el Hospital de los niños de todas las edades.* Con el tiempo, por falta de recursos sobre todo médicos, esos días se fueron modificando –a veces a último momento y sin previo aviso–, lo cual dificultó la realización del dispositivo ya que se empezó a superponer su realización con otras actividades previamente organizadas por el equipo psicosocial: "y ahí, a nosotras se nos empezó a complicar, porque ya lo teníamos como planificado nosotras esos días, después los otros días teníamos otros dispositivos, otras cosas" (CEPS). *En el invierno* los controles de niño sano *se hacen a la tarde* y por lo tanto esta actividad también, *y durante el verano se hace a la mañana.*

Necesidades a partir de las cuales surge

> *... ir nosotras a donde ya estaban los padres,*
> *no convocarlos a un lugar nuevo.*
> *(CEPS)*

Las necesidades a partir de las cuales surge esta actividad tienen que ver con *poder trabajar con las familias en espacios pre-existentes* –la sala de espera, por ejemplo– y no generar espacios nuevos, donde cuesta más la participación. A esto se suma la *alta demanda de tratamiento psicológico para niños, la posibilidad de responder a dicha demanda no necesariamente desde la inclusión del niño en tratamiento sino trabajando algunas cuestiones con los padres/madres y la dificultad de participación de los papás/mamás en otros dispositivos que se habían propuesto anteriormente* por parte del equipo psicosocial.

En ese sentido, nos decían:

> ... veníamos de varios años de generar como dispositivos en las escuelas o en el mismo hospital, lo que son los talleres de crianza; veíamos que había mucha demanda de tratamiento para niños y cuando hacíamos las entrevistas de admisión, en realidad, nos dábamos cuenta de que había muchas cuestiones que se podían resolver trabajando con los padres sin involucrar un tratamiento; pero la dificultad que veíamos era que cuando nosotros armábamos los dispositivos por afuera o creábamos dispositivos nuevos, no iban, no participaban; entonces nos pusimos como a identificar, a ver qué cosas hacen los padres, o en qué lugares los podemos encontrar y empezar a trabajar ahí con ellos; y ahí se nos vino la idea esta

> de la sala de espera; en los días de control del niño sano la sala de espera está llena, sí o sí están ahí porque tienen que esperar a que los llamen (CEPS).

Recurso humano que interviene

En la actividad intervienen *un odontólogo, una psicóloga y una trabajadora social*. En el marco de la entrevista realizada, nos contaban que el odontólogo

> … llevó videos, llevó juegos, él hace mucha prevención en área rural, así que bueno, le gusta; y él siempre nos acompaña, si no es haciendo él, proponiendo una actividad central, está con nosotros ahí. Digamos, haciendo presencia, que también es importante, poniéndole el cuerpo (CEPS).

Población a la que se dirige, nivel de abordaje y objetivo general que se proponen

Los *destinatarios* de la actividad son *los niños que asisten al hospital al control del niño sano y los adultos responsables que los acompañan*. El nivel de abordaje que se implementa es familiar.

El objetivo principal es *acompañar a las familias de la comunidad en la crianza de los niños* desde una perspectiva de derechos y desde el entendimiento de esta como una construcción colectiva.

Modos de acceso al espacio

Los *turnos al control de niño sano* son *programados* pero el *acceso a la actividad* en sí *es espontáneo*.

Los conceptos teóricos que orientan la actividad

Según la encuesta realizada desde el proyecto de investigación y que respondió el equipo que lleva adelante la experiencia, los principales conceptos teóricos que orientan la actividad tienen que ver con *apego seguro, límites como formas de protección y cuidado, derechos, desarrollo infantil multidimensional.*

El *Desarrollo Infantil Multidimensional* se trabaja a partir de materiales audiovisuales acordes a la realidad de la zona y se entiende como

> …poder pensar las diferentes dimensiones que atraviesan el desarrollo del niño […] como todo lo social, lo contextual; nosotros trabajamos mucho con comunidades mapuches… bueno, como poder tener en cuenta también eso, la cosmovisión, como bien amplio […] y nos gustó que los videos sean de Chile, porque viste que uno siempre que busca material busca como, qué sé yo, aparecen o cosas yanquis o europeas; y esto hasta vos ves, qué sé yo, los bebés y son más nuestros, son latinoamericanos, digamos, y hasta la forma de hablar… qué sé yo, como que me parecía que era más próximo a la realidad que nosotros tenemos (CEPS).

Legislaciones y normativas sanitarias provinciales y nacionales por las que se rigen

- Guía de Atención y Cuidado de la Salud de los Niños y Niñas de 0 a 6 años de la Provincia de Neuquén.
- Ley Provincial 2302 de Protección Integral de la Niñez y la Adolescencia.
- Ley Nacional 26.061 de Protección Integral de los Derechos de Niños, Niñas y Adolescentes.
- Convención Internacional de los Derechos del Niño.

Descripción de las actividades y estrategias que se desarrollan

La actividad central consta de *tres momentos:*

- 1° momento: presentación del equipo y de la propuesta actividad lúdica.

- 2° momento: material audiovisual (programa Chile Crece Contigo).
- 3° momento: de intercambios. Cierre.

El primer momento implica un momento lúdico y de integración:

> … intentábamos hacer un juego familiar; tranqui, con pelota, algunas veces nos presentábamos, veíamos la cantidad de gente y también más o menos el clima que había; un juego de integración padres, chicos, nosotros […]; hacíamos un juego como para también generar un clima más de intimidad emocional, si se quiere (CEPS).

Un juego tranquilo porque también, al realizarse en el espacio de la sala de espera, había que ser cuidadosos: "tranqui porque es la sala de espera y nuestro hospital es así; porque también eso se generaba, ¿no?, que iban a romper todo y que… (risas); ¿viste?, esas cosas" (CEPS).

En el segundo momento se pasan los videos de Chile Crece Contigo:[148]

> … tienen varios que van trabajando diferentes temas: el apego, la lactancia, la introducción de los alimentos de manera saludable, respetuosa; de todas las etapas del desarrollo del niño ellos hacen un video; y lo que está bueno es que está cortito, duran dos minutos cada uno más o menos los videos […]; hay también esto de respetar los tiempos en el desarrollo del niño cuando empiezan a caminar… (CEPS).

Los temas que tratan los videos abarcan los distintos momentos del desarrollo del niño y las distintas situaciones de vida que les van apareciendo a las familias:

148 Al final de este documento se detallen los títulos de los videos que están en la página web del Programa Chile Crece Contigo.

> ... apego seguro porque, digamos, usábamos lo de los videítos; el manejo respetuoso de los berrinches, el "destete respetuoso" le llaman ellos, esto de cómo hacer que los niños dejen la teta; ¿vieron que allá se usa mucho esto de ponerle algo a la teta?, el video hace mucho hincapié en eso; después en la cuestión de la alimentación, cómo se va introduciendo, que es de a poco, que no es que de repente el niño tiene que saber y poder comer de todo; después hay uno, que ese no lo usamos porque es el del porteo, esto que se usa mucho ahora de llevar al bebé... (CEPS).

Al inicio, este segundo momento se realizaba con un cañón. Luego, a partir de esta actividad, desde la dirección del hospital *se gestionó* para el aniversario del pueblo *un plasma*:

> ... la directora fue, le contó a la "subse" lo que estábamos haciendo, nos trajeron de regalo para el aniversario del pueblo [...] con puerto USB; así que ahí resolvimos todo porque lo del cañón estaba bueno pero todo un cablerío, que ya cuando jugábamos con los chicos, ¿viste?, teníamos que tener cuidado que no se vaya a caer nada; y eso estuvo bueno, que el televisor apareció en la sala de espera gracias a este dispositivo; que por eso yo pensaba: qué importante escribirlo [...] en los aniversarios de los pueblos siempre llevan cosas, pero la directora pudo registrar esta actividad y bueno, lo trajeron (CEPS).

De este modo, la utilización del plasma resulta mucho más operativa para el equipo y más seguro para los niños, ya que no hay cables que generen situaciones riesgosas para ellos.

Los videos que se utilizan son cortos y con un lenguaje sencillo: "no es que hablan del apego como una cosa abstracta, lo bajan..." (CEPS). *Después del video hay un momento de intercambio:*

> … intentamos hacer, no sé, como compartir un poco, bueno, sensaciones, si quedó alguna duda, si hubo algo que no se entendió. Y por lo general ahí hablan poco. Entonces, bueno, reforzamos por ahí nosotros algunas cosas que nos pareció importante reforzar (CEPS).

Dentro de esos temas se incluye también *la cuestión del juego, su importancia para el desarrollo del niño y la necesidad de que el adulto se tome un tiempo para jugar con su hijo:*

> … nosotros lo vemos mucho a eso, que no encontramos en algunas familias ningún momento donde realmente el adulto se dedique, no sé, quince minutos a sentarse, o a correr, o a jugar con el niño; entonces en eso también trabajábamos mucho; que también era el objetivo del inicio, decir bueno, se puede jugar con los chicos, que también nos vean a nosotros que podíamos jugar con los chicos y estaba todo bien; y los niños contentos, porque también en el control de niño sano esperan… sí, es un aburrimiento; y bueno, armábamos tres o cuatro rincones; uno con libros de cuento, otro como si fuera la plaza blanda para los más chiquitos, que ahí también nos compraron los encastres, ¿viste esos de goma eva, blanditos?; después había otro en el que había todo lo que tenía que ver con la casa, qué sé yo, frutas, verduras, el mate, que por lo general son los varones los que se van ahí; ahí vos te das cuenta de qué limitado que debe estar en la casa ese tipo de juego, porque la verdad es que todos los varones ahí jugando con el carrito de las compras y eso… y después otro como artístico, digamos, ahí con hojas, crayones (CEPS).

Al final de la actividad se le entrega a cada familia un folleto inspirado en material que ofrece también el programa Chile Crece Contigo, con el objetivo de que se lleven algo escrito a casa:

> … tienen toda una parte escrita y de folletería y demás, que los adaptamos un poco a nuestra realidad; por ahí pusimos otra fotito, pusimos del hospital de Moreno y están impresos en nuestro hospital, así que bueno, están en blanco y negro, no tienen mucho color, y les entregamos para que se

> lleven con la idea de que también se lleven algo, más allá de lo que vieron, de lo que vivieron, que también se llevaran algún material (CEPS).

Después de finalizada la actividad, el equipo psicosocial se deja un rato libre para que, si alguna familia quiere, pueda acercarse y conversar con ellas:

> ... decíamos que si alguien quería ir a consultar en ese momento algo con relación a la crianza, con relación a lo que les preocupara con sus hijos, nosotras estábamos disponibles ahí en el consultorio [...], como si fuera una asesoría. Hubo gente que nosotros le propusimos porque entendíamos que necesitaban... Pero bueno, después no vinieron; pero por lo menos, digamos, lo que querían saber o intentar resolver en ese momento se les brindaba información y asesoramiento; muchas cuestiones relacionadas con la violencia de género [...], cómo poner límites... la verdad que funciona, pero bueno, nos pasa que la dinámica nuestra institucional hace que se haya visto limitado a esto, y que sea un espacio más lúdico, más de juego para los chicos (CEPS).

Este espacio de asesoría era realizado por la dupla psicosocial: "nosotros trabajamos muchísimo en dupla. Y yo creo, estoy convencida, que es la forma..." (CEPS).

Esta actividad dura entre cuarenta minutos y una hora. Al inicio el equipo psicosocial había pedido que, desde enfermería, pediatría, etcétera, no llamaran a las familias para hacer el control del niño sino hasta que terminaran la actividad, para no interrumpir: "como que esperaran a que nosotros termináramos con la actividad central y que después empezaran a llamar" (CEPS). Eso se pudo sostener al principio pero después ya no: "claro, la actividad nuestra se extendía más o menos a veces cuarenta minutos, una hora, a ellos se les iba pasando el tiempo entonces empezaron a llamar" (CEPS). De todos modos, la actividad se siguió haciendo.

El cuidado y guardado de los juguetes también es toda una cuestión a trabajar:

> ... no se los llevaban pero nosotros veíamos como mucha destrucción; que los chicos están rompiendo todo y que los padres no están diciendo nada; así que bueno, un par de veces, como para el encuadre, al principio decíamos "bueno, estas cosas que están acá son de todos, las tenemos que cuidar"; y en realidad te das cuenta de que los niños lo entendían mejor que los adultos, que las cosas había que cuidarlas (CEPS).

Luego, la realización de la actividad se empezó a dificultar porque se comenzaron a cambiar los días de los controles de niño sano (a veces los miércoles, a veces los viernes, etc.), con lo cual muchas veces se superponía esta propuesta con la realización de otros dispositivos a cargo también del equipo psicosocial. A partir de estos cambios, en algunos momentos esta actividad se vio suspendida, mientras que en otros, si bien se pudo sostener, se la desarrolló pero no con todos los momentos descriptos sino, sobre todo, en su dimensión lúdica: "vamos, llevamos alguna propuesta para los chicos, les ponemos como los rincones de juegos y de juguetes y nos vamos, y después aparecemos ya para levantar las cosas" (CEPS).

Articulaciones intersectoriales y redes que se tejen

Hay articulación *entre distintos sectores del hospital y también con las escuelas* que difunden la propuesta. En 2016 lo que se hizo fue intentar realizar una articulación más formal entre los distintos sectores del hospital para que la actividad no quedara solamente como algo que realiza el equipo psicosocial sino que involucrara a los demás sectores: "desde el agente sanitario, estadística, como que todos pudieran ir aportando algo a ese espacio" (CEPS).

La idea también es que la gente de la comunidad pueda visualizar a todas las personas que formamos parte del equipo de salud y que no solo se quede con la referencia del equipo psicosocial:

> … que pueda reconocer la gente a otros actores que tiene el equipo de salud, como los agentes sanitarios, como las mismas chicas de estadísticas que son las que dan los turnos; que nos puedan ver a todos, que nos puedan conocer y que sepan que pueden ir a cualquiera a preguntarle algo y que ese va a saber adónde derivarlos (CEPS).

No obstante, en estas articulaciones y al interior del hospital mismo, aparecen ciertas dificultades que tienen que ver con la falta de reconocimiento de este tipo de tarea y, en general, con la falta de reconocimiento *del trabajo que realiza el área psicosocial:*

> … las duplas psicosociales en los niveles tres, en el sistema de Neuquén, es como de reciente ingreso en el equipo profesional; entonces estamos como todo el tiempo casi en una batalla de que se nos reconozca, de que se nos haga lugar, de que nos alojen […] como que no estamos ahí solo porque nos gusta o porque somos buenas y queremos jugar con los chicos; como que tiene un sentido el dispositivo… (CEPS).

Resultados observados

Según la encuesta contestada por el equipo, los resultados de la actividad fueron una *mayor participación de las familias en los controles* y *la generación de nuevos vínculos de las familias con el equipo psicosocial.*

Al principio, como sucede muchas veces con lo nuevo, esta actividad sorprendió a las familias que se quedaban en muchos casos retraídas y con cierto temor a participar, pero luego se fueron entusiasmando y sumando a la propuesta:

> … al principio pasa que cuando llegaban irrumpía esto de que era algo nuevo; llegaban, había canciones, había música, había juguetes, había colores en la sala de espera, entonces como que al principio se retraían; se quedaban más cerca de la puerta del hospital; así que bueno, hubo un tiempo para

> hacerlos entrar, que se acercaran, ¿viste?, que no era nada malo, que no iba a pasar nada. Pero sí se engancharon, se engancharon bastante (CEPS).

En ese sentido, se observó interés y participación de las familias en la actividad:

> … la gente llegaba temprano, hubo como al principio, se notaba, a veces, que era una propuesta que les gustaba, porque después se fueron pasando de boca en boca; y nos contaban las chicas de estadística que cuando venían a sacar el turno para hacer el control preguntaban si nosotros íbamos a hacer una actividad ese día (CEPS).

Formas de registro escrito existentes

En general, y aunque no siempre se puede, *como equipo psicosocial tratan de tener la planificación escrita de las actividades y dispositivos que llevan adelante, así como también realizar la evaluación de estos:* "somos bastante obsesivas y ordenadas con las cosas dentro de todo, lo que podemos […] nos parece que la planificación es recontra importante, y después, cuando volvemos, evaluamos" (CEPS).

En el caso específico de esta actividad, aunque en la encuesta el equipo comentó que no había registros de la actividad, en la entrevista comentaron que había *fotografías* que siempre sacan con el permiso de los participantes: "fotos casi siempre sacamos, que sí, ese registro lo tenemos siempre" (CEPS). Y el registro fotográfico es un tipo de registro.

Formas de evaluación de la actividad

Aunque en la encuesta el equipo contestó que todavía era una actividad sin evaluar, durante la entrevista dijeron que el haberles pedido que completaran la encuesta les había ayudado a volver sobre la experiencia y de alguna manera evaluarla. En ese sentido, la entrevistada nos comentaba cómo el envío de la encuesta realizada en la primera etapa del trabajo de campo de esta investigación, les había servido para valorar el trabajo que habían estado haciendo a través de la actividad de la sala de espera y las había ayudado a salir del enojo que les había causado el tener diversas dificultades para continuar con esta actividad:

> ... sí, sí, después lo evaluamos, pero gracias a esto; cuando ustedes nos mandaron esto dijimos "bueno es verdad, nunca nos sentamos a pensar cómo nos había ido"; y ahí también pudimos como transformar el enojo en otra cosa [...]; porque nos re sirvió eso, decir ¿viste?, bueno... porque al final estábamos re enojadas con esto, pero mirá todo lo bueno que estaba pasando. Sí, eso nos re sirvió... (CEPS).

Interés en sistematizar la práctica

Aunque el equipo admite la importancia del registro de las distintas actividades, reconoce al mismo tiempo la dificultad que tienen a veces para concretar dichos registros: "siempre nos falta la parte como de escribirlo; lo hacemos, ¿viste?; y la planificación, bueno, por ahí de otros dispositivos, siempre las tenemos como en cuadernos, ¿viste?, la escribió una, otra quedó en la compu, pero andan por ahí" (CEPS).

Algunas reflexiones que surgen de esta experiencia acerca de las buenas prácticas en salud mental infantil

Son muchos los criterios que definen las buenas prácticas en salud mental infantil que hemos conceptualizado desde el principio de esta investigación que están presentes en esta experiencia: *su relevancia,* ya que responde a la gran demanda de atención psicológica a niños; el constituir un *espacio colectivo* entre las familias que asisten a la visita del niño sano; *el trabajo interdisciplinario e intersectorial del equipo psicosocial* con otros integrantes del sector salud y del área de educación;

un abordaje integral que apela a un modelo multidimensional para entender el desarrollo del niño y que lo entiende, además, en el marco de sus relaciones familiares.

No obstante, lo que más nos interesa destacar aquí son aquellas características novedosas específicas que, además de las mencionadas, *también están presentes en esta experiencia, las cuales quisiéramos incorporar conceptualmente como criterios posibles para definir las buenas prácticas en salud mental infantil: pensar dispositivos en los lugares en los que ya están convocadas las familias* en lugar de convocarlas a un nuevo espacio y momento en el que les resulta generalmente más dificultoso participar; *el trabajo con la primera infancia en cuestiones de acompañamiento en la crianza,* con todo lo que ello implica en términos de prevención y promoción de la salud mental; *el uso de material regional* adecuado a la realidad cultural de la zona, el cual, en algunos casos, además se readecúa aún más a la especificidad de las familias desde el trabajo del equipo que coordina la actividad; *el encuadre en las normativas sanitarias y legales y,* dentro de esto, *la inclusión de la perspectiva de los derechos* como parte del contexto conceptual de la experiencia.

Por último, podemos hablar del *impacto de la investigación/intervención en la experiencia que estamos analizando* en relación con lo que el equipo nos comentaba sobre lo que la encuesta les había causado a nivel de evaluación. En ese sentido, entendemos que los instrumentos de recolección/producción de datos que se utilizan en un proceso de investigación no sólo recogen datos sino que, al intentar conocer, producen determinados efectos en las experiencias que se están analizando.

Bibliografía

Astelarra Bonomi, J. (2003). *Buenas Prácticas y Auditoría de Género. Instrumentos para políticas locales*. Barcelona: Institut d'Edicions de la Diputació de Barcelona.

Barcala, A. (2013). "Sufrimiento psicosocial en la niñez: el desafío de las políticas en salud mental". Revista *Actualidad Psicológica*, Marzo 2013.

Borile, M. (2012). Taller de fortalecimiento de Capacidades en atención Integral de Salud de Adolescentes y Jóvenes. Página web de La Confederación de Adolescencia y Juventud de Iberoamérica y el Caribe (CODAJIC) Disponible en: https://goo.gl/P8to7H. Fecha de consulta: 05/03/2017.

Burijovich, J. (2016). Curso Investigación Cualitativa en la Evaluación de Programas y Proyectos de Intervención. Maestría en Intervención e Investigación Psicosocial. Facultad de Psicología. Universidad Nacional de Córdoba.

Burijovich, J. (2011). "El concepto de buenas prácticas en salud: desde un enfoque prescriptivo a uno comprensivo". En Rodigou Nocetti, M. y Paulín, H. (2011). *Coloquios de Investigación Cualitativa*. Córdoba: UNC.

Grupo de Trabajo HPH para la Promoción de la Salud de la Infancia y la Adolescencia en y por los Hospitales (HPH-CA) (2008). Promoción de la Salud de la Infancia y la Adolescencia en y por los Hospitales (HPH-CA). "Plantilla para la Descripción de Buenas Prácticas de Promoción de la Salud". Edición en español producida por la Dirección General de Salud Pública del Servicio Canario de la Salud. Consejería de Sanidad. Gobierno de Canarias.

Instituto Nacional de Estadísticas y Censos (2012). *Censo Nacional de Población, Hogares y Viviendas 2010.*

Sirvent, M. T. (2006). "El Proceso de Investigación". Manual de Cátedra, Investigación y Estadística Educacional I. Universidad de Buenos Aires. Parte I: "El proceso de Investigación, las dimensiones de la metodología y la construcción del dato científico".

Material utilizado en el Taller de educación sexual y afectiva

Cuento "El Nacimiento de Sara". Educación Afectivo-Sexual en la Educación Primaria. Material Didáctico B. JUNTA DE ANDALUCÍA. Consejería de Educación y Ciencia. Dirección General de Evaluación Educativa y Formación del Profesorado. Disponible en https://goo.gl/sKo1hT. Fecha de consulta: 03/03/2017

Cuento "Un día en la playa". Educación Afectivo-Sexual en la Educación Primaria. Material Didáctico B. Junta de Andalucía. Consejería de Educación y Ciencia. Dirección General de Evaluación Educativa y Formación del Profesorado. Disponible en https://goo.gl/jhuWGj. Fecha de consulta: 03/03/2017.

Czarny, Marcela; Reiman, Mariela; Urbas, Andrea. (2014) "Decir sí, decir no"; "Pablo va a tener un hermanito"; "Los secretos de Julieta", Colección "Pablo y Julieta", Buenos Aires, Ediciones Chicos.Net.

Fuentes hemerográficas

"Mariano Moreno: en busca del despegue económico". Artículo Diario *Río Negro*. Disponible en https://goo.gl/J41kss. Fecha de consulta: 13/11/2016.

Fuentes primarias

Conversación Psicóloga Equipo Psicosocial Hospital Mariano Moreno (CEPS), Neuquén. Fecha: 24-06-16.

Fuentes secundarias

Área Psicosocial. Diagnóstico Hospital Mariano Moreno.

Cuentos utilizados durante el Taller de Educación Sexual y Afectiva.

Videos Programa Chile Crece Contigo.

- Apego Seguro.
- Beneficios de la lactancia.
- Postura de amamantamiento y uso del cojín de lactancia.
- Destete respetuoso.
- Extracción y Conservación de leche materna.

- Introducción respetuosa de la alimentación complementaria.
- Manejo respetuoso de los cólicos.
- Manejo respetuoso de pataletas.
- Manejo respetuoso del llanto.

La Casita Itinerante. Centro de Atención Primaria de la Salud Parque Industrial, Neuquén

Gabriela Andrea Bercovich
María Celina Deluchi
María Laura Pardo

Contexto de la experiencia

El Barrio Ciudad Industrial Obispo Jaime de Nevares se encuentra ubicado al norte de la Ciudad de Neuquén y limita con Colonia Nueva Esperanza. Fue creado en 1983, con el fin de que se poblara con los trabajadores del Parque Industrial de Neuquén (PIN). Según el Censo Nacional de Población de 2010 cuenta con 4.063 habitantes. Alrededor del 15% se encuentra en el grupo etario de 0 a 6 años. Del total de hogares que habitan el barrio, el 17,5% tiene alguna necesidad básica insatisfecha. Por su parte, algo más del 60% accede a servicios básicos con una calidad satisfactoria. También tienen una importante cobertura en los servicios de recolección de residuos, trasporte y alumbrado público, sin embargo un porcentaje considerable no accede a calles pavimentadas (40% de los hogares) ni a bocas de tormenta (50% de los hogares). En cuanto a la asistencia a un establecimiento educativo, de la población de 3 años y más, el 95% asiste o asistió, mientras que un 4,5% nunca asistió.

¿Qué es La Casita Itinerante?

La Casita Itinerante es un dispositivo que tiene por objetivo generar un espacio de reflexión con los niños y las familias de los niños del Jardín N° 17 Antu Lihue, favoreciendo la construcción y el afianzamiento de las herramientas subjetivas protectoras de pequeños y de sus familias, así como también la disminución de los factores de riesgo que los afecten. Las herramientas protectoras son conceptualizadas como ejes a partir de los cuales se constituye la subjetividad, a saber: identidad, intimidad, humanización (intermediación por la palabra), límites y socialización en el marco de la Atención Primaria de la Salud (APS). Es así que La Casita Itinerante se propone favorecer vínculos tempranos saludables, promover actitudes de escucha hacia los niños, hacia lo que ellos sienten y hacia lo que quieren expresar, fomentar una maternidad/paternidad bientratante, acompañar a los adultos en la tarea de crianza y favorecer la prevención de situaciones de maltrato.

Ejes teóricos en los que se fundamenta

Se fundamenta en los ejes teóricos de Casa Arco Iris, es decir, en la experiencia doltoniana de Casa Verde. En ese sentido, Casa Arco Iris en tanto espacio psicoterapéutico y experiencia de "acompañamiento a la crianza para el ser en libertad" (Equipo Arco Iris, 2009), puede ser pensada como una buena práctica (Burijovich, 2011) de asistencia y prevención en salud mental dirigida a la atención de niños pequeños y sus familias que articula el trabajo clínico con la perspectiva comunitaria, a la vez que puede ser pensada como una nueva estrategia en la prevención de la violencia (Sacks, 1997).

Esta experiencia, con las adecuaciones necesarias a la realidad local y bajo la denominación de "Casita Parque Industrial: para que la existencia de los hijos sea bonita", comenzó a desarrollarse en el mes de febrero del año

2014 dando continuidad al trabajo iniciado en el "Grupo de Niños" (octubre-diciembre 2013). Se trabaja desde los ejes de la experiencia antes mencionada: internalización de los límites, reforzamiento de la identidad, socialización, humanización- intermediación de la palabra, intimidad-prevención de la violencia) haciendo énfasis sobre todo en la internalización de los límites. Estos son orientadores para los niños, sirven para prohibir pero sobre todo para habilitar nuevas conductas, habilidades, etcétera.

> Los límites son parte de nuestra vida. Son los que nos contienen, nos permiten ser y vivir con calma, sin ansiedad, nos llevan a actuar de manera socializada y culturalmente esperada, y especialmente, nos ayudan a adaptarnos a los cambios y a alcanzar nuestro potencial (Ministerio de Salud y Desarrollo Social, s/f).

Se trata de un dispositivo donde niños y padres –u otros referentes adultos– acuden de manera conjunta y donde el equipo profesional actúa sobre el "aquí y ahora" de las interacciones que se dan entre estos sujetos que forman parte de la experiencia. No es el fin de este espacio brindar recomendaciones válidas, ya que cada familia es única y vive una realidad distinta al resto. "La diversidad aporta complejidad e imposibilita la existencia de recetas mágicas válidas para todos" (Ministerio de Salud y Desarrollo Social, s/f).

El presupuesto fundamental que guía esta propuesta está basado en lo que la Dra. Eleanor Madruga Luzes (s/f) ha denominado Las Ciencias del Inicio de la Vida. En los últimos cuarenta años, se ha reunido gran cantidad de conocimientos de diversas áreas de las ciencias sobre los momentos determinantes del futuro de cada persona: la concepción, la gestación, el parto, las primeras horas de vida, la lactancia y los tres primeros años de vida del niño. A partir de allí, puede sostenerse que, tanto la vida prenatal como la primera infancia son momentos fundamentales en la vida de los seres humanos, tiempos fundacionales en la constitución subjetiva, la construcción de intersubjetividad, los primeros vínculos (Fushimi y Giani, 2009), por lo cual se tornan períodos prioritarios para pensar intervenciones no solo asistenciales sino también preventivas desde el ámbito de la salud mental.

Objetivos del dispositivo

En este marco, a partir de una solicitud realizada por el Jardín N° 17 a la psicóloga del Centro de Salud del barrio Parque Industrial, surge la iniciativa de extender el trabajo realizado en La Casita en torno a la construcción de herramientas subjetivas protectoras a través de talleres que se realicen con los niños de tres, cuatro, cinco y seis años que concurren al jardín y las familias de dichos niños. La preocupación principal del jardín es que la mayoría de los papás de los niños que asisten al jardín son muy jóvenes y muestran pocos espacios de diálogo con sus hijos, y la observación de que los niños recurren mucho al golpe en el trato cotidiano y no a la palabra.

El objetivo general de la actividad es: generar un *espacio de reflexión* con los niños y las familias de los niños que acuden al jardín que contribuya a *construir y a afianzar las herramientas subjetivas protectoras de los pequeños y de sus familias*, así como también a *disminuir los factores de riesgo que afectan a los niños.*

Los objetivos específicos son:

- favorecer vínculos tempranos saludables;
- promover actitudes de escucha hacia los niños, hacia lo que ellos sienten y hacia lo que quieren expresar;
- fomentar una maternidad/paternidad bientratante;
- acompañar a los adultos en la tarea de crianza;
- prevenir situaciones de maltrato.

¿Cómo se desarrolla la actividad?

Se lleva a cabo en las salas del jardín –cada una está constituida por niños de diferentes edades– que se encuentra ubicado al lado del Centro de Salud previo acuerdo del día. El horario en el turno mañana es de 9 a 10:45 y en el turno tarde, de 14 a 15:45. Unos días antes del encuentro, la docente envía la invitación a los papás en la cual se solicita que escriban qué temas o preguntas les gustaría tratar en el taller.

La actividad se plantea en cuatro momentos:

1. Presentación: se realiza la presentación general del taller: equipo (nombre, profesión, lugar de trabajo) y objetivos. Luego se presentan los niños y los padres y/o madres. En un papelógrafo se registra quién soy (nombre); con quién vengo; cómo estoy; cada papá/mamá/seño (en el caso de los niños que no se encuentren acompañados de su familia) dirá, además, una característica positiva de su hijo.

2. ¿Qué son los límites? Cada niño, junto a quien lo acompaña, realiza un dibujo reconociendo lo que "no" se puede hacer y otro con lo que "sí" se puede hacer.

Luego se cuelgan en una pared y entre todos van diciendo qué son los límites, para qué los ponemos, qué dificultades surgen como papás a la hora de poner límites, etcétera.

Posteriormente se mencionan algunas ideas desde el equipo: los límites son una forma de cuidar a nuestros hijos y tienen que ver con lo que se puede y con lo que no se puede. Finalmente se realiza un plenario mostrando la producción realizada, registrando lo que se puede y lo que no se puede (papelógrafo).

Lo que fue saliendo de los dibujos en los talleres puede resumirse de la siguiente manera:

Lo que SÍ podemos hacer en casa y en el jardín:

* Dibujar, escribir y pintar * Cocinar * Jugar a la doctora * Leer cuentos *
Armar rompecabezas * Jugar con autos * Andar en bicicleta *
* Ir a la plaza * Jugar a la pelota * Hacer casitas con almohadas y frazadas *
* Bailar y saltar * Jugar con disfraces * Mirar tele o jugar con la tablet un ratito *
* Jugar con tierra * Inventar * Patinar *

Lo que NO podemos hacer en casa y en el jardín:

* Escaparse y salir solos * Pelear con los amigos o hermanos * Tocar esmaltes *
* Gritar a los amigos * Tocar enchufes * Pintar paredes * Estar cerca de la cocina *
* Decir palabras feas * Saltar en la cama * Agarrar objetos cortantes *
* Tirar piedras a las casas * Romper juguetes * Escribir paredes *
* Dibujar la mesa * Correr en la escalera * Discriminar * Comer muchos caramelos *
* Molestar al gato * Tirarle el pelo a alguien *

Una vez finalizado este momento, se despide a los niños que se van al patio o a otra sala con la preceptora.

3. *Momento de trabajo y reflexión con los padres*: esto se realiza a partir de comentarios que vayan realizando o lo que se haya comentado hasta ahí, con la ayuda de algunos dibujos/caricaturas o historietas que presentan distintas situaciones que pueden darse en el hogar y con las cuales pueden identificarse.

4. *Entrega de materiales*: se les facilita a las madres, padres o bien a quien acompañó al niño un escrito breve acerca de los límites (disponible en: https://goo.gl/ztNcLc) y el folleto de La Casita.

Las buenas prácticas de la casita itinerante

Demanda del jardín que responde a las demandas de la comunidad

En el Centro de Salud son recurrentes las consultas de nenes derivados del jardín o de la escuela por situaciones de violencia y a la vez se apuesta por un trabajo de prevención y de atención primaria de la salud. Además, puntualmente desde el jardín se observó que había muchas familias jóvenes, que los niños utilizaban el golpe como medio de comunicación y no la palabra. Es por ello que, entre el jardín y el centro de salud, sobre la base del trabajo cotidiano con la comunidad, se decide dar inicio a un taller que de alguna manera de respuesta a esta situación, a partir de reflexionar sobre la crianza de los niños.

> A la vez, lo que veíamos nosotros acá en el Jardín es que veíamos mucha violencia. Feas maneras de dirigirse a los nenes, hacia nosotras, muy pocas palabras entre los nenes. Era quitarse todos los objetos que servían para el juego, era sacarlo de las manos pero no mediaban las palabras (M. Chichidimo, comunicación personal, 29 de junio de 2016).
> ... Yo noto, y lo voy tanteando y escuchando, y son cosas que pasan. Es la falta de comunicación y la violencia que se genera antes y después de la falta de comunicación. Que no es algo instalado que podés hablar antes de utilizar la violencia. Eso sería lo más fuerte en la sala, pero que sería importante para mí trabajarlo (Seño P, comunicación personal, 1 de julio de 2016).

Promoción de derechos

Desde la planificación hasta la actividad misma, los niños son considerados sujetos de derechos, es así que ellos están presentes durante el desarrollo del taller. Se fomenta el derecho a la intimidad, por más que los niños necesitan ser atendidos corporalmente desde su nacimiento hasta que adquieren la autonomía para hacerlo solos, este estado de necesidad no debiera representar una oportunidad para recibir un trato irrespetuoso por parte de los cuidadores o del Equipo de Salud. Es la ternura en las relaciones cuerpo a cuerpo la actitud que ayuda a la construcción de la propia estima y el respeto por sí y por los otros. También se promueve el derecho a la socialización: como sujeto social, el ser humano tiene derecho a pertenecer y estar vinculado, todos somos necesarios y formamos parte. Si bien cada uno de nosotros nace en una familia, la construcción de lo social en el niño es un proceso progresivo en el tiempo que se despliega conjuntamente con el desarrollo. Este eje está íntimamente ligado a la incorporación de reglas sociales, los límites necesarios para vivir en sociedad. Reglas sociales que, incluso, se transforman en leyes, como lo es la ley provincial N° 2.302 de Protección Integral de Niñez y Adolescencia, vigente en la provincia de Neuquén desde 1999. Los derechos de los niños y las niñas son normas que hacen referencia a las obligaciones de la familia, la sociedad y el Estado para el cumplimiento de los derechos naturales de los seres humanos en estado de infancia. Estas normas no fueron diseñadas con el propósito de transformar la niñez y su crianza en un proceso de límites laxos y parentalidades endebles sino que, al contrario, estos derechos son reconocidos como inherentes a los más pequeños conjuntamente con las responsabilidades que les competen según sus momentos evolutivos. La solidaridad, el trabajo conjunto, el juego compartido, la empatía, reconocer la intencionalidad de los actos, el aprendizaje de los rituales (festejar cumpleaños, saludar, dar las gracias, disculparse) son algunos ejemplos de los que aprendemos conviviendo con los otros. La familia será la matriz donde, según cómo nos enseñan a cuidar, aprendemos a cuidarnos y a cuidar de los demás.

> Claro, son papás y nenes desconocidos, nosotros vamos también a un lugar nuevo que ellos también se desubican mucho… porque los nenes sobre todo dicen ¿qué hace esta gente acá?, ¿qué hacen mis papás acá?, todo medio caótico,

> pero elegimos mantener eso, nos parece importante que los niños estén, Doltó siempre habla de que los niños son sujetos y a veces se habla mucho de ellos y no se les habla a ellos. Entonces, como para romper un poco con eso, bueno, tener un espacio que sea un caos pero que estén ellos (Psicóloga CAPS Parque Industrial, comunicación personal, 2 de junio de 2016).

Carácter asistencial y preventivo-promocional

En el taller, los límites son tratados como cortes necesarios para abrir otras posibilidades de relación con los otros y con el mundo. Dejar atrás etapas para dar cabida a lo nuevo implica renuncias. Pensamos los límites en términos de prohibiciones que, al frustrar la realización de determinados impulsos, habilitan progresivamente la socialización. Los límites cobran diferentes formas según las etapas vitales. Posibilitan la diferenciación entre yo/no yo, permitido/prohibido, realidad/fantasía, entre otros. Estas prohibiciones permiten el acceso al universo de lo simbólico (juego, palabra, arte, pensamiento). El límite nos permite detenernos y pensar. Parar y hacer parar al otro. En este sentido, "poner límites" implica brindar cuidado a quien lo necesita. En el taller, el momento del dibujo implica identificar cuáles son los límites que los niños tienen en casa, pensar si realmente los tienen, observar qué le sucede a otra familia y, por otro lado, pensar los "no" pero con otras posibilidades. El dibujo del "sí" permite reflexionar a las familias acerca de qué opciones les damos a nuestros hijos cuando les decimos que "no".

También se destaca cómo se favorece la intermediación por la palabra – humanización: en la actualidad queda poco tiempo para escuchar a los chicos. Siendo ya un grupo etario vulnerable, se agudiza en ellos lo deshumanizante que resulta la falta de un diálogo verdadero. La intermediación por la palabra los defiende de la sobredosis deshumanizante de la sociedad. En ellos y ellas, tanto el funcionamiento del cuerpo como las conductas son manifestaciones comunicacionales ante las cuales se debe estar atento. Los niños hablan aun cuando no abran la boca; expresan su sufrimiento a través de trastornos funcionales, de salud u otros síntomas. La intervención "humanizante" consiste en ayudar a poner en palabras lo que sucede, ya que la palabra libera al ser humano si logra expresar su sufrimiento a quien lo escucha con atención y sin juzgar.

Tanto las docentes como los papás valoraron la posibilidad de darles voz a los chicos tanto en la presentación como en la puesta en común.

> Porque siempre es bueno que haya alguien más que nos está mirando y que nos pueda mostrar que hay formas diferentes y maneras diferentes de transitar los límites o de transitar la falta de comunicación... (Seño P, comunicación personal, 1 de julio de 2016).
> Me pareció que esa primera parte de dialogar con los chicos también está bueno porque se ven las personalidades de cada uno. No sé si se dieron cuenta... eso me pareció interesante. Me pareció interesante que los papás también pudieran ver eso (Seño N, comunicación personal, 22 de junio de 2016).
> ... Es fantástico, es darles a ellos, a los nenes, el derecho de poder expresarse y darles el lugar que pueden hacer y que no va a haber golpe en ese lugar. Y que va a haber gente que los cuide, los protege. Ese lugar a ellos les sirve (Directora Jardín N° 17, comunicación personal, 29 de junio de 2016).

Intersectorial

Participación de salud – educación – estudiantes de psicología o psicólogos voluntarios de la UNCO.

La psicóloga del Centro de Salud se traslada al jardín, que es el espacio en donde se lleva a cabo la actividad, ese lugar conocido por los niños. Así el "Centro de Salud" sale de su propia institución y logra ser parte otro ámbito que se comparte con "el jardín" y con los papás y mamás.

También la participación de voluntarios, la mayoría de ellos son estudiantes o psicólogos recibidos de la Universidad Nacional del Comahue. Estos voluntarios también participan del dispositivo La Casita.

> Lo primero que pensé fue: ¡Wooaaw!, si todos no podemos acceder a la salita, qué bueno que la salita venga al Jardín.
> Para mí, buenísimo, para mí el 100% es más. Se acuerdan chicas con las mamás, uno genera también un vínculo diferente, el hecho de poder quedarnos las seños con los padres ese ratito después de escucharlos, porque no es algo que queda entre ustedes y los papás y uno no sabe de lo que se trata. Estoy escuchando, las estoy escuchando desde otro lugar, por ahí depende de la seño la apertura o no de la familia.
> Para mí es fantástico que venga Alejandra acá, que se pueda hacer este trabajo con otra institución. Estamos abiertos como institución. Los nenes que ellos atienden son los nenes nuestros, lo mismo con las mamás (Seño P, comunicación personal, 1 de julio de 2016).

Participación de la comunidad: la actividad convoca

Todos los talleres han tenido una convocatoria importante. En la mayoría de ellos asisten más de la mitad de los padres y en algunos se destaca la presencia de la totalidad o casi totalidad de los papás y mamás. A su vez, no solo mamás y papás asisten al taller sino también hermanos, abuelos, etcétera.

Taller 1, realizado el 12/05/2016: ese día asistieron 12 niños de los cuales 8 fueron acompañados.
Taller 2, realizado el 09/06/2016: ese día asistieron 10 niños de los cuales 7 fueron acompañados
Taller 3, realizado el 15/06/2016: ese día asistieron 14 niños de los cuales 12 fueron acompañados
Taller 4, realizado el 29/06/2016: ese día asistieron 14 niños de los cuales 10 fueron acompañados.

Asimismo, se notó participación en algunos de los temas que surgieron a partir de la invitación del encuentro:

"Juegos para aplicar en casa para continuar con lo que se está aprendiendo en el jardín".

"¿Por qué los chicos tienen distinto comportamiento en la casa que en el jardín?".

"¿Cómo se les explica a los chicos cómo nacen los bebés?".

"Que se trate, por ejemplo, que los nenes se lleven mejor, que haya más compañerismo".

"¿Hay que obligarlos a saludar?".

Además, las devoluciones por parte de los que participan, tanto padres como docentes, han sido positivas.

> En general, los papás, yo les pregunté a todos qué les había parecido, cómo se habían sentido, que se sentían muy bien, que les había gustado (Seño P, comunicación personal, 1 de julio de 2016).

> … interesante para mí como papá y con el resto de los papás y todo. Sí, estuvo muy interesante. (…) No, a mí me pareció muy importante, que estuvo acá la señora en el jardín. (…) Está buenísimo porque eso es lo principal, hoy por hoy, con los niños como están ellos. Pero eso fue a lo que más le presté atención. Estuve muy atento a todo lo que hablaban, inclusive hablé bastante. Participé por eso mismo, a mí me interesa mucho mi hijo, cómo crece todo el tiempo y la relación, cómo actúan las seños, todo. La verdad que todo está buenísimo (Anónimo, comunicación personal, 22 de junio de 2016).

> Creo que la maestra sola no puede trabajar límites, que se requiere el trabajo de la familia. A mí me pareció re interesante el taller y me pareció bueno ver cómo los padres o los abuelos que vinieron pudieran ver cómo se maneja el chico dentro del aula (Seño N, comunicación personal, 22 de junio de 2016).

Inclusivo

El taller se realiza en todas las salas del Jardín como también en ambos turnos de la jornada escolar. Por otro lado, la convocatoria a las mamás, papás o algún otro familiar se realiza a través de invitaciones que se envían en el cuaderno de los niños de la Sala. De cada encuentro, la docente que participó realiza una síntesis y la envía en dicho cuaderno. Además, cuando algún o algunos de ellos no puede asistir al encuentro, se les envía el escrito de los límites junto con el folleto de La Casita a modo informativo. De este modo, todos pueden acceder al material trabajado en el espacio del taller.

Optimización de recursos

La actividad se desarrolla en los horarios laborables de la psicóloga y en la jornada escolar. También se realiza en el aula, donde los niños están familiarizados con trabajar. Los recursos materialmente necesarios son los papelógrafos y marcadores. Se destaca la flexibilidad de quienes llevan adelante este taller para realizarlo a pesar de las distintas eventualidades que normalmente surgen en el jardín (jornadas institucionales, paros docentes, otras actividades del jardín) o en el Centro de Salud (falta la psicóloga por enfermedad y no hay quien la reemplace, por tareas prioritarias en el Centro de Salud, etc.).

> Las maestras también ayudaban… preparábamos las hojas, los materiales, el papelógrafo, el espacio.
> Me parece, primero, la disposición espacial, el jardín al lado del Centro de Salud, pero también hay una comunicación que se genera. Ale como nexo, la directora pudo recurrir al Centro de Salud porque el Centro de Salud estaba a disposición, bueno, hay una relación. Es decir: hay una demanda, pero también hay una respuesta (Psicóloga colaboradora con la actividad, comunicación personal, 14 de julio de 2016).

Conclusión

La Casita Itinerante es una intervención puntual que brinda un espacio de reflexión sobre la crianza de los hijos donde se comparten experiencias, anécdotas, preocupaciones, dudas y risas. Este momento es disparador para seguir trabajando con la familia y en el caso de las docentes, les permite retomar la temática tanto con los niños como con algunos papás y mamás . Por su parte, es un dispositivo que genera el acercamiento del Centro de Salud a la comunidad a través del Jardín N° 17, gracias a la predisposición, flexibilidad e interés de quienes participan y lo sostienen. Esta intervención es una buena práctica porque responde a las demandas de la comunidad, promociona derechos humanos, es asistencial y preventivo-promocional, es intersectorial, es participativo, inclusivo y optimiza recursos. La Casita Itinerante permite tanto reflexionar sobre la crianza en la infancia como también sostiene un espacio ameno, íntimo y cómodo para poder compartir con otros diferentes experiencias y saberes.

Bibliografía

Fushimi, C. F. y Giani, M. (2009). "Herramientas subjetivas que protegen... Una propuesta de incorporación de prácticas de salud mental en los procesos de atención de niños y niñas pequeños".

Ministerio de Salud y Desarrollo Social (s/f). "Límites. Guía de Atención y Cuidado de los Niños". En: http://archivo.saludneuquen.gob.ar/images/archivo/Programas_prov/Guia_de_Atencin_y_Cuidado_del_menos_de_6_anos/LIMITES.pdf

Parra, M. A. (2010). "La sistematización como un modo particular de investigar desde la práctica". Ficha de Cátedra. Metodología de la Investigación. Carrera de Psicología, Facultad de Ciencias de la Educación, Universidad Nacional del Comahue.

Parra, M. A. (13-10- 2011). "¿Qué es Casa 'Arco iris'? Caracterización de un dispositivo de salud mental comunitaria para niños pequeños y sus familias". *Calidad de Vida UFLO* – Universidad de Flores Año III, Número 6, V1, pp. 138-157, 1850-6216.

Red Intersectorial de Neuquén. Centro de Atención Primaria de la Salud Don Bosco, Neuquén

Lorena María Gallosi

Introducción

> *La noción de red es más moldeable que la noción de sistema, más histórica que la noción de estructura, más empírica que la noción de complejidad.*
>
> *[Y también:] ... las redes cruzan las fronteras de los grandes señoríos de la crítica: no son ni objetivas ni sociales, ni son efectos de discurso, a pesar de que son reales y colectivas y discursivas.*
> Bruno Latour, 1994

La actualidad está atravesada por fuertes ideas de conexión e información. Las personas se sostienen, se apoyan, se encuentran, se dicen, discuten y buscan respuestas a su cotidianidad. Esto no sucede en el vacío, la necesidad de buscarse, escucharse, encontrarse hace que se formalicen espacios que en algunas situaciones construyen redes. La idea de red es similar a la de tejido y ese tejido no existe sin presencias e intención de sostén. Sería, entonces, la red, la contracara de la desmembración sufrida por el desencuentro, la falta de posibilidad de decidir, que se genera en la pérdida de la pertenencia social.

RIN

La Red Intersectorial Neuquén surge en 2011 como un espacio de encuentro y articulación de instituciones y asociaciones civiles con fines de abordar la prevención comunitaria. En esencia, se mencionan los entrecruzamientos que se presentan entre las escuelas, la salud, las familias y las instituciones judiciales.

La población a la que se dirige es barrial, como ejemplo citamos un encuentro realizado el 15 de julio de 2016. En esta oportunidad se realizó en la sede social de la ONG OJO. Se hicieron presentes: de la Pastoral de Migraciones, la Dra. Anahí Ruarte; del Hospital Horacio Heller, la Licenciada Frecia Lara y la Agente Sanitaria; del Centro de Imágenes, la Sra. Cristina Vázquez y el Licenciado Manuel Ojeda; de Desarrollo Social – Dirección de Adolescencia, la Sra. Raquel Gutiérrez; de la ONG OJO su presidente Gerónimo Lombardo y su Tesorero Juan Martín Jara; de la ONG Águilas de Vanguardia, su presidenta Graciela Vázquez; de la Policía, Comisaría N° 16, la Oficial Alejandra Ortiz; y de la Universidad de Flores (UFLO), la Técnica en minoridad y familia Eugenia López. En este encuentro se entrelazaron historias e ideas y se avanzó en la organización de la red. Se acordó en constituir un organigrama de funcionamiento de acuerdo a las demandas y ofertas de las instituciones miembros de la red. Asimismo se evaluaron los beneficios que otorga a la comunidad un trabajo en red de las instituciones y asociaciones civiles del entorno, en el marco de garantizar y comunicar los derechos y deberes de los ciudadanos. Se propuso un próximo encuentro para los primeros días de agosto de 2016 para la realización de un Festival RIN en septiembre. Se extendió la invitación a las demás redes, instituciones y asociaciones civiles a integrarse a RIN, con el fin de articular y afianzar el bien social.

Los modos de acceso a la actividad son espontáneos, surgen por necesidad y a medida que la comunidad se entera, puede incorporarse. Un ejemplo fue el festival de primavera el 24 de septiembre de 2016 en Parque Oeste, del Barrio San Lorenzo, que sostuvo el lema "Somos lo que hacemos y compartimos lo que tenemos" en red.

Objetivos de la actividad

- Que los vecinos expongan sus emprendimientos.
- Que los "Abuelos de la Laguna" bailen y expongan sus manualidades.
- Que los jóvenes artistas o grupos musicales de la región encuentren un espacio de exposición de su arte.
- Educación nucleamiento número 3: que expongan sus actividades y oficios.

Participación de

- Salud área programa del Hospital Heller,
- Salud área programa Hospital Bouquet Roldán,
- Centros de Salud de San Lorenzo y otros barrios: exponiendo sus dispositivos de prevención.
- Pastoral de Migraciones: presentarán sus actividades y recepcionarán trámites de los presentes.
- Seguridad: Comisarías con espacios amigables que trabajan en red con el afuera para la prevención. Cría. 16 Barrio San Lorenzo, Cría. 3 Barrio Progreso, Cría. 19 Barrio Confluencia, y Cría. 2.
- ONG OJO: interactuando desde sus programas comunitarios de educación, cultura, deporte, medioambiente y salud.
- ONG Águilas en Vanguardia, con stands de prevención a las adicciones.

- Dirección de Juventud de la Provincia de Neuquén, en espera de una propuesta para la actividad.
- Dirección de promoción de los derechos de los niños, adolescencia y familia con stands de promoción de los derechos de la niñez, adolescencia y familia.

La dinámica de un día de la RIN se puede mostrar con la dinámica del jueves 20 de octubre de 2016, cuando se realizó un nuevo encuentro en el Centro de Salud del Barrio San Lorenzo Norte. Al comenzar el encuentro, se realizó una ronda de Novedades en donde cada institución presente comentó sus últimas actividades realizadas y lo que se aproxima a realizar. Luego se mostraron varias presentaciones de Power Point referidas al trabajo en red, qué es una red, fortalezas y debilidades. Luego se generó la confección de Nodos/Núcleos dentro de la red para poder alinear y facilitar el trabajo de reconocimiento y articulación necesaria según las temáticas y el rol de cada institución y/o sector.

1° Nodo: Ciudadanía, Familia, Seguridad Social, Adultos Mayores;

2° Nodo: Juventud, Educación, Deporte, Cultura;

3° Nodo: Salud, Adicciones, Ambiente, Discapacidad.

Luego, para finalizar, se hizo un repaso de la situación que viven las instituciones en cuanto a la violencia de género, y notando la cercanía y cantidad de conflictos que se presentan, se planteó sumar esfuerzos para aportar desde la Red herramientas que permitan avanzar en cuestiones de igualdad de género en instituciones y sectores sociales. Al finalizar se concluyó realizar informes de las actividades mancomunadas y compartirlas por este espacio, para fortalecer la información y la participación. La próxima reunión se realizó el 3 de noviembre a las 13:30 horas, en el Centro de Salud del Barrio San Lorenzo, calles Cayasta y Castelli de la Ciudad de Neuquén.

Los días de encuentro de la Red Intersectorial son los siempre: los martes de 10 a 13 horas, los lugares van variando y suelen ser hospitales o colegios. A la vez, la red organiza y participa de otros eventos o actividades programadas de interés comunitario. Esta información se ofrece en una agenda que se publica en la página de Facebook de la Red Intersectorial de Neuquén: https://goo.gl/yfb12H [149]

Nuestra participación como investigadoras llevó su tiempo. Varios llamados y mensajes de celular fueron necesarios hasta que programamos la primera reunión. Sin embargo, tampoco logramos ingresar, porque se nos avisó que por las características de la reunión y por el tema a abordar pospusiéramos el día. Luego de unas semanas, una compañera del equipo de investigación nos confirmó nueva fecha, lugar y hora para poder participar y fue entonces cuando volvimos a hacer contacto y nos hicimos presentes. Esta participación fue el martes 16 de agosto de 2016.

Una de las primeras experiencias que vivimos fue cuando contamos el porqué de nuestra presencia en la ronda de presentación, y algunos integrantes comenzaron a ofrecer información y contactos de colegas/compañeros que habían participado hace algún tiempo y que habían priorizado la mirada hacia la infancia. Un aluvión de nombres y teléfonos surgieron sin ser solicitados. Parecía ser la muestra viva de la red y algunas de sus funciones. Luego sucedió algo más extraño aún. Personas con las que habíamos intercambiado información mediante llamadas telefónicas o emails por distintos motivos, ahora cobraban vida, estaban allí para presentarse, saludarnos e intercambiar alguna idea u opinión. La red generaba presencias allá donde el flujo que la comunicación virtual y telefónica había establecido un contacto.

Cuando comenzó la reunión se nos presentó diciendo que proveníamos de la Universidad Nacional del Comahue y que presenciaríamos la reunión con fines investigativos.

---

149 Página visitada el 14/03/17.

Al participar en la Red Intersectorial sentimos cordialidad, una invitación a la comunicación con cada uno de los participantes que estaban presentes. Una muestra de lo dicho es la expresión de la estudiante de Psicología de la UNCo, integrante de la investigación:

Siendo la primera vez que asistía –a esta red en particular, y a una red intesectorial en general– mis inquietudes iniciales se fueron disipando tan pronto como se presentó el primer tema de reunión, entonces pude ver cuál era la dinámica de interacción y sentirme cómoda, siendo que nuestros intereses allí diferían de los del resto de los asistentes.[150]

Los asistentes eran de diversas procedencias, todos actores en la comunidad y representantes de una institución, y por las conversaciones informales que podíamos escuchar entre ellos, se notaba la existencia de vínculos tanto por su labor profesional como por el interés en el bienestar comunitario. A la hora de compartir los saberes, se generó un ambiente de escucha, los debates se nutrían de distintas opiniones y uno podía sentir libertad de preguntar y opinar. Por momentos parecía que cuando una persona preguntaba, los otros respondían a coro, un coro en el que muchas voces simultáneas intercedían para brindar su voz o puntos de vista, pero enseguida se arreglaba intuitivamente una participación por turnos. También sucedía que el fervor de respuesta llevaba a que una persona cumpliera el rol de mediadora de tiempo en tiempo, y fue la secretaria de la escuela N° 260 quien asumió ese lugar (ella también iba tomando nota). La reunión tenía una consigna clara: "La reformas introducidas por el Código Civil y Comercial de la Nación en materia de infancia y adolescencia", presentada por el grupo responsable de la Subsecretaría de Niñez, Adolescencia y Adultos Mayores, del Ministerio de Ciudadanía. Ellas exponían información mediante un Power Point que luego fue socializado y también había participantes que

150 Becaria del Proyecto, Adriana Vallejos.

intervenían con la intención de aclarar o explicar ciertos datos que se daban por sabidos, sin que necesariamente se los haya preguntado. Esto sumaba a lograr el ambiente de respeto, discusión y diálogo.

Los Participantes fueron 16 en esta oportunidad:

Participante	**Institución**
Trabajadora Social	Centro de Salud Don Bosco
Enfermera	Centro de Salud Don Bosco
Asesora Pedagógica en el Colegio Don Bosco	Colegio Don Bosco
Asistente Social	Centro de Salud Villa Florencia
Odontóloga	Centro de Salud Villa Florencia
Secretaria	Escuela 260
Maestra de Apoyo	Escuela 260
Responsable de la Subsecretaría de Niñez.	Subsecretaría de Niñez, Adolescencia y Adultos Mayores, del Ministerio de Ciudadanía.
Psicóloga y Subsecretaria de Niñez	Subsecretaría de Niñez, Adolescencia y Adultos Mayores, del Ministerio de Ciudadanía.
Articuladora comunitaria	Subsecretaría de Niñez, Adolescencia y Adultos Mayores, del Ministerio de Ciudadanía.
Asesora Pedagógica	CPEM 34
Secretaria	Asociación de Teatristas de Neuquén
Vecinal	Vecinal de Rio Grande.
Estudiante Psicología e investigadora	UNCo
Docente e investigadora	UNCo

La red como capacitadora y multiplicadora de cambio

El tema de una de las reuniones fue "La reformas introducidas por el Código Civil y Comercial de la Nación en materia de niñez y adolescencia". Las leyes que regulaban la situación de la infancia y la adolescencia con anterioridad a la Convención Internacional de los Derechos del Niño (1989) se inscriben en lo que se ha llamado teóricamente Doctrina de la Situación Irregular. Dichas leyes conciben a los niños y adolescentes como objetos de protección y tutela, pues son aquellos que no saben, no tienen o no son capaces.

La Doctrina de la Protección Integral que sustituye a la anterior introduce un cambio fundamental en la concepción de las personas menores de edad: niños y adolescentes son considerados como sujetos plenos de derecho. Este nuevo estatuto de niños y adolescentes se articula íntimamente con la noción jurídica de autonomía progresiva contemplada en este nuevo paradigma, la cual constituye uno de los operadores principales en la subversión de la antigua concepción tutelar.

Esta novedad jurídica que trastoca la concepción de la infancia y la adolescencia exige transformar los modos de entender y de vincularse con los sujetos reales incluidos en esas categorías. El cambio de paradigma implica delegar en niños y adolescentes una responsabilidad que se desprende de la titularidad de los derechos que se les ha reconocido. La posibilidad del ejercicio de los derechos en forma autónoma con criterios de progresividad de acuerdo a la edad, implica un abandono de prácticas de subordinación de los niños y adolescentes a sus padres, a las instituciones y a los adultos en general y el reemplazo por funciones de orientación y dirección para que los niños y adolescentes ejerzan los derechos de los cuales son titulares. El aprendizaje de "virtudes ciudadanas" como combinación de derechos y responsabilidades (Repetto, 1998) es un proceso que debe ir desarrollándose con la persona humana y debe ser facilitado y estimulado por las instituciones sociales y políticas.

La importancia de la circulación de la información mediante la red es estratégicamente deseable ya que ayuda al cambio colectivo en el acceso y en la utilización de la información en el momento de actuar con los niños, los adolescentes, sus familias y la comunidad. Es por eso que observamos un profundo intrincamiento de la red intersectorial en lo que es la formación de representaciones sociales. Se considera que el concepto de "representaciones sociales" (RS) de la Psicología Social, principalmente desarrollado por Serge Moscovici y sus discípulos, puede arrojar una luz sobre la problemática que se pretende abordar. Denise Jodelet (1986, 2002), propone una definición general que resulta útil para argumentar el uso de esta categoría de análisis para el propósito del presente escrito:

> Una representación social designa una forma de conocimiento específico, el saber de sentido común, cuyos contenidos manifiestan la operación de procesos generativos y funcionales socialmente caracterizados. En el sentido más amplio designa una forma de pensamiento social [...] constituyen modalidades de pensamiento práctico orientados hacia la comunicación, la comprensión y el dominio del entorno social, material e ideal [...] La caracterización social de los contenidos o de los procesos de representación ha de referirse a las condiciones y a los contextos en los que surgen las representaciones, a las comunicaciones mediante las que circulan y a las funciones a las que sirven dentro de la interacción con el mundo y los demás (Jodelet, 2002: 474 y 475).

Así entendidas, las RS nos sitúan en un punto intersticial entre lo psicológico y lo social, pues son construcción y expresión del sujeto y a su vez son una forma de conocimiento práctico socialmente elaborado y compartido (Jodelet, 2002). Las RS son un claro indicador del posicionamiento social de los individuos y grupos que intervienen en una realidad institucional.

La Subsecretaria de Niñez y Adolescencia expresó:

... sería a través de ustedes [hablándoles a los participantes de la reunión], que tengan las herramientas para que en los espacios en lo que ustedes ocupan, tengan relación con los adolescentes y den a conocer esta información. Y así, se vaya como difundiendo e instalando este cambio. Es parte de un proceso interesante que nos tenemos que empezar a dar... o en el que estamos, más que en el que nos tenemos que empezar a dar. Es el proceso en el que estamos, de cambio de paradigma, ¿no? El otro día nos visitó una persona de Mendoza que está en esto del Sistema de Protección de Derechos de Niños desde que la Argentina incorporó a su Constitución la Convención de los Tratados, en el año 1994, y dijo algo que me resultó, bueno, dijo un montón de cosas que me resultaron interesantes, pero una de ellas fue esto: que estamos como viviendo el tiempo del tercer paradigma. El paradigma de esto de la incertidumbre, que tiene que ver con el cambio, con la transición. Dejar de pensar o de ver el mundo de los niños/niñas a través del paradigma de la tutelar, para pasar al paradigma de protección integral. Estamos ahí como en esto de tener leyes de protección integral y tener gente todavía muy formada en distintos lugares, en el paradigma tutelar que rigió en la Argentina casi cien años, con lo cual hay mucho de eso, mucho de eso todavía, mucha de esa impronta. Nosotras lo que venimos a proponer con esto, y con todo lo que venimos pensando de la Subsecretaría, tiene que ver con pensar en todo el universo de los niños/niñas y adolescentes, en todos, y no solamente en aquellos que ya tienen, o ven, sus derechos vulnerados. Y que se requieren, procesos de intervención en pos de la recuperación de esos derechos. Esto es lo que hay que difundir para que los/las niños/niñas/adolescentes se apropien. Tiene que ver con el reconocimiento de sus derechos y de sus capacidades, que no reconoce como premisa la vulneración de derechos ya instalada, ¿se entiende? Entonces a eso vamos. En esos niñas/niños/adolescentes tenemos que pensar en pos de esto, de los procesos como de sensibilización y apropiación de esto nuevo, a los fines

> también de ir reconociendo o conociendo los mecanismos necesarios, o que sean necesarios a partir de la detección de una situación de vulneración de derechos.[151]

Consideramos que la RIN es una buena práctica por las siguientes características y atributos:

- Promueve una transformación real: propicia cambios positivos en las personas, instituciones, contextos y en las reglas de juego:

  > La importancia de la circulación de la información mediante la red es estratégicamente deseable ya que ayuda al cambio colectivo en el acceso de información y en la utilización de la misma en el momento de actuar con los niños, los adolescentes sus familias y la comunidad. Es por eso que observamos un profundo intrincamiento de la red intersectorial en lo que es la formación de representaciones sociales.

- Permite la promoción de Derechos Humanos y de la infancia para su aplicación efectiva: La RIN facilita el aprendizaje de "virtudes ciudadanas" como combinación de derechos y responsabilidades, ya que es un proceso que se va desarrollando entre personas humana facilitado y estimulado por los encuentros entre las instituciones sociales y políticas.
- Posibilita la creación de nuevos espacios institucionales y simbólicos: por ejemplo: "El festival de primavera el día 24 de septiembre del año 2016 en Parque Oeste del Barrio San Lorenzo sostuvo el lema 'Somos lo que hacemos y compartimos lo que tenemos' en Red".
- Tiene un efecto multiplicador. El desafío inicial es repensar la red:

[151] Desgrabación de la Reunión de la Red Intersectorial de Neuquén del 16 de septiembre de 2016.

    - potenciar las respuestas sanitarias entre efectores para dar un mejor servicio, más allá de límites geográficos o administrativos,
    - responder más eficazmente desde el punto de vista organizacional,
    - generar las respuestas que la población está necesitando en materia sanitaria,
    - estar presente para conocer las situaciones locales.
- Genera una situación de aprendizaje y producción de conocimiento. Sobre esto, la Secretaria de Niñez y Adolescencia expresó:

> … sería a través de ustedes [hablándoles a los participantes de la reunión], que tengan las herramientas para que en los espacios en lo que ustedes ocupan, tengan relación con los niños y adolescentes y den a conocer esta información. Así se va difundiendo e instalando este cambio. Es parte de un proceso interesante que nos tenemos que empezar a dar.

- Fue ideada y es llevada a cabo con la participación democrática de distintos actores, propiciando un mayor compromiso de estos y la integración de nuevos aliados.
- Es sostenible en el tiempo: la RIN surgió en el año 2011, se ha desarrollado y en ese proceso ha extendido su participación a toda la provincia.

Reconceptualizando los criterios de buenas prácticas en salud mental infantil

> *La utopía está en el horizonte.*
> *Camino dos pasos, ella se aleja dos pasos*
> *y el horizonte se corre diez pasos más allá.*
> *¿Entonces para qué sirve la utopía?*
> *Para eso, sirve para caminar.*
> Eduardo Galeano

En el marco de la investigación de la que este libro da cuenta, el término *dispositivo* alude a las modalidades de atención y actividades orientadas a niñas, niños, sus familias y familias gestantes que desarrollan los equipos de salud mental/salud psicosocial (admisiones, tratamientos, grupos terapéuticos, talleres, etc.). Dichos dispositivos pueden ser individuales, familiares, grupales o comunitarios. A tal fin, utilizamos de manera indistinta la palabra dispositivos, experiencias, modalidades de atención y/o actividades para referirnos a aquello que estamos analizando.

Para Salazar Villava (2003), "dispositivo" es una

> ... noción instrumental, palabra "hueca" cuya operación metafórica permite imaginar formas de intervención en el campo social. Ella se diferencia de los instrumentos metodológicos tradicionales justamente en su indefinición, en su apertura permanente, en la imposibilidad que afirma, de construir un manual que conduzca paso a paso por el cumplimiento de los requisitos para la correcta acción metodológica, necesaria para intervenir; en su vacío, esta noción es apertura en tanto da lugar a la incertidumbre y se niega a pre-ver. Esta prescripción paradójica de no prescribir es precisamente la utilidad de semejante noción.

Etimológicamente, "dispositivo" viene del latín *dispositus*, dispuesto, aquello que dispone, se pone a disposición de... "dícese de lo que dispone; mecanismo o artificio dispuesto para obtener un resultado",[1] aquel que alude a *disponer*, a *ejercer sobre algo*, a *ejercer el poder*, al *artilugio que se crea en pos de resultados*, aquel que se vincula con "*aptitud, potencia y posibilidad de crear, generar y provocar acciones*" (Soto, s/d). Barcala (2011) especifica, a partir de la definición etimológica de "dispositivo", que se trata de "estar dispuesto o estar disponible para" alojar y recibir a los niños/as, a sus sufrimientos y a sus potencialidades y deseos.[2]

El dispositivo es entonces *algo puesto, dis-puesto en torno a algún fin. Montaje que hará hablar, que pondrá en condiciones de enunciar, denunciar algo* que hasta entonces queda taponado. Un dispositivo hace su aparición en tanto *enuncia, visibiliza, nos anoticia.* El dispositivo *provoca y enmarca que se despliegue lo que hay que desplegar, lo que de otra forma sería imposible que ocurra.*

Los dispositivos son como las máquinas, según las analiza Foucault; son *máquinas para hacer ver y para hacer hablar*, máquina que funciona acoplada a determinados regímenes históricos de enunciación y visibilidades, pero también para silenciar y para invisibilizar (como los dispositivos de encierro, la prisión, el manicomio).[3] Asimismo, el dispositivo, desde el concepto foucaultiano, plantea la hipótesis de lo complejo, lo heterogéneo, lo singular, el desorden creador de órdenes, y el desorden presente en el orden, la multirreferencialidad, la lógica de lo recursivo y lo retroactivo, para la comprensión de la totalidad, de las mutaciones y los procesos sociales.

---

1 Diccionario enciclopédico Espasa Calpe, tomo II, Madrid, Espasa Calpe S.A., 1993.

2 Barcala, Alejandra. Premio Facultad de Psicología de la Universidad de Buenos Aires, Capítulo: Dispositivos e intervenciones en salud mental infantil en la ciudad de Buenos Aires, 2011.

3 Deleuze, Gilles, "¿Qué es un dispositivo?", en *Michel Foucault, filósofo*, Barcelona: Gedisa.

Deleuze (1990) destaca el tenor de *novedad y creatividad del dispositivo*, el cual marca su capacidad de transformarse o de fisurarse en provecho de un dispositivo del futuro. Resalta la función estratégica concreta del dispositivo, siempre inserto en una relación de poder. No es abstracto, existe *situado históricamente, espacial y temporalmente*, y su emergencia siempre responde a un acontecimiento que es el que lo hace aparecer. Otra característica es la de *constante variabilidad*, la no universalidad, implica procesos singulares y múltiples. Cada dispositivo es una multiplicidad en la que operan estos procesos en marcha, diferentes de los que operan en otros dispositivos.

En este marco, la indagación de dispositivos que pueden ser considerados *buenas prácticas de salud mental en la atención de niños*, adquiere sentido porque implica desafiar los actuales discursos hegemónicos que, según Barcala (2013), naturalizan la psicopatologización/medicalización/desatención de la niñez y cierran las posibilidades de llevar adelante acciones creativas y prácticas comunitarias que inviten a la inclusión y a la socialización y que garanticen el derecho a la salud.

Dueñas (2014) afirma que asistimos a una creciente tendencia a la patologización y medicalización de nuestros niños, que operan:

> ... toda vez que frente a una conducta desajustada, desadaptada, disfuncional u alterada que los niños manifiesten en la escuela u otros ámbitos, se procede rápidamente a "etiquetarlos" con diagnósticos que se limitan a medir de manera cuantitativa ciertas funciones cognitivas que resultan "supuestamente deficitarias", omitiendo toda referencia a su historia y / o condiciones de vida.[4]

4 Dueñas, Gabriela. "El papel de la escuela en los procesos de patologización y medicalización de las infancias y adolescencias actuales". Ponencia presentada en las Jornadas sobre "Patologización y medicalización de las infancias y sus Derechos en Juego" realizadas en Paraná, en abril de 2014.

De esta manera, conductas propias del desarrollo infantil, y condicionadas por los contextos en que este transcurre, se reducen a un simple "acto clasificatorio", en el que parece no haber espacios como para "escuchar" al niño. Aquí no se procura, por lo tanto, atender y entender lo que el niño manifiesta con esta conducta, sino de eliminar lo desajustado y desviado de dicha conducta, concebida como un trastorno, acallando el padecer subjetivo de cada niño, incluso recurriendo a fármacos para ello. Aparecen así, cual una epidemia de nuestros tiempos, cientos de niños diagnosticados con síndromes tales como ADD/H, TGD, Dislexia, TEA, TOD, etcétera.

En contraposición a esta tendencia, buscamos indagar en prácticas que posibiliten la construcción colectiva y la multiplicación de dispositivos comunitarios y subjetivantes desde un modelo de salud mental comunitaria y desde el entendimiento de que la investigación debe estar ligada a ideas de compromiso, participación y transformación social.

Según Burijovich (2011), la expresión "buenas prácticas" en salud destaca "aquellas acciones cuyos resultados han sido positivos, razones por las que pueden ser consideradas como modelos, guías e inspiración para futuras actuaciones". En este marco, concebimos los dispositivos de salud mental como aquellos dirigidos a abordar la dimensión subjetiva del proceso de salud/enfermedad/atención desarrollados por los equipos de salud mental. Asimismo, el concepto de "buenas prácticas" remite a una acción en la que es posible observar un conjunto de condiciones en los actores (personales o institucionales), de contexto (político, comunitario) y del estado del conocimiento (saberes técnicos y sociales compartidos) que convergen "virtuosamente" en el espacio local para favorecer y habilitar dichas prácticas.

La "procedencia conceptual" de este término, según Burijovich (2016), se relaciona con "los procesos de reforma de la gestión pública y su creciente interés por caracterizar, sistematizar y difundir 'buenas prácticas' en el sector público". Para esta autora, la atención puesta en dicho término puede explicarse porque permite a los funcionarios que formulan políticas públicas conocer "experiencias probadas" o la identificación de métodos que resultan ser adecuados, dada su orientación a soluciones concretas y efectivas. En ese sentido, esta noción jerarquiza y prestigia a los servicios públicos.

"Este concepto ha recibido distintas críticas" (Grupo de Trabajo HPH, 2007; Astellarra Bonomi, 2003; Burijovich, 2016), no obstante lo cual, como equipo de investigación, decidimos utilizarlo por las potencialidades que también posee. En ese sentido, vale realizar las siguientes aclaraciones:

- *No se trata de un criterio normativo* que juzgue "lo que está bien y lo que está mal" ni que aluda a algún "deber ser" universal y absoluto;
- *No se trata de un criterio absoluto*: una práctica puede ser buena en un contexto y no en otro;
- *No es tampoco una receta universal que debe repetirse sin más*: "buenas prácticas", buenas experiencias ajenas, pueden servir como importantes fuentes de aprendizaje. Sin embargo, también pueden confundir. Depende de las propiedades del caso y su contexto. Hay experiencias que son trasladables de una sociedad a otra y otras que no, de un momento histórico determinado a otro y otras que no. El riesgo que se corre es que ahora, a través de recomendaciones basadas en "buenas prácticas", se reproduzcan los errores y costos de la receta universal.
- *No implica que las prácticas que no se incluyan bajo esta denominación* –o que no hayan sido seleccionadas para ser caracterizadas en este estudio– *sean "malas"*;
- *Se necesita más teoría* que explique por qué y qué variables tornan una experiencia aplicable o no fuera de su matriz originaria; esto se debe a que el análisis de

buenas y de malas prácticas, así como de prácticas similares (buenas o malas), a veces ha producido resultados disímiles.

Específicamente, en el marco del presente proyecto, y basándonos en distintas fuentes bibliográficas[5] y en las reflexiones producidas por el equipo que lleva adelante esta investigación, iniciamos la segunda etapa del trabajo de campo[6] definiendo dichas Buenas Prácticas a partir de los siguientes criterios, los cuales se fueron resignificando a lo largo de la investigación a partir de la caracterización de los dispositivos seleccionados:

- *Inédito, novedoso, previamente inexistente:* dicho carácter inédito o novedoso puede serlo en distintos sentidos: por el tipo de dispositivo, por la población con la que

---

5 Las principales fuentes bibliográficas consultadas fueron las siguientes: a) Buenas Prácticas. Tres experiencias destacadas: Chubut, Chaco y San Luis. Primeros Años, Programa Nacional de Desarrollo Infantil. CABA, 2011. b) ¿Cómo definir y recopilar buenas prácticas en materia de salud y derechos sexuales y reproductivos? Goce efectivo de derechos: un marco de referencia. Ana Cristina González Vélez. Reunión internacional sobre buenas prácticas de políticas públicas para el Observatorio de igualdad de género de América Latina y el Caribe. Memoria. División de Asuntos de Género. OPS, PNUD, CEPAL, otros. Santiago de Chile, junio de 2010; c) X Congreso Estatal de Infancia Maltratada- Sevilla, 4, 5 y 6 noviembre 2010- Construcción del Bienestar y Buenas Prácticas en la Atención a la Infancia; d) Promoción de la Salud de la Infancia y la Adolescencia en y por los Hospitales (HPH-CA). Plantilla para la Descripción de Buenas Prácticas de Promoción de la Salud. Grupo de Trabajo HPH* para la Promoción de la Salud de la Infancia y la Adolescencia en y por los Hospitales (HPH-CA**). Año 2007.; e) Barcala, A. (2011). Dispositivos e Intervenciones en Salud Mental Infantil en la Ciudad de Buenos Aires. En Premio Facultad de Psicología de la Universidad de Buenos Aires, Año 2011, págs. 53-81. (149 págs.). ISSN 1853-1148; f) Burijovich, J. (2011). El concepto de buenas prácticas en salud: desde un enfoque prescriptivo a uno comprensivo. En Rodigou Nocetti, M y Paulín, H. (2011). Coloquios de Investigación Cualitativa. Córdoba: UNC.

6 La primera etapa del trabajo de campo consistió en el mapeo de dispositivos de salud mental orientados a niños y niñas en los sistemas públicos de salud de las dos provincias; la segunda etapa del trabajo de campo consistió en la caracterización de algunos de los dispositivos seleccionados a partir de criterios de buenas prácticas en salud mental infantil.

trabaja, por el contexto teórico que utiliza, etc.; "se trata de desarrollar prácticas innovadoras y/o transformadoras" superando las modalidades tradicionales (Barcala, 2011); así, la idea principal es que las experiencias seleccionadas rompan de alguna manera con las formas más tradicionales de atención en salud mental (tratamiento individual, asistencia, etc.) y con las actividades más convencionales en alguno de sus aspectos y puedan ir adecuándose a las nuevas demandas de atención y necesidades; como sostiene Galende (1997):

> ... en las últimas dos décadas, los servicios de salud/salud mental fueron detectando nuevas problemáticas, y se vieron desbordados por nuevas demandas de atención implícitas y explícitas que surgieron en el seno de una crisis profunda en la configuración de las actuales relaciones sociales y su impacto en la subjetividad [...] las clásicas respuestas institucionales fueron tornándose inapropiadas para responder a estos nuevos problemas;

- *Carácter colectivo:* entendemos que las formas más tradicionales de trabajo dentro del campo de la salud mental tienen que ver con el trabajo individual por lo que, sin desmerecer la potencialidad de este tipo de abordaje, apuntamos a relevar formas de atención y actividades que tengan en alguna medida un carácter colectivo; asimismo, dicho carácter colectivo se encuentra en mayor sintonía con los lineamientos de la Ley Nacional de Salud Mental 26.657; por último, esta característica posibilita una mayor accesibilidad del equipo de investigación a los dispositivos desarrollados, en contraposición a los dispositivos que son individuales;
- *Participativo:* entendemos la participación como el *ser parte* (la comunidad/grupo con el que trabajamos) *del proceso de toma de decisiones*; este "ser parte" tiene distintos grados de habilitación y está condicionado siempre por las situaciones de partida (instituciones, programas, normas, etc.) de cada proyecto. En ese sentido, si

bien consideramos el carácter participativo como un criterio de buena práctica, es necesario tomar dicho criterio rompiendo el mito de la posibilidad total y "pura" de participación, estando atentos a las imposibilidades internas que a veces dificultan los procesos de participación, y siendo críticos con el riesgo de que, el apelar a la participación de la comunidad, legitime el corrimiento del Estado como garante de ciertos derechos de las poblaciones; de igual modo, en este ser parte, es relevante poder jerarquizar la voz de los niños, sus decires y sus necesidades tanto en la en la planificación como en el desarrollo y la evaluación de los dispositivos. Se observa a menudo que quienes coordinan dispositivos asocian la "participación" con la mera presencia o concurrencia de personas (niños, adultos responsables) a la convocatoria realizada, sin dar cuenta necesariamente de la calidad o intensidad de su "ser parte";

- *Pertinencia/relevancia:* en términos de dar respuestas específicas a las demandas y/o problemáticas del contexto en el que está inserto el dispositivo, dar respuesta a las necesidades de las poblaciones con las que trabajan dentro de las condiciones existentes;
- *Efectividad:* en términos de lograr los objetivos que se proponen;
- *Permite la promoción de Derechos Humanos de la Infancia:* para su aplicación efectiva; esto, no obstante, teniendo presente siempre los límites de la concepción liberal y etnocentrista de los derechos humanos con la que nos manejamos y teniendo también siempre en cuenta que, por ejemplo, cuando hablamos del derecho del niño a ser escuchado, eso nos marca un horizonte pero no nos da una teoría acerca de qué implica en términos subjetivos individuales y sociales escuchar a un niño ni nos dice nada acerca de cuáles son las condiciones para posibilitar dicho proceso;

- *Integralidad, intersectorialidad e interdisciplinariedad:* fundamento de las propuestas de Atención Primaria de la Salud y de la Ley Nacional de Salud Mental 26.657;
- *Posibilita la creación de nuevos espacios institucionales y simbólicos*: promoviendo cambios en la concepción y prácticas de crianza en las familias y de abordaje e intervención con niños en las instituciones;
- *Tiene un efecto multiplicador:* ya que pueden ser imitados y adaptados en otros espacios; este efecto multiplicador se resignifica en términos de la apertura de los equipos a dejarnos conocer sus prácticas; desde su esfuerzo por presentar las experiencias de trabajo en distintos ámbitos; y desde el hecho mismo de que, en algunos casos, los coordinadores de los dispositivos a veces también promueven y facilitan esta multiplicación de las experiencias que están desarrollando;
- *Genera una situación de aprendizaje y producción de conocimiento:* fue ideada y llevada a cabo con la participación democrática de distintos actores propiciando un mayor compromiso de estos y la integración de nuevos aliados;
- *Eficiencia*: entendida como optimización de los recursos; no obstante, en este punto se considera que el trabajo en salud mental requiere profundidad, tiempo, presencia, etcétera, y que esas características muchas veces van en contra del objetivo de minimizar el uso de recursos;
- *Que haya tenido cierta continuidad y sostenimiento a través del tiempo* que hagan de estos dispositivos espacios disponibles: este criterio, no obstante, debe ponerse en tensión con la adecuación que también tienen que tener los dispositivos a las necesidades siempre cambiantes de las poblaciones a las que están dirigidos; si bien la continuidad y el sostenimiento a través del tiempo puede considerarse un valor ya que implican crear un espacio de referencia y un espacio simbólico de sostén,

dicho valor está sujeto a la adecuación de los dispositivos a las necesidades presentes y cambiantes; en este punto, Barcala (2011) habla de *sostenibilidad e incidencia;*

- *Que se enmarque en la normativa sanitaria regional y nacional* instaurando un espacio de legalidad para la vida social: Ley Provincial de Salud Mental 2440 en Río Negro, Plan Provincial de Salud Mental en Neuquén y Ley Nacional de Salud Mental 26.657 como así también a normativas de protección de niños y niñas: Ley 26.061 de Protección Integral de los derechos de las niñas, niños y adolescentes, Ley 26.378 de Derechos de las personas con Discapacidad, Ley 2.302 de Protección integral de derechos del niño y adolescentes de la provincia de Neuquén, y Ley 4.109 de Protección integral de los derechos de las niñas, niños y adolescentes de la provincia de Río Negro, entre otras.
- *Que haya algún tipo de registro:* escrito, fotográfico, etcétera, como criterio de buena práctica y también como requisito para poder realizar un proceso de sistematización y caracterización en profundidad una experiencia, lo cual posibilitará su socialización.

Otro criterio que se utilizó para la selección de las experiencias fue el siguiente:

- *Diversidad:* entre los distintos dispositivos que se seleccionen (por su diseño, la metodología que utilizan, los actores que participan, el equipo que lo desarrolla, los espacios, territorios y localidades en las que se materializa, las modalidades de abordaje que implementan, etc.);

Los criterios anteriormente enunciados nos sirvieron inicialmente para seleccionar los dispositivos a caracterizar a la vez fueron reelaborados/modificados/ampliados/enriquecidos a medida que avanzaba el proceso de investigación. Así, el objetivo fue que, en el marco del "amasado" entre teoría y empiria que implica toda investigación (Sirvent, 2006), pudiéramos tensionar los criterios antes mencionados con los dispositivos relevados en la primera etapa del trabajo de campo para que, desde una mirada global y fluida, surgiera la selección de las experiencias que se eligieron para su caracterización y, a partir del conocimiento en profundidad de dichos dispositivos, se pudiera re-conceptualizar la idea de buenas prácticas.

Las experiencias seleccionadas fueron:
Provincia de Río Negro

- *Admisiones* (Servicio de Salud Mental, Hospital Cipolletti)
- *Interconsultas* (Servicio de Salud Mental, Hospital Cipolletti)
- *Consejo de Niños* (Servicio de Salud Mental del Hospital General Roca y Consejo Local de Niñez)
- *La Huerta para Compartir* (Servicio de Salud Mental, Hospital Villa Regina)
- *Fútbol Callejero* (Servicio Salud Mental, Hospital El Bolsón).

Provincia del Neuquén

- *Grupo de Padres de Bebés Prematuros Internados* (Servicio de Neonatología, Servicio Psicosocial y Servicio Social, Hospital Castro Rendón)
- *Grupo de Niños* (Servicio de Salud Mental, Hospital Horacio Heller)
- *Taller de Crianza* (Servicio de Salud Mental, Hospital Bouquet Roldán)
- *Murguita Trapitos de Colores* (Área Psicosocial, Centro de Atención Primaria de la Salud Confluencia)
- *La Casita Itinerante* (Área Psicosocial Centro de Atención Primaria de la Salud Parque Industrial)

- *Actividad Sala de Espera* (Área Psicosocial Hospital Mariano Moreno)
- *Taller de Educación Sexual y Afectiva* (Área Psicosocial Hospital Mariano Moreno)
- *Red Intersectorial Neuquén* (Centro de Atención Primaria de la Salud Don Bosco).

Las categorías emergentes

A partir de la caracterización en profundidad de los 14 (catorce) dispositivos seleccionados, el equipo fue trabajando algunas *categorías emergentes* que nos condujeron a *ampliar y a reconceptualizar los criterios de buenas prácticas en salud mental infantil.* Dichos criterios son:

- *Que rescate los saberes y las prácticas existentes:* este es el sentido principal del presente trabajo y podemos pensarlo como un criterio de buenas prácticas en sí mismo;
- *Que exista una planificación previa del dispositivo en la que se plasme cierta proyección de la acción pero que sea una planificación abierta a la participación de los distintos actores y flexible:* articulación entre planificación (en tanto previsión) y acontecimiento (en tanto apertura a lo imprevisto);
- *Que esté organizada a partir de las necesidades de los participantes* en términos de dar respuesta a una necesidad o demanda (como la alta demanda de atención psicológica a niños que está presente en varios de los dispositivos que se analizan) *y/o en la identificación de alguna situación de riesgo dando respuesta también a las necesidades de las distintas instituciones del barrio* (como la propuesta de La Casita Itinerante o la del Fútbol Callejero) *y de la comunidad;* esto hace, como enunciamos inicialmente, a *la pertinencia de los dispositivos que se proponen;*

- *Que realice un aporte a la despatologización de la infancia:* con una concepción del niño como emergente de un sistema familiar, no ya como el centro y origen del problema, rompiendo de esta forma con el estigma de "niño problema"; esto implica también la no medicalización de las situaciones sociales y de la vida cotidiana y supone otorgar centralidad al niño y a su contexto y no fijar la atención en su patología o déficit;
- *Que se genere y desarrolle allí donde los niños y/o sus familias trascurren sus vidas cotidianas, "donde los chicos están"* (como en el caso del Fútbol Callejero, el Consejo de Niños, etc.) y/o *en aquellos espacios y momentos en los que ya están convocadas las familias* (como en el caso de la Actividad de la Sala de Espera) en lugar de convocarlas en otro sitio y horario en el que suele resultar generalmente más dificultoso participar; *siendo una actividad itinerante:* que no convoca al lugar de la institución salud sino que va hacia los lugares donde los destinatarios de la actividad están (como en el caso del Taller de afectividad y sexualidad o la Casita Itinerante) desde *"la decisión política de ir a la casa del otro"* (Bertucelli, Mercado y Lerda, 1992); estos ejes se relacionan fuertemente con la idea de poder *"acercar los servicios a los destinatarios"* (Barcala, 2013:4) y con la accesibilidad como principio de la APS;
- *Que cuente con espacios de formación y de supervisión/co-visión externas al dispositivo* (con referentes locales o nacionales) y/o contando con lo que Barcala (2013) denomina *"dispositivos de elaboraciones compartidas"*: lo que implica un sentido de responsabilidad y un compromiso ético; al mismo tiempo, la puesta en marcha de espacios de cuidado de los profesionales/trabajadores que desarrollan las experiencias se constituye en sí misma en una acción de cuidado de los niños y familias que participan en los dispositivos; esto se contrapone a lo relevado en la primera etapa del trabajo de campo, donde lo que encontramos fue, sobre todo, el cansancio

y el desgaste de los equipos y el entendimiento de que muchas veces, implícitamente desde el ámbito institucional de salud, los espacios de formación y supervisión se entienden más como pérdida de tiempo en relación con la atención directa de las personas que como espacios necesarios que forman parte de la tarea;

- *Que cuenten los profesionales a cargo de la actividad,* y en estrecha vinculación con lo anterior, *con una formación en las temáticas específicas que trabajan;* y pensando también, en términos de Barcala (2017), en la posibilidad permanente de *capacitación de los profesionales en servicio;*
- *Que respete las necesidades e intereses de los chicos* –promoviendo que puedan articularse en demandas y la construcción de respuestas concretas–; y *escuche sus voces* –como en el Consejo de Niños–; algo "simple", que está enunciado como derecho, pero que sigue costando desde nuestro mundo adultocéntrico; de este modo, podemos mencionar la contraposición que plantea Barcala (2013:6): "escuchar a un niño versus una práctica destinada a la reducción objetivante de un etiquetamiento o diagnóstico y su reeducación"; al mismo tiempo, resultan relevantes aquí las palabras de Alicia Stolkiner (1995) cuando dice:

> … ¿qué significa escuchar a un niño en el proceso de cuidado de su salud? Es básicamente hospedarlo en su singularidad, saber que la voz de los padres no es necesariamente la suya pese a que hace trama con ella, reconocer su modo de producción de sentido y de corporeidad. Hospedarlo entonces, sometiéndonos al hecho de que su desamparo interpela el nuestro;

- *Que promueva lazos solidarios:* entre los niños, y entre ellos y los adultos que los escuchan y respetan;
- *Que sea una práctica humanizante y subjetivante:* que se sitúe claramente en función de garantizar derechos de las infancias en la persona de los niños que participan; esto se vincula también con la idea de prácticas que

estén orientadas al *sostenimiento del lazo social y circulación de la palabra* en tanto criterio de buenas prácticas (Barcala, 2017) y con la noción de que las prácticas deben estar constituidas en tanto *herramientas subjetivas protectoras* (Fushimi y Giani, 2009) y orientadas a generar intervenciones estructurantes en la infancia (Janín, s/d);

- *Que esté encuadrada en las normativas sanitarias y legales e incluya la perspectiva de los derechos humanos* como parte del contexto conceptual de la experiencia; para Barcala (2011), la efectivización y el garantizar el derecho implica la existencia de los siguientes elementos: disponibilidad, accesibilidad, aceptabilidad y calidad; disponibilidad de dispositivos de salud mental ambulatorios: en contraposición al desborde que muchas veces tienen los servicios en relación con la demanda que reciben; accesibilidad a la atención en salud mental (económica, simbólica, etc.); aceptabilidad y calidad de los servicios; la mencionada autora también señala la necesidad de considerar la *integralidad e interdependencia de los derechos:* tiene que ver con la articulación de los dispositivos con el resto de las dimensiones de la vida de los niños y con la articulación de la defensa del derecho a la salud con los demás derechos; esto implica *el trabajo intersectorial, en redes y el abordaje integral* como criterios de buenas prácticas;
- *Que se constituya en un acto de emancipación para los niños:* de afirmación e identidad para quienes participan en los dispositivos, quienes están habilitados y acompañados a interpelar el mundo de los adultos;
- *Que combine la sencillez y la complejidad:* dispositivos que pueden generarse en espacios sencillos, con la coordinación de una dupla de adultos preparados y dispuestos a prestar su escucha, su cuerpo y su corazón para que las necesidades de los chicos tomen forma de demanda y se hagan realidad; y también dispuestos a asumir una postura crítica y sostenida en esa

lucha; dicha complejidad mencionada está implícita en la noción misma de dispositivo e implica, entre otras cosas, un trabajo antes, durante y después del momento de encuentro y trabajo con los participantes de la actividad desde una multiplicidad de intervenciones (contención, información, acompañamiento concreto en trámites, visitas domiciliaria de preparación para el alta, etc.), implica también la organización específica de los espacios; la puesta a disposición de ciertos materiales; la articulación con otros; etcétera; en este sentido, Barcala (2011) habla de *alojar la complejidad* como criterio de buena práctica;

- *Que realice un abordaje integral* donde no sólo el bebé/niño no puede ser pensado sin su entorno familiar inmediato sino también donde el bebé/niño y su familia son pensados en términos bio-psico-sociales; se trata del desarrollo de *"cuidados integrales adecuados"* que incluya un *abordaje conjunto clínico y social* y donde se amplíe lo terapéutico institucional único para recuperar el valor de las *redes comunitarias* (Barcala, 2013: 3-4); se busca así un *abordaje interdisciplinario e intersectorial* (como en el Taller de Niños Divertidos, la Casita Itinerante, etc.); en algunos casos se trata también de una *articulación entre el abordaje clínico y una perspectiva comunitaria* (Parra, 2012) o del desarrollo de una *clínica ampliada* (Barcala, 2013b; Laís Rosiak, L.; Berbigier Silveira, L.; Schneider, C., s/d); en ese sentido, Barcala señala "el déficit de las intervenciones actuales del subsector público en el cumplimiento de los criterios de buenas prácticas" y de la necesidad de "construir creativamente condiciones de intervenciones clínicas y comunitarias que promuevan dispositivos que apuesten a favorecer la constitución subjetiva y la inclusión rompiendo con los circuitos de repetición de la exclusión";

- *Que materialice el trabajo con la primera infancia* en cuestiones de acompañamiento en la crianza *con todo lo que ello implica en términos de prevención y promoción de la salud mental* (como en la experiencia de la Actividad de la Sala de Espera, el Taller de Crianza, etc.) *y el abordaje no sólo* en *momentos cruciales en la estructuración psíquica del ser humano sino también en situaciones críticas que pueden afectar dicha estructuración* (como en el Grupo de padres de bebés prematuros);
- *Que haya apertura y disponibilidad por parte de los profesionales desarrollan los dispositivos para dar a conocer su trabajo* (como es el caso de todos los dispositivos incluidos en esta investigación cuyos coordinadores y participantes nos permitieron conocer lo que hacían), lo que contribuye potencialmente a la multiplicación de buenas prácticas;
- *Que se trabaje no sólo con el niño sino también con el ámbito familiar más inmediato y las relaciones sociales significativas;* a esto podemos agregar lo que propone Barcala (2011) cuando habla de recoger intervenciones previas (historización y territorialización del niño) y estrategias que apunten a la transformación de las instituciones y de los servicios hacia una perspectiva territorial como criterio de buena práctica;
- *Que sean espacios donde se asiste de manera voluntaria:* en contraposición a los "tratamientos obligatorios" a los que muchas veces se exige a las familias asistir, por ejemplo, desde ámbitos escolares, judiciales, etcétera;
- *Que den valor a los distintos modos de expresión del niño,* los cuales no pasan única y exclusivamente por la palabra sino también por los juegos, los dibujos, las expresiones artísticas;
- *Que hable al niño con la palabra que dice "la verdad":* promoviendo la puesta en palabras de las situaciones que rodean al niño (de lo que le pasa, de los acuerdos con los padres y las maestras, de lo que él piensa, etc.) de modo de facilitar su comprensión, simbolización y

tramitación; como dice Aída Saks (1997), "los niños y los padres vienen, plantean preguntas, se trata de responder y decodificar el mensaje. Muchas veces el niño necesita de un tercero para hacerse entender. Para nosotros es la intermediación de la palabra"; y no cualquier de palabra sino de la que habla con la verdad;

- *Que promueva la co-responsabilidad entre las distintas instancias* (personas, instituciones, etc.) *que participan en la crianza y el abordaje del niño;* aquí, siguiendo a Barcala (2011), podemos hablar también de *responsabilidades compartidas* con actores estatales, privados y familias y de la participación de todos ellos en el diseño de las estrategias de intervención;
- *Que esté sustentado en un marco teórico reconocido y de gran tradición dentro del campo de la salud mental:* lo que no quita el valor de la articulación con aportes teóricos inéditos.
- *Que contemple la posibilidad de trabajar con niños con patologías graves y/o con distintas problemáticas:* en este punto, no obstante, es necesario aclarar que no podemos pretender que todos los dispositivos puedan albergar todo tipo de situaciones;
- *Que posibilite que el tiempo del tratamiento/actividad sea acorde a las necesidades del niño* cuyo padecimiento psíquico requiere de un lapso más o menos prolongado según la situación;
- *Que sea un espacio físico amigable, acondicionado para el trabajo con los más pequeños:* dotado con juguetes, juegos de mesa, material didáctico, hojas, lápices, plastilinas, etcétera, como ocurre en la mayoría de los dispositivos analizados;
- *Que exprese* de alguna manera *la realidad* del barrio *en la que viven los niños y constituya una fuerte crítica social* a dicha realidad, como en el caso de la Murga Trapitos de Colores, el Consejo de los Niños, etcétera;

- *Que tienda hacia la autonomía y la autogestión,* es decir, que en algún momento pueda ser desarrollada por los mismos niños y adolescentes sin ayuda externa, tal como es propuesto desde la Murga Trapitos de Colores;
- *Que se sostenga en el compromiso de quienes coordinan la actividad* aunque sin caer por ello en el voluntarismo ya que consideramos que los dispositivos deben poder ser sostenidos desde políticas públicas y lineamientos institucionales precisos;
- *Que trabaje desde el respeto hacia los chicos y estableciendo una relación de confianza con ellos;*
- *Que permita una inserción y articulación distinta en y con la comunidad,* diferente a las formas tradicionales de intervención y que posibilite, por tanto, (como en el caso de la Murga Trapitos de Colores) establecer vínculos con los niños y con las familias a quienes no se puede llegar a través de otro tipo de acciones;
- *Que articule actividades realizadas desde el Estado con las acciones de distintas organizaciones y agentes comunitarios,* lo cual tiene que ver también con el trabajo intersectorial;
- *Que siente las bases para una política social y de salud alternativas que debería ser prioritaria,* como en el caso de la salud mental infantil y que, aunque muchas veces es reconocida discursivamente, en la práctica no se encuentra del todo legitimada;
- *Que sea un dispositivo de salud mental/psicosocial pero que no requiera necesariamente la coordinación directa del equipo* sino que pueda funcionar también contando con un acompañamiento más indirecto por parte de este; este criterio no sólo sigue el principio de autonomía y autogestión antes mencionado sino que además amplía las posibilidades de trabajo del equipo; no obstante, es necesario ser cuidadosos en este punto en función de que el apoyo a la autogestión y el trabajo comunitario

que se propongan no justifique –tal como lo hemos advertido antes– el corrimiento del Estado ni el vaciamiento de los servicios de salud mental/psicosocial;

- *Que trabaje desde una concepción amplia de la salud mental/ psicosocial que entiende como parte del trabajo de los agentes de salud el acompañamiento en la vida cotidiana y en los eventos comunitarios en los que las personas* –y no necesariamente las personas "enfermas"– *participan;* esto contribuye también a la despatologización en el sentido que no se insiste en la necesidad de un diagnóstico/ etiqueta para formar parte de los dispositivos de salud mental;
- *Que articule el carácter asistencial del trabajo con la tarea preventiva-promocional* –como en el caso de La Casita Itinerante, etc.–;
- *Que articule distintos tipos de saberes profesionales* –del sector salud con otros sectores– *y de la comunidad,* como en la experiencia de La Casita Itinerante, en la cual se

> ... brinda un espacio de reflexión sobre la crianza de los hijos donde se comparten experiencias, anécdotas, preocupaciones, dudas y risas [...] permite tanto reflexionar sobre la crianza en la infancia como también sostiene un espacio ameno, íntimo y cómodo para poder compartir con otros diferentes experiencias y saberes;[7]

- *Que se adecúe a la realidad cultural de los niños* no sólo por el contenido a abordar y las metodologías empleadas –como en la experiencia del Taller de Educación Sexual y Afectiva– sino porque apelen al *uso de materiales regionales* apropiados al contexto cultural de la zona, los cuales, en algunos casos, además son adaptados a la especificidad de las familias desde el trabajo del equipo que coordina la actividad –como en la Actividad de la

7 La Casita Itinerante. Sistematización de la experiencia.

Sala de Espera–; en este sentido, Barcala (2017) señala la importancia de *incorporar la interculturalidad y la perspectiva de género* en nuestros dispositivos tomándolos como criterios de buenas prácticas, a la vez que propone una *planificación que desde una perspectiva territorial respete la singularidad y evite el riesgo de generalizar respuestas institucionales*;

- *Que redefina las demandas que llegan desde los distintos actores sociales:* transformándolas a partir de una planificación y ejecución conjunta de los dispositivos;
- *Que ponga el eje en la humanización de la atención y en una mirada integral de la salud mental entendiendo que esta es parte de la salud en general;*
- *Que redefina las dinámicas grupales competitivas en juegos cooperativos;*
- *Que sean ideados y desarrollados con la participación democrática de distintos actores*, propiciando así un mayor compromiso de estos y la integración de nuevos aliados.
- *Que realicen intervenciones en la escuela y en diferentes grupos de pertenencia de los niños* (como el Grupo de Niños del Hospital Heller, la Casita Itinerante, etc.), lo que se articula con el carácter intersectorial, interdisciplinario e integral;
- *Que se adecúe a los recursos disponibles* (como poco espacio, pocos profesionales, etc.), lo que está relacionado con el criterio de optimización de recursos;
- *Que implique la implementación de modalidades de abordaje que ya cuenta con cierta tradiciónen nuestro país y en nuestra zona (como sucede con el Grupo Psicoterapéutico de Niños del Hospital Heller) pero que muchas veces continúa sin un reconocimiento fuerte dentro del sistema de salud mental y de las otras instituciones y profesionales que demandan atención a dicho sistema, y en los cuales muchas veces lo que sigue primando (a nivel de las solicitudes de*

atención que se reciben desde las escuelas, los profesionales de otras disciplinas, etc.) es la atención individual, en consultorio y con una frecuencia al menos semanal;

- *Que involucre la participación de los distintos actores,* criterio inicial ya mencionado pero en el que quizás se puedan señalar los diferentes niveles de participación existentes; hay algunos dispositivos que implican la planificación conjunta de diversos actores –aunque ninguno de los "destinatarios" directamente o en el sentido que podríamos decir plantea la Psicología Comunitaria– pero hay otros donde la participación de los "destinatarios" es más puntual (en la evaluación de la actividad, en la propuesta de temas a tratar, etc.); aquí también es pertinente señalar la tensión existente entre "lo psicoeducativo" y el rescate de saberes de las poblaciones sin "imposición"; algunos de los dispositivos relevados involucran la participación de la comunidad; otros promueven claramente la participación de los niños en la toma de decisiones y en su derecho a ser escuchados entendiendo a los niños como actores sociales y políticos (como en el caso del Consejo de Niños); con relación a esto último, Barcala (2011) llama la atención acerca de que el proceso de toma de decisiones debe ser forma adecuada según la edad y que implica acceso a la información; cobran relevancia aquí también los mecanismos concretos ideados para hacer posible la escucha hacia los más pequeños;
- *Que tenga un carácter inclusivo:* orientándose a la creación de lazos solidarios y a la construcción de prácticas inclusivas; evitando la estigmatización y discriminación y favoreciendo actitudes positivas con relación al reconocimiento y la aceptación de las diferencias; aquí también podemos hablar de *universalidad* (Barcala, 2011) en términos de la necesidad de que las acciones se dirijan a todos los niños y de *no discriminación* en el sentido de que la atención debe ser igualitaria para todos atendiendo a las particularidades de cada uno;

- *Que implique "poner el cuerpo":* ya que, en la mayoría de los dispositivos (tales como la Murguita, el Consejo de Niños, la Huerta para Compartir, etc.) el trabajo implica el involucramiento activo de los adultos que los coordinan;
- *Que promueva valores alternativos:* tales como el cuidado del medio ambiente y la alimentación saludable (desde la Huerta para Compartir); la concepción del niño como actor político (en el Consejo de Niños); etcétera;
- *Que sea constantemente evaluada:* algunas veces durante el proceso de implementación, otras veces al final, en ocasiones en ambos momentos, lo cual permite la readecuación de la práctica a las necesidades y circunstancias donde se realiza.

Reflexiones finales

Recapitulando lo dicho hasta aquí, podemos afirmar que son muchos los criterios que definen a las buenas prácticas en salud mental infantil que hemos conceptualizado desde el principio de esta investigación: *inédito, novedoso, previamente inexistente; carácter colectivo; participativo; pertinencia/relevancia; efectividad; permite la promoción de derechos humanos de la infancia; integralidad, intersectorialidad e interdisciplinariedad; posibilita la creación de nuevos espacios institucionales y simbólicos; tiene un efecto multiplicador; genera una situación de aprendizaje y producción de conocimiento; eficiencia; que haya tenido cierta continuidad y sostenimiento a través del tiempo; que se enmarque en la normativa sanitaria regional y nacional; y que haya algún tipo de registro.*

No obstante, nos interesa destacar aquellas características novedosas específicas que, además de las inicialmente propuestas, pudimos conceptualizar a partir de la caracterización de las distintas experiencias caracterizadas y que queremos incorporar conceptualmente como criterios posibles para entender las buenas prácticas en salud mental infantil. Dichos criterios emergentes fueron: que rescate los saberes y las prácticas existentes; que exista una planificación previa pero flexible del dispositivo; que esté organizada a partir de las necesidades de los participantes; que realice un aporte a la despatologización de la infancia; y que se genere y desarrolle allí donde los niños y/o sus familias trascurren sus vidas cotidianas y/o en aquellos espacios y momentos en los que ya están convocadas las familias.

Asimismo, otros criterios que surgieron pueden enunciarse del siguiente modo: *que cuente con espacios de formación y de supervisión/co-visión externas al dispositivo; que cuenten los profesionales a cargo de la actividad con una formación en las temáticas específicas que trabajan; que respete las necesidades e intereses de los chicos* y *escuche sus voces; que promueva lazos solidarios; que sea una práctica humanizante y subjetivante; que esté encuadrada en las normativas sanitarias y legales e incluya la perspectiva de los derechos humanos; que se constituya en un acto de emancipación para los niños; que combine la sencillez y la complejidad; que realice un abordaje integral; que materialice el trabajo con la primera infancia; y que haya apertura y disponibilidad por parte de los profesionales que desarrollan los dispositivos para dar a conocer su trabajo.*

De igual modo, surgieron también como criterios: *que se trabaje no sólo con el niño sino también con el ámbito familiar más inmediato y las relaciones sociales significativas; que sean espacios donde se asiste de manera voluntaria; que den valor a los distintos modos de expresión del niño; que hable al niño con la palabra que dice "la verdad"; que promueva la co-responsabilidad entre las distintas instancias que participan en la crianza y el abordaje del niño; que posibilite que el tiempo del tratamiento/actividad sea acorde a las necesidades del niño; que sea una espacio físico amigable, acondicionado para el trabajo con los más pequeños; y que exprese de alguna manera la realidad del barrio en la que viven los niños y constituyendo una fuerte crítica social a dicha realidad.*

Otros ejes orientadores que también pudimos pensar en torno a las buenas prácticas en salud mental infantil fueron: *que tienda hacia la autonomía y la autogestión; que se sostenga en el compromiso de quienes coordinan la actividad; que trabaje desde el respeto hacia los chicos y estableciendo una relación de confianza con ellos; que permita una inserción y articulación distinta en y con la comunidad; que articule actividades realizadas desde el Estado con las acciones de distintas organizaciones y agentes comunitarios; que siente las bases para una política social y de salud alternativas que debería ser prioritaria; que sea un dispositivo de salud mental/psicosocial pero que no requiera necesariamente la coordinación directa del equipo; que trabaje desde una concepción amplia de la salud mental/psicosocial que entiende como parte del trabajo de los agentes de salud el acompañamiento en la vida cotidiana y en los eventos comunitarios en los que las personas participan; que articule el carácter asistencial del trabajo con la tarea preventiva-promocional; que articule distintos tipos de saberes profesionales –del sector salud con otros sectores– y de la comunidad; y que se adecúe a la realidad cultural de los niños.*

Por último, pudimos reconceptualizar las buenas prácticas en salud mental infantil desde las siguientes directrices: *que redefina las demandas que llegan desde los distintos actores sociales; que ponga el eje en la humanización de la atención y en una mirada integral de la salud mental entendiendo que esta es parte de la salud en general; que redefina las dinámicas grupales competitivas en juegos cooperativos; que sean ideados y desarrollados con la participación democrática de distintos actores; que realicen intervenciones en la escuela y en diferentes grupos de pertenencia de los niños; que se adecúe a los recursos disponibles; que implique la implementación de modalidades de abordaje que ya cuenta con cierta tradición pero que muchas veces continúa sin un reconocimiento fuerte; que involucre la participación de los distintos actores; que tenga un carácter inclusivo; que implique "poner el cuerpo"; que promueva valores alternativos; y que sea constantemente evaluada.*

Consideramos que estos criterios de buenas prácticas pueden orientar la revisión de nuestros dispositivos de intervención, de la planificación de las experiencias en salud mental orientados a niños y de la definición de políticas públicas en esta área. No obstante, ello no implica pretender que todos y cada uno de los criterios de buenas prácticas enunciados se encuentre presentes en los dispositivos que pretendemos generar ya que sería probablemente demasiado exigente pensarlo de ese modo.

En ese sentido, entendemos que *todos los dispositivos*, al igual que toda práctica humana, *tienen sus alcances y límites*, sus potencias y sus debilidades, y ubicamos a los criterios de buenas prácticas en salud mental infantil como aquellas potencialidades a las que sería prometedor orientar nuestras prácticas, sabiendo de antemano que dichas prácticas estarán siempre radicalmente condicionadas.

Así, siguiendo a Butler (1997), podemos entender los alcances y los límites de los dispositivos estudiados desde la idea de que el poder no es solamente algo a lo que nos oponemos, sino también, de manera muy marcada, algo de lo que dependemos para nuestra existencia. La potencia se produce así, a partir de una relación de contingencia e inversión con respecto al poder que la hace posible y al cual, no obstante, pertenece.

En este marco, entendemos que la potencia desborda al poder que la habilita. El término potencia remite a un acto creativo que desborda las constricciones dadas para tratar de fundar algo no previsto ni dominado totalmente por el juego de lo posible, algo que, en cierto sentido, es imposible. De este modo, la potencia desborda al poder al rebasar las constricciones presentes en un contexto-momento concreto (Ema, 2004). Así, el hecho de que la potencia esté comprometida en la subordinación no es señal de una inevitable contradicción interna en el núcleo del sujeto sino, en todo caso, de la imposibilidad de sostener una visión del sujeto donde la potencia aparece siempre, y exclusivamente, en oposición al poder (Butler, 1997).

En ese sentido, *consideramos que los criterios acerca de las buenas prácticas en salud mental infantil que hemos conceptualizado aquí, pueden servir como inspiración y horizonte utópico hacia el cual caminar, pero siempre desde la conciencia de que nuestras prácticas cotidianas siempre estarán necesariamente atravesadas por las tensiones entre el poder y la potencia que las constituyen.*

Asimismo, *los criterios propuestos no pueden ser entendidos como universales sino como parciales y situados siendo, en ese sentido también, criterios orientadores de nuestras prácticas y no requisitos o exigencias* (Barcala, 2011) *ineludibles.*

Bibliografía

Granese, A.; Rey, J. y Rodríguez, P. (2013). "Espacios de cuidado: una propuesta para equipos que trabajan con niñez". Facultad de Psicología, Universidad de la República. *Psicología, Conocimiento y Sociedad* 3 (1), 93 - 119 (mayo, 2013) Trabajos originales ISSN: 1688-7026.

Barcala, A. (2017a). Programa de Actualización de Posgrado. "Infancia: desarrollo, salud mental y vulnerabilidad psicosocial". Módulo II: 2. Niños, niñas y adolescentes en situación de vulnerabilidad psicosocial: prácticas institucionales y construcción de subjetividad.

Barcala, A. (2017b). Asesoría sobre Buenas Prácticas en Salud Mental Infantil. General Roca, julio 2018.

Barcala, A. (2017c). Asesoría Buenas Prácticas en Salud Mental Infantil. Cipolletti, septiembre 2018.

Barcala, A. (2013a). "Niños, niñas y adolescentes en situación de alta vulnerabilidad psicosocial". En *La Patologización de la infancia II. Intervenciones en la clínica,* Buenos Aires: Editorial Noveduc.

Barcala, A. (2013b). Ampliando los márgenes de la clínica. Trayectoria de un Programa de Salud Mental Comunitaria para niños, niñas y adolescentes desde una perspectiva de derechos en la ciudad de Buenos Aires. *VERTEX Revista argentina de Psiquiatría.* 2013, Vol. XXIV: 67-75.

Barcala, A. (2011). "Dispositivos e Intervenciones en Salud Mental Infantil en la Ciudad de Buenos Aires". En *Premio Facultad de Psicología de la Universidad de Buenos Aires*, Año 2011, pp. 53-81. (149 p.) ISSN 1853-1148.

Bertucelli, S. y otros (1992). "Centros de Acción Comunitaria". Postgrado de Psicología Comunitaria. Escuela de Psicología, Facultad de Filosofía y Humanidades, Universidad Nacional de Córdoba.

Burijovich, J. (2011). "El concepto de buenas prácticas en salud: desde un enfoque prescriptivo a uno comprensivo". En Rodigou Nocetti, M. y Paulín, H. (2011). *Coloquios de Investigación Cualitativa*. Córdoba: UNC.

Butler, J. (1997). *Mecanismos psíquicos del poder. Teorías sobre la sujeción*. España: Ediciones Cátedra – Universidad de Valencia – Instituto de la Mujer.

Dueñas, G. (2014). "El papel de la escuela en los procesos de patologización y medicalización de las infancias y adolescencias actuales". (2014). Ponencia presentada en las Jornadas sobre Patologización y medicalización de las infancias y sus Derechos en Juego, Paraná.

Ema, J. (2004a). "Del sujeto a la agencia (a través de lo político)". *Athenea Digital* núm. 5. primavera 2004.

Fushimi, C. F. y Giani, M. (2009). "Herramientas subjetivas que protegen... Una propuesta de incorporación de prácticas de salud mental en los procesos de atención de niños y niñas pequeños. Guía para la Atención y el Cuidado de la Salud de los Niños y Niñas de 0 a 6 años". Provincia del Neuquén, 2009.

Galende, E. (1997). "Situación Actual de la Salud Mental en la Argentina". *Revista Salud, Problemas y Debate*, 22-31.

Janin, B. (s/d). "Interpretaciones e intervenciones estructurantes en psicoanálisis con niños". Documento de trabajo.

Parra, M. A. (2012). Dispositivos de salud mental para la atención de niños pequeños y sus familias: interfaces entre el trabajo clínico y la perspectiva comunitaria. Una evaluación de la experiencia Espacio "Arco Iris" del Centro de Atención Primaria de la Salud Almafuerte de la Ciudad de Neuquén. Período 2011-2012.

Laís Rosiak, L.; Berbigier Silveira, L.; Schneider, C. (s/d). "Clínica ampliada no contexto comunitário: análise teórica ancorada na prática".

Sacks, A. (s/d). *Prevención de la Violencia Casa Verde*. Fundación "Por la causa de los niños". Unicef, Argentina.

Saks, A. (1997). "Nueva estrategia en la prevención de la violencia. 'Casa Verde de los niños'". *Cuestiones de infancia*, 2, 69-77.

Salazar Villava, C. (2003). "Dispositivos: máquinas de visibilidad". *Anuario de Investigación 2003* – UAM-X – México, 2004, pp. 291-299.

Sirvent, M. T. (2006). "El Proceso de Investigación. Manual de Cátedra, Investigación y Estadística Educacional I". Universidad de Buenos Aires. Parte I: El proceso de Investigación, las dimensiones de la metodología y la construcción del dato científico.

Souto, M. y otros (s/d). *Grupos y dispositivos de formación*. Buenos Aires: Noveduc.

Acerca de las autoras

Moira Ale

Psicóloga. Especialización en Psicoanálisis con Niños. Universidad de Ciencias Empresariales (UCES). En curso. Especialización en Psicoanálisis con Adolescentes. Universidad de Ciencias Empresariales (UCES). En curso. Integrante del Proyecto de Investigación "Dispositivos de Atención en Salud Mental Orientados a Niños y Niñas", estudio descriptivo en los Sistemas Públicos de Salud de Río Negro y Neuquén 2014-2015 (FACE-UNComahue) – Beca Cenareso. Integrante del Proyecto de Investigación "Buenas prácticas en salud mental infantil. Estudio Cualitativo Multicéntrico de las Modalidades de Atención y Actividades desarrolladas en los Sistemas Públicos de Salud Mental de las Provincias de Río Negro y Neuquén. Período 2016-2017". Beca Salud Investiga "Dr. Abraam Sonis" 2017.

María Gabriela De Gregorio

Licenciada en Psicopedagogía. Magíster en Administración Pública con Especialización en Políticas de Salud (UN Córdoba). Posgraduada en Atención Primaria de la Salud (Escuela de Salud Pública, UNC, 1989), en Salud Social y Comunitaria (UNLP, 2010), Actualmente trabaja en el Hospital de General Roca, Río Negro, y es Ayudante de Docencia en la asignatura Salud Pública en la carrera de Servicio Social (UNCo) y en la asignatura Intervenciones Psicopedagógicas en Contextos Sociocomunitarios y de Salud, en la Licenciatura en Psicopedagogía, Universidad de Flores. Integrante del Proyecto de Investigación "Dispositivos de Atención en Salud Mental Orientados a Niños y Niñas", estudio descriptivo en los Sistemas Públicos de Salud de Río Negro y Neuquén 2014-2015 (FACE-UNComahue) – Beca Cenareso. Integrante del Proyecto de Investigación "BUENAS PRÁCTICAS EN SALUD MENTAL INFANTIL. Estudio Cualitativo Multicéntrico de las Modalidades de Atención y Actividades desarrolladas en los Sistemas Públicos de Salud Mental de las Provincias de Río Negro y Neuquén. Período 2016-2017". Beca Salud Investiga "Dr. Abraam Sonis" 2017.

Lorena María Gallosi

Licenciada en Psicología. Especialista en Educación Infantil (UBA). Investigadora y Docente regular de la asignatura Psicología del Niño (UNComahue). Actualmente Docente Profesora Titular de la Cátedra Psicología del Desarrollo I y II, Carrera de Psicología y Psicopedagogía, Universidad de Flores, Sede Cipolletti. Directora del Proyecto de Extensión UNCO 2015-2017 "Jugar para crecer, fortalecimiento institucional a partir del proceso de crianza". Integrante del Proyecto de Investigación "Dispositivos de Atención en Salud Mental Orientados a Niños y Niñas", estudio descriptivo en los Sistemas Públicos de Salud de Río Negro y Neuquén 2014-2015 (FACE-UNComahue) – Beca Cenareso. Integrante del Proyecto de Investigación "Buenas Prácticas en Salud Mental Infantil. Estudio Cualitativo Multicéntrico de las Modalidades de Atención y Actividades desarrolladas en los Sistemas Públicos de Salud Mental de las Provincias de Río Negro y Neuquén. Período 2016-2017". Beca Salud Investiga "Dr. Abraam Sonis" 2017.

Ximena Novellino

Licenciada en Psicología de la Universidad Nacional de Córdoba. Especialización en Evaluación y Diagnóstico Psicológico, Universidad de La Plata, etapa de elaboración del trabajo final. Ex Titular en el Centro Educativo Terapéutico

Público de la Ciudad de Neuquén, que trabaja con niños con severos trastornos de la personalidad. Investigadora y Docente Regular de la Universidad Nacional de Comahue en la cátedra de Psicología Social y Psicología del Niño. Profesora Adjunta de la cátedra de Salud Mental y Aprendizaje en niños y adolescentes, de la carrera de Psicopedagogía, Universidad de Flores, Sede Comahue. Codirectora del Proyecto de Extensión UNCO 2015-2017 "Jugar para crecer, fortalecimiento institucional a partir del proceso de crianza". Integrante del Proyecto de Investigación "Buenas Prácticas en Salud Mental Infantil. Estudio Cualitativo Multicéntrico de las Modalidades de Atención y Actividades desarrolladas en los Sistemas Públicos de Salud Mental de las Provincias de Río Negro y Neuquén. Período 2016-2017". Beca Salud Investiga "Dr. Abraam Sonis" 2017.

Marcela Alejandra Parra

Posdoctorado (Centro de Estudios Avanzados UNCórdoba), en curso. Doctora en Psicología Social (Universidad Autónoma de Barcelona – UAB). Especialista en Psicoanálisis con Niños (Universidad Ciencias Empresariales). Especialidad Epistemologías del Sur (CLACSO), en curso. Diploma de Estudios Avanzados en Psicología Social (UAB). Magister en Ciencias Sociales (FLACSO, México). Posgraduada en Metodología de la Investigación aplicada a la Salud Social y Comunitaria (UNComahue), en Salud Social y Comunitaria (UNComahue) y en Psicología Comunitaria (UNC Córdoba). Licenciada y Profesora en Psicología (UNCórdoba). Egresada y ex-Jefa de la Residencia en Salud Mental Comunitaria de la Provincia de Río Negro. Investigadora y Docente Regular de la Universidad Nacional del Comahue a cargo de las asignaturas Metodología de la Investigación en Psicología II (Psicología) y Psicología Social (Lic. Servicio Social). Codirectora del Proyecto de Investigación "Dispositivos de Atención en Salud Mental Orientados a Niños y Niñas", estudio descriptivo en los Sistemas Públicos de Salud de Río Negro y Neuquén 2014-2015. Coordinadora del Proyecto de Investigación "Buenas Prácticas en Salud Mental Infantil. Estudio Cualitativo Multicéntrico de las Modalidades de Atención y Actividades desarrolladas en los Sistemas Públicos de Salud Mental de las Provincias de Río Negro y Neuquén. Período 2016-2017". Beca Salud Investiga "Dr. Abraam Sonis" 2017. Directora del Proyecto de Extensión "Dispositivos de atención en salud mental para niños pequeños y sus familias: articulaciones entre el trabajo clínico y la perspectiva comunitaria". Psicóloga del Centro de Atención Primaria de la Salud Parque Industrial (Zona Sanitaria Metropolitana, Neuquén).

Gabriela Andrea Bercovich

Licenciada en Ciencia Política (UBA). Actualmente maestrando Políticas Públicas y Desarrollo (FLACSO). Investigadora y docente de la asignatura Metodología de la Investigación en Psicología II de la Universidad Nacional del Comahue. Integrante del Proyecto de Investigación "Dispositivos de Atención en Salud Mental Orientados a Niños y Niñas", estudio descriptivo en los Sistemas Públicos de Salud de Río Negro y Neuquén 2014-2015 (FACE-UNComahue) – Beca Cenareso. Integrante del Proyecto de Investigación "Buenas Prácticas en Salud Mental Infantil. Estudio Cualitativo Multicéntrico de las Modalidades de Atención y Actividades desarrolladas en los Sistemas Públicos de Salud Mental de las Provincias de Río Negro y Neuquén. Período 2016-2017". Beca Salud Investiga "Dr. Abraam Sonis" 2017. Ex Jefa del Departamento de Indicadores Sociodemográficos de la Dirección Provincial de Estadística y Censos de la Provincia del Neuquén. Directora General del Observatorio de Derechos Humanos de la Subsecretaría de Derechos Humanos – Neuquén.

Silvia Andrea Morales

Especialista en Trabajo Social Forense (UNComahue), Lic. en Servicio Social (UNComahue). Mediadora y Mediadora Familiar (Fundación Libra y Poder Judicial de la Provincia de Río Negro). Integrante del Proyecto de Investigación "Buenas Prácticas en Salud Mental Infantil. Estudio Cualitativo Multicéntrico de las Modalidades de Atención y Actividades desarrolladas en los Sistemas Públicos de Salud Mental de las Provincias de Río Negro y Neuquén. Período 2016-2017". Beca Salud Investiga "Dr. Abraam Sonis" 2017. Ex Tutora del Posgrado en Salud Comunitaria 2da y 3era. Cohorte (Universidad de la Plata), Ex Tutora del Posgrado Metodología de la Investigación Social (Univ. de la Plata). Docente de las cátedras Introducción a las Problemáticas Familiares, y Casos 1 de la Tecnicatura de Niñez, Adolescencia y Familia. Ex Consejera de Familia del Juzgado de Familia de Villa Regina, Ex Miembro del Servicio Social hospitalario. Miembro del equipo interdisciplinario del Juzgado de Familia Villa Regina.

Laura Alejandra Cordero

Licenciada en Psicología – Universidad de Buenos Aires. Egresada de la Residencia Interdisciplinaria en Salud Mental Comunitaria (RISaMC) de la Provincia Río Negro. Ex coordinadora local de la RISaMC, sede General Roca. Integrante del Proyecto de Investigación "Dispositivos de Atención en Salud Mental Orientados a Niños y Niñas", estudio descriptivo en los Sistemas Públicos de Salud de Río Negro y Neuquén 2014-2015 (FACE-UNComahue) – Beca Cenareso. Integrante del Proyecto de Investigación "Buenas Prácticas en Salud Mental Infantil. Estudio Cualitativo Multicéntrico de las Modalidades de Atención y Actividades desarrolladas en los Sistemas Públicos de Salud Mental de las Provincias de Río Negro y Neuquén. Período 2016-2017". Beca Salud Investiga "Dr. Abraam Sonis" 2017.

Es Psicóloga de planta del Hospital Área Programa General Roca, Río Negro. Integrante del Comité de Capacitación, Docencia e Investigación. Trabaja en el Hospital y en los Centros de Atención Primaria de la Salud Villa Obrera y Paso Córdoba.

María Celina Deluchi

Psicóloga graduada de la Universidad Nacional del Comahue. Colaboradora Proyecto de Investigación "Dispositivos de Atención en Salud Mental Orientados a Niños y Niñas", estudio descriptivo en los Sistemas Públicos de Salud de Río Negro y Neuquén 2014-2015. Becaria de Estímulos a las Vocaciones Científicas CIN (Consejo Interuniversitario Nacional) 2017-2018 (FACE-UNComahue).

Valeria Acevedo

Psicóloga egresada de la Facultad de Ciencias de la Educación – Universidad Nacional del Comahue. Colaboradora Proyecto de Investigación "Dispositivos de Atención en Salud Mental Orientados a Niños y Niñas", estudio descriptivo en los Sistemas Públicos de Salud de Río Negro y Neuquén 2014-2015 (FACE-UNComahue).

Adriana Cecilia Vallejos

Estudiante Psicología Facultad de Ciencias de la Educación – Universidad Nacional del Comahue. Colaboradora Proyecto de Investigación "Dispositivos de Atención en Salud Mental Orientados a Niños y Niñas", estudio descriptivo en los Sistemas Públicos de Salud de Río Negro y Neuquén 2014-2015 (FACE-UNComahue).

María Laura Pardo

Estudiante Psicología Facultad de Ciencias de la Educación – Universidad Nacional del Comahue. Colaboradora Proyecto de Investigación "Dispositivos de Atención en Salud Mental Orientados a Niños y Niñas", estudio descriptivo en los Sistemas Públicos de Salud de Río Negro y Neuquén 2014-2015 (FACE-UNComahue).

Mayra Ximena Del Río Trila

Estudiante Psicología Facultad de Ciencias de la Educación – Universidad Nacional del Comahue. Colaboradora Proyecto de Investigación "Dispositivos de Atención en Salud Mental Orientados a Niños y Niñas", estudio descriptivo en los Sistemas Públicos de Salud de Río Negro y Neuquén 2014-2015 (FACE-UNComahue).

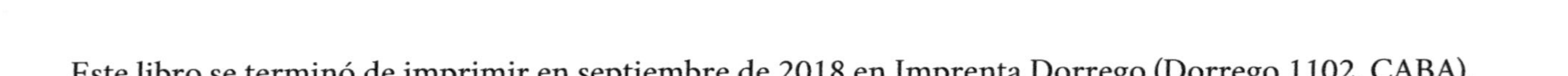

Este libro se terminó de imprimir en septiembre de 2018 en Imprenta Dorrego (Dorrego 1102, CABA).

www.ingramcontent.com/pod-product-compliance
Lightning Source LLC
Chambersburg PA
CBHW030636270326
41929CB00007B/100